临床检验技术与应用

LINCHUANG JIANYAN JISHU YU YINGYONG

主编 黄 宁 张传晖 李明红 杨林林

上海交通大學出版社
SHANGHAI JIAO TONG UNIVERSITY PRESS

内容提要

本书主要对常见疾病的检验技术及其应用进行了阐述，第一章主要介绍了临床常用检验技术的基本原理、分类、基本结构及临床应用等内容。第二章至第五章系统讲解了各个系统常见疾病的病因和发病机制、临床表现、检验诊断及应用等，并重点介绍了检验诊断中的各种检验项目，包括检验方法、标本、参考范围及临床应用与评价等。本书适用于临床医学检验工作者、临床医师阅读使用。

图书在版编目（CIP）数据

临床检验技术与应用 / 黄宁等主编. -- 上海 : 上海交通大学出版社，2024.8. -- ISBN 978-7-313-31800-8

Ⅰ. R446.1

中国国家版本馆CIP数据核字第2024ZT4528号

临床检验技术与应用

LINCHUANG JIANYAN JISHU YU YINGYONG

主　　编：黄　宁　张传晖　李明红　杨林林
出版发行：上海交通大学出版社
邮政编码：200030
印　　制：广东虎彩云印刷有限公司
开　　本：710mm × 1000mm　1/16
字　　数：216千字
版　　次：2024年8月第1版
书　　号：ISBN 978-7-313-31800-8
定　　价：198.00元

地　　址：上海市番禺路951号
电　　话：021-64071208
经　　销：全国新华书店
印　　张：12.25
插　　页：2
印　　次：2024年8月第1次印刷

◎主　编

黄　宁　张传晖　李明红　杨林林

◎副主编

石　媛　程晴晴　吴　悦　杨　娜

陈　丽　赵晓东

◎编　委（按姓氏笔画排序）

王先民（山东省沂源县人民医院）

石　媛（山东中医药大学附属医院）

李明红（山东省潍坊滨海经济技术开发区人民医院）

李晓辉（山东省聊城市人民医院）

杨　娜（河北省胸科医院）

杨林林（山东省烟台芝罘医院）

吴　悦（山东省无棣县人民医院）

张传晖（山东省聊城市茌平区人民医院）

陈　丽（河南中医药大学第三附属医院）

赵晓东（中国人民解放军总医院第七医学中心）

黄　宁（山东中医药大学附属医院）

董瑞兰（山东省济宁市嘉祥县人民医院）

程晴晴（山东省巨野县人民医院）

前言

医学检验技术是临床医学的重要组成部分，能够帮助医师进行疾病的诊断与治疗。在临床治疗中，临床检验以评估患者的健康状况、诊断疾病以及指导治疗等目的而进行，血常规、尿常规、大便常规、生化类检验、免疫学检验都是临床检验的项目。一般情况下，医师会根据患者的临床症状来选择相应的临床检验项目，通过对这些不同类型的检验结果进行分析，获取患者的生理指标和病理变化等信息，从而为患者提供更全面准确的诊断和治疗方案。

临床检验技术为临床疾病的筛查、预防、诊断、病程监测、疗效观察、预后判断提供了大量监测指标，被称为服务于临床诊疗的"侦察兵"。随着国民经济的飞速发展，检验医学日新月异，人们对健康意识的增强以及医学模式的转变，社会对医疗需求发生了新的变化，也对医学检验工作提出了新的要求。为了使广大医学检验工作者、临床医师等对有关检验专业理论、技术知识和临床资料从不同层次和不同角度学习和参考，实施更专业化及人性化的诊断与治疗，提升疾病治疗效果，我们特此编写了《临床检验技术与应用》这本书。

本书的宗旨是"以检验为主线，以临床为目标，以疾病为中心"，具有全面、创新、实用、务实的特点，力求理论联系实际，坚持检验技术与临床诊疗相结合，对临床检验技术与应用进行了详细阐述。第一章主要介绍了临床常用检验技术,第二章至第五章系统讲解了内分泌系统疾病临床检验、循环系统疾病临床检验、免疫系统疾病临床检验、泌尿系统疾病临床检验。本书紧跟当前临床检验领域的发展趋势,在系统地介绍临床中常用检验技术的同时,也重点介绍了各个系统中常见疾病的专业检查手段、诊疗技术等,能够更准确地为相关临床检验应用提供参考。

在本书的编写过程中,我们立足临床,结合实践,力求做到内容充实,重点突出,同时又兼顾其实用性。但由于编写时间仓促,编写水平有限,难免存在缺点,期盼广大读者不吝指正,以便再版时修改。

《临床检验技术与应用》编委会
2024 年 5 月

目录

第一章 临床常用检验技术

第一节 电解质分析仪分析技术

电解质测定方法有许多，如离子色谱法、同位素稀释法、等离子体发射光谱法、质谱法、原子吸收光谱法、火焰光度法、化学分析法、离子选择电极法等。离子选择电极法具有良好的准确度，精密度，操作简单，测定快速，可用于自动化分析，已成为临床生化检验电解质测定的常规方法。以离子选择性电极为基础的多功能、多组合的电解质分析仪已在临床生化检验中得到广泛应用。

一、电解质分析仪的分类和基本结构

电解质分析仪是采用离子选择电极测量技术来实现生物标本如血清、血浆、全血及稀释尿液中电解质检测的设备。该仪器装有钠、钾、氯、离子钙、锂等指示电极和参比电极，通过检测一个已知离子浓度的标准溶液获得校准曲线，从而检测样本中的离子浓度。电解质分析仪具有设备简单、操作方便、对任何样品所测的结果精确、可靠、快速、微量、不破坏被测试样和不用复杂预处理样本等优点。特别是 ISE 可实现微量和连续自动测定，可与自动生化分析仪和血气分析仪等联合进行检测。目前，电解质分析仪已成为临床检测仪器的重要组成部分。

（一）电解质分析仪的分类

1.按检测项目分类

电解质分析仪可分电解质分析仪、含电解质分析仪的血气分析仪和含电解质的自动化生化分析仪三大类。电解质分析仪主要检测 K^+、Na^+、Cl^-、Ca^{2+}，部分仪器尚可检测 Mg^{2+}、Li^+ 等。含电解质分析仪的血气分析仪增加了 pH，PCO_2、PO_2 等血气分析项目，特别适用于急诊检验。含电解质的自动化生化分析仪通常与自动生化分析仪相配套，实现了常规生化项目与电解质分析的同时

检测,方便了临床应用。

2.按自动化程度分类

电解质分析仪可分为半自动电解质分析仪和全自动电解质分析仪。半自动电解质分析仪可自动进行校准、进样、测试、测量、冲洗、显示及打印结果。每次进样都需有专人看守检测,每检测一样品需人工操作再放另一样品检测。全自动电解质分析仪可自动进行校准、进样、测试、测量、冲洗、显示及打印结果。只需一次进样,即可同时测定血液中的 K^+、Na^+、Cl^- 等。

3.按工作方式分类

电解质分析仪可分为湿式电解质分析仪和干式电解质分析仪。湿式电解质分析仪是将离子选择性电极和参比电极插入待测样品中组成原电池,通过测量原电池电动势进行测试分析。干式电解质分析仪常采用差示电位法进行测试分析,此类干片包括两个完全等同的离子选择电极,两者以一纸盐桥相连,通过加入特定量的样本和参比液,测量差示电位而得到待测物的浓度。

(二)电解质分析仪的基本结构

1.湿式电解质分析仪

湿式电解质分析仪主要由离子选择电极、参比电极、分析箱、控制电路、测量电路、驱动电机和显示器等组成。可分为电极系统、液路系统、电路系统、板面系统和软件系统等五个系统。

电极系统是电解质分析仪的关键部件,决定测定结果的准确度和灵敏度。电极系统由指示电极和参比电极组成。目前先进的电解质分析仪采用免维护电极,并设有自动电极维护系统,无需人工保养,可延长电极寿命。

液路系统由标本盘、溶液瓶、吸样针、三通阀、蠕动泵等组成,直接影响样品浓度测定的稳定性和准确性。不同类型的电解质分析仪具有不同的液流系统。蠕动泵为各种试剂的流动提供动力。在微机控制下,标本盘、吸样针、三通阀、蠕动泵通过特定的转动和转换等实现不同液体在仪器内的流动。

不同电解质分析仪电路系统存在一定的区别,但一般电路模块均由电源电路模块、微处理器模块、输入输出模块、信号放大与数据采集模块、蠕动泵和三通阀控制模块等五大模块组成。

板面系统是电解质分析仪上具有人机对话功能的操作规程。样品检测分析时,操作者可通过操作不同的按键来控制分析检测过程。

软件系统是控制仪器动作的关键。虽然各仪器的软件系统有所不同,但其功能基本上都是提供仪器微处理系统的操作、仪器设定程序操作、仪器测定程序操作和自动清洗等程序操作。软件系统中的微处理系统可不断监测分析仪的稳定性，调校自动校准频率，指导操作者的日常保养和帮助解决故障问题等。

2.干式电解质分析仪

基于直接电位法的干式电解质分析仪结构具有两个多层膜片。多层膜片均由离子选择性敏感膜、参比层、氯化银层和银层组成，并用一纸盐桥相连。左边为样品电极，右边为参比电极。测定时，分别将待测血清和参比液加入两个加样孔内，即可测定二者的差示电位。通常每测一个项目需要用一个干片，每个干片上带有条形识别码，仪器自动识别所进行的测定项目。

二、电解质分析仪的校准和质量控制

（一）电解质分析仪的校准

电解质分析仪通常用一套校准品定时进行校准，校准品需用一套可溯源至国际或国家参考物质进行定值。与电解质有关的标准物质的研制以美国国家标准和技术研究院（NIST）为代表。NIST 通过 260 系列出版物公布其标准物质的制备、测量、定值和正确使用等信息。从 1964 年至今，其研制的电解质标准物质有：1978 年 8 月公布的 260-60 血清中钠测定的参考方法；1979 年 5 月公布的 260-62 血清中钾测定的参考方法；1979 年 11 月公布的 260-67 血清中氯化物测定的参考方法；1980 年 7 月公布的 260-69 血清中锂测定的参考方法。

我国电解质及金属离子临床参考方法的建立工作进展比较缓慢，只有采用铝做内标物，以 ICP/MS 方法测量钠；原子吸收测定钙、镁参考方法；ICP/MS 法测定钾、钙、镁的临床参考方法正在研究建立中。电解质分析用标准物质中最常见离子的定值方法见表 1-1。

表 1-1 电解质分析用标准物质无机成分的定值方法

定值离子	定值方法
K^+	同位素稀释质谱法、同位素稀释热离子源质谱法、火焰原子吸收法、火焰原子发射光谱法、离子电极法、等离子原子发射光谱法、直流等离子发射光谱法
Na^+	离子交换-重量法、火焰原子吸收法、火焰原子发射光谱法、离子电极法、等离子原子发射光谱法、直流等离子发射光谱法、电感耦合等离子体质谱法
Cl^-	离子色谱法、放化中子活化法、电感耦合等离子体质谱法
Li^+	高频等离子体质谱法、火焰原子吸收法、火焰原子发射光谱法、离子原子发射光谱法
Ca^{2+}	同位素稀释质谱法、同位素稀释热离子源质谱法、火焰原子吸收法、火焰原子发射光谱法、等离子原子发射光谱法、直流等离子发射光谱法

(二)电解质分析仪的质量控制

在手工操作年代,检验的试剂配制、加样、比色、计算和报告等全过程都是在操作人员的随时监控下进行,必要时可进行调整和修改。在使用自动化仪器后,样品的检测由仪器自动完成,出错也难及时发现和处理。因此对仪器的质量控制就显得尤为重要。电解质分析仪的质量控制常包括以下几点。

1.电解质分析仪的准确度

测量仪器准确度是指测量测量仪器给出接近于真值的响应的能力,是表征测量仪器品质和特性的最主要性能。在电解质分析仪的实际应用中用测量仪器的示值误差来表示,即测量仪器示值与对应输入量的真值之差。由于真值不能确定,在临床应用中常用约定值或实际值来代替。为确定测量仪器的示值误差,当其接受高等级的测量标准器检定或校准时,标准器复现的量值即为约定真值。临床实验室通常通过参加实验室外部组织的质量评价活动,如室间质评来客观地评价仪器的准确度。

电解质测量误差来源主要分为 3 个方面:①电极对待测样本的选择性。如氯电极对卤化物离子有响应,导致电极选择性较差。②多次测量后,蛋白吸附于电极膜表面,污染电极膜或电极间盐桥被离子竞争,改变电极的响应信号。③只存在于间接法的“电解质排斥效应”,即样品中的脂质和蛋白质的溶剂置换效应,使检测结果偏低。

2.电解质分析仪的精密度

电解质分析仪的精密度是指在规定条件下,相互独立的测定值之间的离散程度。根据规定条件的不同,精密度可以从重复性、中间精密度和重现性三个层次来考察。重复性系指在同样的操作条件下,在较短时间间隔内,由同一检测人员测定所得结果的精密度。中间精密度系指在同一实验室,由于实验室内部条件改变,如检测时间、检测人员、仪器设备间的改变测定结果的精密度。重现性是指不同实验室之间不同分析人员测定结果的精密度。

临床实验室通常通过测量一种与样品成分相似的室内质控品,每天与样品一起检测,观察测量结果是否超出允许范围来评价仪器的精密度。

3.电解质分析仪的稳定性

电解质分析仪的稳定性是指测量仪器保持其计量特性随时间恒定的能力。稳定性可以用计量特性变化某个规定的量所需经过的时间来表示,也可以用计量特性经过规定的时间所发生的变化量来表示。对于电解质分析仪,拟实施的计量规程规定的稳定性为仪器在 10 分钟连续工作时间内,每隔 2 分钟测量一次，共测量 6 次，示出 10 分钟内最大值、最小值之差与其标准值之比表示仪器的稳定性。

4.电解质分析仪的线性范围

电解质分析仪的线性范围是指在给定范围内提供的测量结果与样品中被测物的量直接成比例的能力。仪器在正常工作条件下按常规测试程序先行校正。选取浓度覆盖整个检测范围的 5 个定值质控液，将定值质控液依序号分别连续测定 3 次，取均值当作实测值。在各被分析元素的一组不同浓度的实测值和与其对应的一组不同浓度的标称定值之间，首先用线性回归分析方法分别计算出各被分析元素的线性回归参数 a(斜率)和 b(截距)，导出各被分析元素的线性回归方程，评价其线性范围。

5.电解质分析仪的携带污染

电解质分析仪的携带污染是由测量系统将一个检测样品反应携带到另一个检测样品反应的分析物不连续量，由此错误地影响了另一个检测样品的表现量。其评定方法通常是将给定已知标示值的低值样品和高值样品交叉连续测量四次，用特定公式计算每相邻两组数值，得到一个从低浓度到高浓度的携带污染率和一个从高浓度到低浓度的携带污染率，以携带污染率评定结果。

实验室进行电解质分析仪质量控制时应该按照有关标准严格执行，仪器的性能特性指标应符合表 1-2 或相关行业标准要求。如果项目不合格，应该对仪器进行校准或维修，待结果合格后方可使用。

表 1-2　电解质分析仪的性能指标

参数	准确度(B)	精密度(CV)	线性范围(D)	稳定性(S)	携带污染率(C)
K^+	≤3.0%	≤1.5%	≤3.0%	≤2.0%	≤3.0%
Na^+	≤3.0%	≤1.5%	≤3.0%	≤2.0%	≤3.0%
Cl^-	≤3.0%	≤1.5%	≤3.0%	≤2.0%	≤3.0%

三、电解质分析仪的维护与保养

由于离子选择电极在技术方面的优越性和制造技术的进步，电极的稳定性和寿命大大增强，有的电极还做到了免维护。在临床化学检测系统倾向于多电极组合和智能化时代，临床生化检验中离子选择性电极分析法简便、快速、准确，为常规大型自动化生化分析仪必需部件，也为急诊分析必备设备。但在使用过程中，其维护与保养常需注意以下几点。

(一)仪器的维护

(1)定期清洗进样针和管道系统,特别是盐类结晶和漏液可干扰仪器测量的电极电位。

(2)气体温化作用。应定期、及时补充汽化室的蒸馏水。在血气分析的校准中由于标准气体中不可避免地含有一定量的水蒸气压,造成测定结果的偏差。一般的血气分析仪都设计一个气化室,其中充有一定量的蒸馏水、标准气体先经过气化室再进入测量室,藉此统一测量条件,避免测量误差。

(3)定期更换仪器的泵管。

(4)确保仪器接地良好,最好使用不间断稳压电源(UPS)。

(二)电极的保养与维护

(1)定期更换电极膜和电极内充液,电极膜的安装要求平整、无渗漏,即使免保养电极,按本法进行维护也可延长使用寿命。观察电极电位毫伏值,了解参比膜和参比内充液是否需更换。更换电极内充液时一定要将原来剩余的甩干再重新加入(参比电极内充液可连续加入)。加内充液时,加至电极腔内体积的3/4,加液时要避免气泡的产生,如有气泡,可用手指轻轻弹击电极,使气泡移动到电极的上部。检查电极周围是否结有盐霜,若有则用潮湿的棉球拭净。

(2)定期进行去蛋白清洗及电极的活化,仪器长期使用后,蛋白质吸附在电极膜上可改变电极电位,从而使校准失败或者影响测定结果。各厂家一般都配有去蛋白质清洗液,每天应按操作规程的要求进行去蛋白质清洗,几乎所有的去蛋白清洗液都对电极有一定的腐蚀性,不宜用其连续、多次的清洗,也不宜用其长期浸泡电极。进行去蛋白后,必须先执行清洗过程,然后校准、室内质控,再进行样本检测。

(3)更换电极膜。RadiometerABL 系列血气分析等仪器具有更换电极膜的功能。当电极的电极膜沉积有蛋白和其他杂质,使电极信号产生误差就需要更换膜。更换电极膜后要进行检测系统的校准。

(4)干的玻璃电极使用前需经长时间在纯水或稀酸中浸泡方可使用(以形成稳定的水化胶层,降低 φ)。玻璃电极的内阻与温度呈负指数关系即其内阻随温度的降低而升高,所以玻璃电极不宜在5 ℃以下使用。由于玻璃电极的球泡很薄,其厚度小于0.1 mm,使用和保存时要避免高温,当温度过高时(>60 ℃)球泡有可能因为内部气体膨胀而损坏。

(5)pH、Na^+玻璃电极要定期用专用的电极调整液(或称为电极活化剂)进行保养。

(6)参比电极内充液主要是 KCl,长期使用后可能会渗漏到电极表面,应定期将电极的外表面擦洗干净。

(7)Ag/AgCl 电极要注意 AgCl 的沉积,定期同细砂纸擦除附在电极上的 AgCl。

(三)采样方式与抗凝剂

电解质分析多采用血清或肝素锂抗凝血浆。枸橼酸盐、草酸、依地酸(EDTA)等抗凝剂不能用于钙的测定。高浓度肝素可使 K^+ 测定结果升高、Ca^{2+} 测定结果明显降低。应避免溶血对 K^+ 测定的影响。离子钙的测定中,由于血液离体后 CO_2 的丢失导致 pH 升高,使得蛋白质结合钙增加,进而影响了离子钙的测定,使离子钙测定结果降低。故离子钙的测定最好用肝素抗凝血、密封、隔绝空气保存并立即测定。

配备离子的血气分析应注意以下因素:标本应为肝素抗凝血,不能有气泡,加塞隔绝空气,立即送检;检测前应将标本轻搓混匀;标本抗凝要完全,不能有凝块;送检标本应在 2 小时内检测完毕。

(四)关于使用非配套试剂

国内很多关于 ISE 法自配试剂的研究报道,降低了测定成本,其测定结果与用仪器原配试剂测定结果间无显著差异。但各文献报道中的试剂配方都非常简单,仅列出了主要试剂成分及含量,有关试剂中的防腐剂、稳定剂、表面活性剂、离子强度、缓冲剂种类与 pH、渗透压等报道甚少,因而无法验证。故最好使用原配试剂,特别是进口 ISE 分析设备,这有助于保证检验结果的准确性及仪器的正常使用。

第二节 血气分析仪分析技术

血气分析仪是利用电极对人全血中的酸碱度(pH)、二氧化碳分压(PCO_2)和氧分压(PO_2)进行测定的仪器。根据所测得的 pH、PCO_2、PO_2 参数及输入或直接测得的血红蛋白值,计算出血液中的其他参数,如血液中的实际碳酸氢根浓度(AB)、标准碳酸氢根浓度(SB)、血液缓冲碱(BB)、血浆二氧化碳总量

(TCO_2)、血液碱剩余(BE_{blood})、细胞外液碱剩余(BE_{ECF})、血氧饱和度(SO_2)等。

各医疗单位的血气分析仪在型号、功能以及测定准确度和环境适应性等方面各有差异。本节将重点介绍临床常见血气分析仪的基本原理和方法、基本结构、定标和质量控制以及其日常的维护与保养。

一、血气分析仪的基本原理和方法

(一)血气分析仪的工作原理

血气分析仪的工作原理如图 1-1 所示。

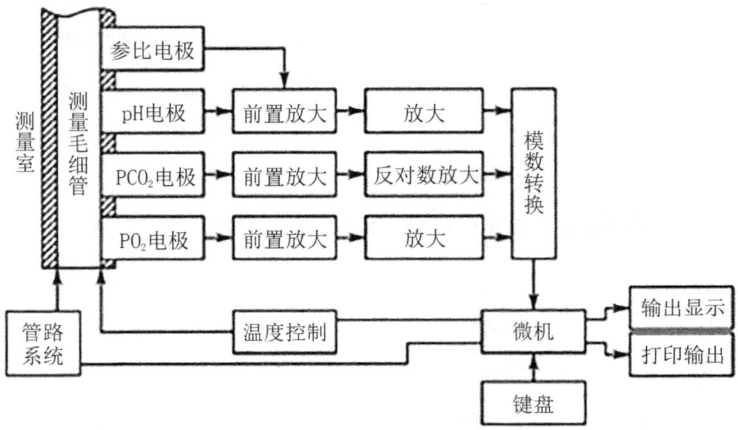

图 1-1　血气分析仪工作原理

测量室测量毛细血管参比电极 PH 电极前置放大放大 PCO_2 电极前置放大反对数放大 PO_2 电极前置放大放大模数转换管路系统温度控制微机键盘输出显示打印输出

被测血液在管路系统的抽吸下,被抽进样品室内的测量毛细管中测量。毛细管管壁上开有 4 个孔:pH、pH 参比、PO_2 和 PCO_2 4 支电极感测头紧紧将这 4 个孔堵严。其中 pH 和 pH 参比电极共同组成对 PH 的测量系统,被测量的血液吸入测量毛细管后,管路系统停止抽吸。这样,血液中 pH、PCO_2 和 PO_2 同时被 4 支电极所感测,电极将它们转换成各自的电信号,电信号经过放大模数转换后被送至计算机统计,计算机处理后将测量值和计算值被送到各自的显示单元或打印机打印出测量结果。

(二)血液的测量原理

对于 pH 的测量,实际上是测量 H^+ 浓度。而 PCO_2 的测量实际上也是测量 pH 的变化,只有 PO_2 的测量原理有所不同。简单地说,pH、PCO_2 是测定带正电

荷的 H^+，从电化学角度来看 pH 的变化就是电极测量电动势的变化。pH 和电动势之间通过“能斯特方程”可以进行转换运算，而 PO_2 的测量是在给定的电压下测量电极电流的变化。

（1）pH 测量原理血气分析仪中所使用的 pH 电极和 pH 参比电极与酸度计中所使用的电极基本一致，它们共同完成对 pH 的测量。pH 电极是利用电位法原理测量溶液中的 H^+ 浓度。pH 电极是一个对 H^+ 敏感的玻璃电极，同时必须用另一电位值已知的参比电极配套，通常与甘汞电极保持电接触。血样中的 H^+ 与玻璃电极膜中的金属离子进行交换，产生电位差，并与血样中的 H^+ 浓度成正比，二者之间存在着对数关系。在电极内部有 pH 恒定的溶液，与玻璃膜接触。玻璃电极内部还有 Ag/AgCl 参比电极，浸在 pH 恒定液中，电极线连接伏特计。测量血样中氢离子浓度所产生的电位差，然后将其转化为 pH。

（2）血液中的 CO_2 通过透气膜进入内充液，从而使内充液中的 pH 发生变化，使得 pH 电极感知，内充液一般为 KCl 和 $NaHCO_3$ 的混合液，液层厚度约几十微米，用尼龙网或纤维膜支撑，电极侧面空腔内的电解质只起导电作用，并不参与平衡过程。进入内充液的 CO_2 和水反应生成碳酸，碳酸又会分解成氢离子和碳酸氢根离子，从而改变了电极内充液的 pH。血样中二氧化碳浓度越高扩散到电极壳内的二氧化碳越多，生成的碳酸越多，从而使内充液的 pH 下降越大。电极壳里的玻璃电极和参比电极将此 pH 的变化测量出来，这样就间接的测出了 PCO_2 的高低。反之，当血样中的 PCO_2 降低时，电极壳中的 H_2CO_3 分解，CO_2 通过透气膜扩散出去，使得 pH 升高。溶液的 pH 变化与 PCO_2 成负对数关系。即 $pH=-\log PCO_2$。所以，测得的 pH 经过反对数变换就可以得到 PCO_2 值。由于 pH 与 PCO_2 之间的比例关系，在使用前必须使用两种已知的 PCO_2 气体对仪器进行定标。一般采用大气中的空气和纯 CO_2 两种气体，按一定的比例混合产生。

（3）PO_2 测量原理 PO_2 电极是氧化还原电极，对氧的测量基于电解氧的原理实现的。当外加直流电压在 0.4 V 以下时，进入电极的 O_2 不发生反应。当外加电压在 0.4～0.8 V 范围内时，O_2 在铂阴极表面被还原，电极电流随外加电压的增加而增加。在测定时，O_2 在铂阴极表面发生反应如下。

$$O_2+2H_2O\rightarrow 2H_2O_2$$

$$2H_2O_2+4e\rightarrow 4OH^-$$

当阴极表面附近的氧被消耗后，阴极表面的 PO_2 为零。这时，样品中的氧将通过透气膜向阴极发生浓度扩散。当氧浓度扩散梯度相对稳定时，就产生一个稳定的电解电流，称之为极限扩散电流。极限扩散电流的大小取决于渗透到阴极表面氧的多少，后者又取决于膜外的 PO_2。因此，通过测定电流变化即可测定血液标本中的氧气分压。在外加电压超过 0.8 V 时，即使 $PO_2=0$ kPa，水本身也会被电解而产生电流。因此，外加在 PO_2 电极上的工作电压通常为 0.65 V。

二、血气分析仪的基本结构

制造血气分析仪的厂家很多，型号也很多。自动化程度也不尽相同，但是，各种仪器的结构组成是基本一致的。一般分为电极系统、管路系统和电路系统三大部分，包括电极（pH 电极、PO_2 电极、PCO_2 电极、参比电极）、进样室、CO_2 空气混合器、放大器元件、数字运算显示屏和打印机等部件。

（一）电极系统

电极是血气分析仪信号采集部分。一般血气分析仪使用四只电极。它们是 pH 电极、pH 参比电极、PCO_2 电极和 PO_2 电极。电极部件十分贵重，工作时对其要加倍小心。并注意对电极的保养，以延长其寿命。不同厂商生产的电极的大小、尺寸各不一样，它们之间都不能通用，但是，它们的工作原理是相同的，结构也类似。

1.pH 电极和 pH 参比电极

血气分析仪中所使用的 pH 电极和 pH 参比电极与酸度计中所使用的电极基本一致，它们共同完成对 pH 的测量。

血气分析仪上所用的玻璃电极有平头型和毛细管型两种，但多数为平头型的。因为在血气分析仪中，为了一次进样获得多项参数，一份样品要经过好几个电极，采用平头型电极可方便样品流动。甘汞电极的形状因其生产的厂家不同而形状各不相同。但是，甘汞电极的端部都会有个渗漏孔，目的是允许微量的 KCl 溶液通过毛细孔流入待测溶液起所谓“盐桥”作用，即传导电流的作用。为了向甘汞电极内及时补充 KCl 溶液并使其容易向外渗漏，有些仪器还配有一个氯化钾泵，通过一个细管连接到一个盛装 KCl 溶液的瓶子里。当泵转动时，可使甘汞电极里的 KCl 循环并保持有一定的渗透压。这是两种实用的电极，即玻璃电极和甘汞电极。

2.PCO_2 电极

PCO_2 电极是一个气敏电极。电极前端有一层半透膜，它只允许 CO_2 气体分子通过，而阻止其他气体分子和离子通过。薄膜的材料多用高分子有机化合物制成。

PCO_2电极内有玻璃电极和参比电极(Ag-AgCl),这两个电极被封装在充满碳酸氢钠($NaHCO_3$)、蒸馏水和 NaCl 或 KCl 溶液的外电极壳里,壳的端部为半透膜。

3.PO_2 电极

PO_2电极也是个气敏电极,氧的测量是基于电解氧的原理而实现的。电极前端为一允许 O_2分子通过的透气膜。电极壳内由一个铂阳极和一个银-氯化银(Ag-AgCl)阴极浸在电解溶液中。内充电解质溶液由磷酸二氢钾(KH_2PO_4)、磷酸二氢钠(NaH_2PO_4)、KCl 和蒸馏水组成。KH_2PO_4和 NaH_2PO_4可稳定电解液的 pH。KCl 可增加电解液的电导,并参与离子导电。

PO_2电极产生的电流很小,通常只有几十纳安(10^{-9}A)。所以 PO_2电极所配的放大器为高输入阻抗、低噪声的微电流放大器。

(二)管路系统

管路系统是血气分析仪样品测量的通路。它在计算机的控制下能够自动完成气体和液体的定标,自动完成样品的测量,以及自动完成对电极和通道的检测。常见的管路的中心是恒温测量室,气体的温度一般为 37 ℃,其内部设有传感器、加热器、过温开关和液位检测器,采用蠕动泵向测量室抽吸样品、定标液及冲洗液。蠕动泵通常采用真空泵产生强负压,使冲洗液快速冲洗管道。由转换器完成各种液气路的转换,从而让不同的液体或气体按预先设置好的程序进入测量室。缓冲液Ⅰ、Ⅱ及气体经过减压阀减压后,经过湿化器湿化后再经过预热器,将定标气体加热到 37 ℃,再经转换器送到测量室中对 PCO_2和 PO_2电极进行定标。因电极的转换稳定性对温度变化非常敏感,因此,测量室应是一个恒温系统。早期的测量室采用水浴式、空气浴式等,但因恒温速度慢、热稳定性较差等原因,已被后期的固体恒温式所取代。同体恒温式通常是将一块铝块开槽、打孔后,装入温度加热器、温度感测装置和透明的测量毛细管。由于它是靠金属导热的,整个金属块就是一个恒温体,因此,在固体恒温式测量室中,加热速度快,热均匀性比较好,恒温精度也较高。通常测量室的温度被恒定在(37±0.1)℃。

管路系统主要由测量室、转换器、真空泵、蠕动泵、气路系统和液路系统组成。

1.测量室

测量室是一固体铝块,测量毛细管位于测量室内,是一根透明的细塑料管,管壁上留有 4 个小孔,分别用于漏出参比电极、PCO_2电极、pH 电极、PO_2电极的端部。在毛细管上还设有4个样品探测器头，检测取样情况，测出样品所到达的部位，发出信号给计算机完成取样过程。测量室内还有加热器和温度传感器，传感器负责反馈信号到温控电路，使测量室停止或开始加热。电极对温度非常敏感，温度不同，电极的转换效率就不同。为保证转换精度，即保证测量数值的准确性，温度变化一般控制在±0.1 ℃。

2.转换器

转换器上面有7个圆孔的塑料圆盘，它将所有的管路和测量毛细管连接起来，以便使定标液、冲洗液、定标气体、标本能进入测量毛细管。转换器上从左到右这7个孔分别为：①备用孔；②封闭位置，在此位置时，如果转换盘落下，可以将进样口封闭住；③清洗液出口；④缓冲液2出口；⑤缓冲液1出口；⑥定标气体出口；⑦冲洗水位置。转换器上共有14个位置，前7个位置是为了向测量室流入液体、气体，后7个位置是毛细管流出的通道。转换器可以正转，也可反转，由程序控制计算机发出信号来驱动电机实现转动。

3.真空泵、蠕动泵

真空泵和蠕动泵是血气分析仪内部的2个泵，用来完成仪器的内部定标、测量、冲洗。真空泵主要用来抽负压，使废液瓶内维持负压，靠此负压去吸引冲洗液和干燥空气，用于冲洗和干燥测量毛细管，真空泵还用于湿化器的快速充液。蠕动泵在定标时用来抽取缓冲液到测量室。而测血样时用来抽取样品，蠕动泵有快慢两挡速度，用缓冲液定标和测量时，当样品还未到达测量室时，蠕动泵快速转动。当样品到达测量室内时，蠕动泵变为慢速转动，以便确保样品能够充满测量室而且没有气泡。同时蠕动泵抽出冲洗液充满湿化器。湿化器出口部分装有水位传感器，用于保证湿化器水位恒定。

4.气路系统

管中的气路部分，由外接气源提供气体。在气体混合器中，压缩空气与二氧化碳气体混合均匀，产生出合适比例的定标气体。此混合气体还用来参比液瓶中加压，使氯化钾溶液流入到参比电极中，并维持一定的渗透压。在氯化钾管路的管嘴部分有一个小孔，用于释放系统中过高的压力。混合器送出不同比例的气体，供PCO_2和PO_2电极定标，在气体输入管线上有压力传感器，检查监测气体压力，使其确保恒定。混合器出口处设有2个压力传感器，二氧化碳和压缩空气的入口处设有一个压力传感器。各种气体若低于或者高于要求，仪器报警，并停止工作，直到压力合适为止。混合气体1(含有氧气19.8%、二氧化碳5.5%，不同仪器略有不同)先进入湿化器中湿润。湿化器中装有37 ℃的水，当压力较高的干燥气体由水的下部注入，变成一个个的小气泡从上部冒出，气体成为饱和湿化的湿润气体，流入到测量室里供电极作气体定标。气体之所以要经过湿化，是为了保护电极，提高电极的转换效果，延长其使用寿命。使用程序可以向湿化器里灌注蒸馏水。灌注时 2 个电磁阀打开，在真空泵的抽吸下，冲洗瓶中的水通过阀进入湿化器。当进入湿化器的水超过一定高度时，它即经过阀排到废液瓶中。

混合气体 2(含 9%～11%的二氧化碳)由气体混合器的下部送出，经气阀、加热管送往转换器，仅用在 PCO_2 电极 2 点定标时，由转换器上的出气口送往测量室，通常仪器 6～12 小时定标一次。气体通过加热管将其温高升到 37 ℃，加热管是一根通有 2 V 电压加热丝的塑料管。用气体定标时，其流程为：气体 1 或 2→加热管→转换器位置 6→进样口→测量室→蠕动泵→废液瓶。此时，混合气体在测量室被 PCO_2 和 PO_2 电极持续检测。

5.液路系统

液路系统主要由装各种液体的容器、连接管道、电磁阀以及真空泵和蠕动泵组成。用缓冲液进行定标时的流程为：缓冲液 1 或 2 在蠕动泵的抽吸下，经过转换盘位置由进样口到达测量室，冲洗时，在废液瓶中负压的抽吸下，液体流经冲洗液→转换器位置 7→进样口→测量室→蠕动泵→废液瓶。从而，完成对测量室以及整个管道的冲洗。

每次 2 点定标之前，仪器自动用清洁液对测量室清洁一次。这一过程是在蠕动泵的抽吸下进行的，其过程是清洁液→转换盘的位置→进样口→测量室→蠕动泵→废液瓶。测量时，转换盘停在缺口处。样品从进样口输入，在蠕动泵的抽吸下进入测量室。

(三)电路系统

血气分析仪电路系统将仪器测量信号进行放大和数模转换，对仪器实行有效控制、显示和打印结果，通过键盘输入指令。近年来血气分析仪的进展主要体现在计算机技术和电子线路系统的技术进步上。

被检测样品通过样品预热器，被吸入到电极测量室内，样品被电极测量系统检测，并转化成相应的电极信号，这些信号经各种频道被放大，再经模数转换后变成数字信号，经微机处理、运算后，由荧光屏显示出来或从打印机打印结果。高精度的恒温系统由微机控制，整个定标和测量过程都是在 37 ℃下完成。

第三节　酶传感器技术

酶传感器主要由固定化的酶膜和电化学电极系统复合而成。酶膜被固定在电极的敏感面上，当酶膜接触待测物质时，该膜对待测物质的基质做出响应，催化它的固有反应，结果是与此反应的有关物质明显减少或增加，该变化再转换为电极中的电位或电流的变化。酶电极的设计主要参考酶促反应过程产生或消耗的电极活性物质，如果一个酶促反应时耗氧过程，就可以使用 O_2 电极或 H_2O_2 电极作为基础器件，若酶反应为产酸过程，则可使用 pH 电极。生物电极的基础电极主要包括电位型电极（离子选择性电极）和电流型电极。

一、酶传感器电流检测技术

(一)基础电极-氧依赖性电流电极

电流型电极的基本构成包括铂阴极或金阴极和 Ag/AgCl 阳极。电极与电路整合以达到两个目的：①在阳极和阴极间施加一定计划电压（0.6～0.7 V)。②测定通过阴极的电流。

阴极在基质溶液中带有电子。由于在电极上施加电压，当 O_2 扩散至阴极时能被还原成 H_2O_2。

$$O_2 + 2H^+ + 2e \rightarrow H_2O_2$$

并以阴极铂丝为中心形成扩散层，这种扩散电流与试样溶液中 O_2 分压成线性关系。

扩散电流的形成使氧在阴极周围下降，这是因为在电极上 O_2 消耗的速率超出 O_2 从外部溶液中扩散的速率，一旦形成扩散层，O_2 扩散速率就变成为 O_2 在电极上反应的限制因素，此时可用 Fick 法则表示。

$$dO_2/dt = -Ddc/dx$$

式中，dO_2/dt 为单位时间氧穿过扩散层的量；D 为氧在液相中的扩散系数；dc/dx 为扩散层的浓度梯度。由于到达电极的氧将产生电流。

$$I = kDdc/dx$$

dc/dx 显然取决于反应液中的氧浓度，所以 $i = kD[O_2]$；即电极电流直接与基质溶液中的氧浓度成正比。

(二)酶电极

电流型酶电极传感器将酶催化反应产生的物质发生电极反应所产生的电流响应作为测量信号，在一定条件下，利用测得的电流信号与被测物质活度或浓度的函数关系，来测定样品中某一生物组分的活度或浓度。其基础电极可采用 O_2、H_2O_2 等电极，也可采用碳、铂、钯和金等固体电极或化学修饰电极。表 1-3 为常见的电流型酶电极。

表 1-3 常见的电流型酶电极

检测对象	敏感物质(酶)	换能器(电极)
葡萄糖	葡萄糖氧化酶	O_2, H_2O_2, Pt
麦芽糖	淀粉酶	Pt
蔗糖	转化酶+变旋光酶+葡萄糖酶	O_2
半乳糖	半乳糖酶	Pt
乳酸	乳酸氧化酶	O_2
尿酸	尿酸酶	O_2
尿素氮	尿酶	O_2, H_2O_2
胆固醇	胆固醇氧化酶	O_2, H_2O_2
磷脂质	磷脂酶	Pt
氨基酸	氨基酸酶	O_2, H_2O_2
丙酮酸	丙酮酸脱氢酶	O_2
乙醇	乙醇氧化酶	O_2

(三)电流型换能器的工作原理及特点

电流型换能器常应用于酶膜的生物传感器中，一般采用能发生氧化还原反应的电极，如 O_2 电极、H_2O_2 电极、Pt 电极等作为换能器件，通过可逆性好的氧化还原物质作为中间介质以传导电流。在工作时，酶将基质(待测目标物质)氧化，自己被还原。然后电子中介体将酶的还原产物氧化成酶，最后被还原的电子中介体在电极上氧化，给出电子而输出电流信号。

电流型换能器在把生化变化转变为电流信号时，通常在工作电极与参比电极之间，根据生化反应的机制加一恒定的工作电压，此时进入感受器的被测物质，就会通过氧化或还原反应在工作电极表面产生扩散电流。在一定的计划电压下，扩散电流的大小取决于被测物质的浓度。有时为了避免在测量中有电流流过而引起参比电极的极化，需引入对电极以构成三电极系统。但在实际中，可通过限制工作电极的扩散电流或采用氧化还原型的参比电极，从而仍可使用二电极系统。

二、酶传感器电位和电导检测技术

(一)酶电极

电位型酶电极是将酶催化反应所引起的物质量的变化转变成电位信号输出，电位信号大小与检测目标浓度的对数值呈线性关系。所用的基础电极有 pH 电极、气敏电极(如 CO_2和 NH_3电极)。离子电极(如 CN^-和 NH_4^+电极)等影响着酶电极的响应时间、检测下限等许多性能。电位型酶电极的适用范围，不仅取决于底物的溶解度，更重要的取决于基础电极的检测限，一般为 10^{-4}～10^{-2} mol/L，当基础电极等选择适宜时可达 10^{-5}～10^{-1} mol/L。表 1-4 为常见的电位型酶电极。

表 1-4　常见的电位型酶电极

检测对象	敏感物质(酶)	换能器(电极)
葡萄糖	葡萄糖氧化酶+过氧化氢酶	I^-,pH
脲	尿酶	NH_3,CO_2,pH
氨基酸	氨基酸酶	NH_4^+,CO_2,pH
扁桃苷	β-葡萄糖酶	CN^-
苦杏仁苷	苦杏仁苷酶	CN^-
青霉素	青霉素-β-乳胺酶	pH
IgG	葡萄糖氧化酶	pt

(二)电位型换能器的工作原理和作用

电位型换能器是检测工作电极与参比电极之间的电位差，采用二电极方式，其工作电极也称为指示电极。通常直接通过离子选择性电极和气敏电极等电位型电极来实现。离子选择性电极是一种具有离子识别功能的电极，其中 pH 电极是制备化学和生物传感器的基本换能器。

气敏电极是利用待测气体对某一化学平衡的影响，使平衡中的某特定离子的活度发生变化，再用离子选择性电极来反映该特定离子的活度变化，从而求得待测气体的含量。气敏电极的主要部件是微多孔性气体渗透膜，它是由醋酸纤维、聚四氟乙烯、聚偏氟乙烯等材料制成，具有憎水性，但能透过气体。例如，当测定 CO_2时，CO_2通过透气膜，与中介溶液(中间电解质溶液)相接触，改变了内充液特定体系(如 CO_2+H_2O)的化学平衡,通过对 H^+ 的测量可以测定 CO_2。以此为基础换能器外加敏感膜可制成新的生物化学传感器。是以氨气敏电极为指示电极的尿素酶电极,当尿素扩散到酶层时,在尿素酶催化下发生反应,通过用氨气敏电极检测生成的氨可测定尿素的含量。

(三)场效应晶体管酶电极

1.工作原理及特点

生化传感器由于其自身的应用目标,要求微型化、成本低和信号易被检测,利用场效应晶体管(FET)就可以制备这样的生化传感器。场效应晶体管酶传感器是将酶膜复合在场效应管的栅极上,在进行测量时,酶催化待测的分子发生反应,生成了场效应晶体管能够响应的离子。由于场效应晶体管栅极对表面电荷非常敏感,由此引起栅极的电位变化,从而获得输出信号。

2.场效应晶体管型换能器

FET 是一种半导体换能器,包括金属-绝缘体-半导体场效应管(MISFET)和金属-氧化物-半导体场效应管(MOSFET)。

场效应晶体管传感器具有高阻抗转换特性,如在源极和漏极之间施加电压,电子便从源极流向漏极,即有电流通过沟道,所测电流称为漏电流(Id)。Id 的大小受栅极与源极间电压的控制并为栅极和源极间电压的函数。

如将 MOSFET 的金属栅极代之以特定的敏感膜,即成为相应物质的 FET,当它与试液接触并参与电极组成测量体系时,由于膜与溶液的界面产生膜电位,叠加在栅压上,引起 MOSFET 漏电流的变化。Id 与相应分子浓度之间有类似于能斯特公式的关系。

3.酶场效应晶体管传感器(EnFET)

离子敏场效应晶体管(ISFET)传感器是将溶液中电解质的离子活度转换成电信号输出的 FET 传感器,它是由离子选择电极与 MOSFET 组合成的,对粒子具有选择性的一种场效应晶体管。EnFET 是由 ISFET 的栅极表面上固定一层含酶物质构成的,当分析底物与酶接触时,会发生反应生成新物质,并使敏感膜附近的离子浓度局部变化,导致电荷变化,产生依赖于分析底物浓度的电信号,从而得出待测物的浓度。

三、酶传感器光学检测技术

(一)光学换能器

光学换能器有一个范围很广的领域,分光、荧光、反射、折射等诸多光学性质都可以作为光学换能器设计的依据，光导纤维、光电管、半导体激光器、发光和光敏二极管等光学器件皆可成为制备光学换能器的原件或基体。

(二)光纤型酶传感器

1.基本组成和特点

光纤生物传感器一般由光源(或无光源)、光纤、探头、检测器以及数据处理装置组成，它的心脏部分即探头是指安装在光纤端部或一段光纤芯部的试剂相装置，通常由称为分子探针的敏感试剂、固定相支持剂和其他辅助材料等制成。分子探针的光学性质(如光谱、光强、偏振或折射等)变化通过光纤传输至检测系统。光纤生物化学传感器的信号不受电磁干扰，一般不需要参比，可以做成直径<1 nm，可直接放入血管、活体组织和细胞等非整直窄小的空间而不会影响生物体的生化性质。

2.原理

这类传感器利用酶的高选择性，待测物质(底物)从样品溶液中扩散到酶催化层，在酶的催化下生成一种待测物质。当底物扩散速度与催化产物生成速度达成平衡时，即可得到一个稳定的光信号(如发光、荧光、吸光度等)，依据相应的光物理化学原理，根据信号的大小与底物浓度的函数关系，底物的浓度能被测定。生物体内许多脂类和脂肪类物质都可用类似的传感原理进行测定。

四、酶传感器技术在生化检验中的应用

Clark 提出了把酶和电极组合起来，利用酶的特异性测定底物的原理。Updike 等利用 Clark 提出的原理研制出了测定葡萄糖的生物传感器以来，酶生物传感器的发展变得非常迅速。已广泛应用于临床生化项目的检测。

(一)血糖测定

在各种血糖(GLU)测定方法中，酶电极法以其准确快速和最低的测定成本而具有竞争性。

GLU 经葡萄糖氧化酶(GOD)氧化生成 H_2O_2 和葡萄糖酸内酯，因此，可以用 O_2 或 H_2O_2 电极作为基础电极来设计 GOD 电极。实际上，最早的酶电极就是 Updike 设计的 GOD 电极，用聚丙烯酰胺凝胶固相酶与 O_2 电极结合，用于 GLU 测定，但显然由于酶的渗漏使酶电极不能有效地长时间工作。在这以后的大量研究都是集中在 GOD 电极的改进方面，内容之一就是如何有效地固定 GOD。近年来，已取得了很好的进展。而为了避免 O_2 的干扰，许多研究者采用 H_2O_2 电极作为基础电极，其优点是 GLU 浓度与产生的 H_2O_2 有当量关系，不受血液中

O_2浓度变化的影响，酶电极输出电流与产生的 H_2O_2成正比，测定开始时残余电流低，因此响应灵敏度很高。与此相反，以 O_2电极作基础电极时，对 GLU 的响应是一个电流不断降低的过程，电流大，故灵敏度较低。用 H_2O_2电极制作的 GOD 电极灵敏度因此可以提高 2 个数量级。TSIGOD 酶电极就是采用这种形式。迄今，葡萄糖酶电极测定仪已经有各种型号商品，并在许多国家普遍应用。

（二）乳酸测定

测定血液中乳酸（LAC）能够鉴别 LAC 中毒和其他酸中毒。此外，测定脑脊液中 LAC 浓度有助于区分病毒性脑膜炎和化脓性脑膜炎。

有 4 种酶适合于用电流法进行乳酸测定：乳酸脱氢酶（LDH）、细胞色素 b2（Cytb2）、乳酸氧化酶（LOD）和乳酸单加氧酶（LMO）。

LDH 反应的产物 NADH 可以直接在还原电极的阳极上被氧化，从而产生电流，这种方式需要辅酶（NAD^+ －NADH），故不太适用。LMO 反应可以与 Clark 氧电极结合，对人血清中 LAC 响应的线性范围约为 0.25 mmol/L，回归方程 Y＝1.094 X－0.128 mmol/L。

Cytb2 催化生成的［$Fe(CN)_6$］用铂电极测定，反应时间约 1 分钟，可定量 0.05～7 mmol/L 的乳酸。将 LOD 吸附在多孔性醋酸纤维素膜上，与 O_2电极组合，再覆盖透析膜构成酶电极，可定量测定（0.05～0.8）$\times 10^{-4}$。/mL 范围的 LAC。

（三）有机磷水解酶检测

20 世纪 80 年代开始，生物传感器作为一种新的农药残留分析技术，在国际上的研究非常活跃。它的简单、快速、灵敏、低成本和便于携带等优点弥补了传统分析技术的缺点，尤其以胆碱酯酶的催化活性为基础的抑制型酶电极和以有机磷水解酶为基础的直接测定型酶电极已广泛应用于有机磷的检测。

电流型胆碱酯酶生物传感器就是一个重要的分支。电流型胆碱酯酶传感器测定农药残留的工作原理是在乙酰胆碱酯酶存在的情况下，乙酰硫代胆碱可以水解成乙酸和硫代胆碱，硫代胆碱有电活性，并能在一定电位下发生氧化反应，根据伏安扫描过程中硫代胆碱氧化峰的大小就可以测定农药残留的浓度。

在胆碱酯酶和有机磷水解酶的反应中，pH 都会发生变化，因此对 H^+ 敏感的 ISFET 常被作为电化学酶传感器的信号转化器。ISFET 既具有离子选择电极的特性，又有场效应晶体管的特性，与采用 pH 敏感电极的电化学酶生物传感器相比，使用 ISFET 的传感器对有机磷水解酶具有更高的检测能力。

迄今为止，大多数生物传感器所用的酶都是先通过酶电极来实现的。经典酶电极始终在传感器的发展中占据重要位置，它们为生物传感器领域提供了最为壮观的文献数量、丰富的经验和最为可靠的使用化产品。氧化还原酶类十分适合于电化学测量，其他酶类所催化的反应液能够很容易地实现与电化学装置结合。因此，酶传感器的种类将会越来越多。

第四节　光学传感器技术

光与生物学反应的联系可以概括为 3 个方面：生物发光反应；光在生物物质中的能量传递，如生物物质的光吸收、光猝灭和受光激发等；生物反应物质对光传播的干扰。

20 世纪 80 年代开始出现以光学信号为检测指标的生物传感器，这类传感器有两个最主要的优点：光学器件检测光的灵敏度很高，相应的生物传感器的灵敏度当然也很高；光信号的传播不受外界电磁场的干扰，传感器的噪音低。

一、基本概念和技术原理

(一)光学传感器基本概念和分类

光学传感器是指能敏感感受从红外到紫外，以至于 X 射线的光能量，并将光能转换成电信号的器件。通常把以光为媒质的各种传感器也视为光学传感器。光学传感器通常可分为两大类：一类是直接将光能转换为电信号的器件，也称之为光探测器，主要利用光电效应、光导效应和光伏效应工作，如各种光电管，光敏器件等。另一类是光束(光波)传感器，是指以光束(光波)为信息载体的光传感器，它的工作方式是光束(光波)与待测场相互作用，使光波敏感上或调制上待测信息，再连接变换器件。一般是和光探测器及相应电路相连接，解调出或转换出与待测量相应的电信号。这类传感器通常也称为现代光学传感器，根据获取的光学信息的性质，光学传感器可以分为吸收、反射、散射、折射和发光等多种类型(图 1-2)。

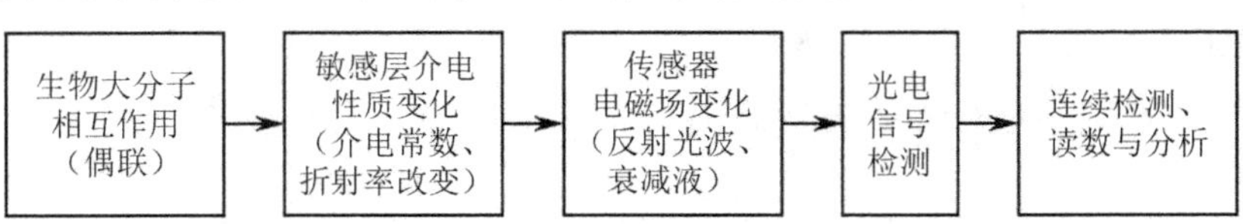

图 1-2　SPR 生物传感器原理

生物大分子相互作用(偶联)敏感层介电性质变化(介电常数、折射率改变)传感器电磁场变化(反射光波、衰减液)光电信号检测→连续检测、读数与分析

(二)技术原理

1.光探测器

光探测器是利用敏感材料的光电(及热点)效应,直接将入射的光信号转换为电信号。这些效应主要有以下几个方面。

(1)外光电效应:在光线作用下,物体内的电子逸出物体表面向外发射的现象。如光电管、光电倍增管。

(2)内光电效应:受入射光激发的载流子(电子或空穴)不向外发射,而仍保留在样品内部的现象。包括光电导效应和光伏效应两种。

(3)热释放电效应:某些材料如钛酸钡等,在红外光照射下,其表面的温度上升或下降,则该表面产生电荷的现象。利用热释电效应可做成温度和红外传感器。

目前的光电探测器主要分为真空管和固体光电探测器两大类。真空管所利用的原理为外光电效应,固体光电探测器主要是利用内光电效应原理。无论是外光电效应或内光电效应,它们的产生并不取决于入射光强,而是取决于入射光波的波长 λ 或频率 ν,这是因为光子能量 E 只和频率 ν 有关,即 $E=h\nu$(h 为普朗克常数)。要能产生光电效应,每个光子的能量必须足够大。光波波长越短,频率越高,每个光子所具有的能量 $h\nu$ 就越大,因而越容易产生光电效应。反之,波长越长,频率越低,就越难产生光电效应。而光强只反映光子数量多少,并不反映每个光子的能量大小。

2.光纤传感器

光纤传感器是光学传感器的一种特殊情况,它是利用光纤直接与待测场相互作用而感受信息的。实际上是一个基于光纤的测量系统,一般由光源(发光二极管或激光器)、光纤和光电探测器及检测电路组成。传感器发射出的光由光纤传输到敏感区域并被所检测的物理/化学量调制,调制后的光经光纤传输到光电检测器件,后者将光信号转换为电信号,经检测电路对信号进行解调分析,即可得到被测量的信息。由于光纤具有很好的柔韧性及很小的直径,可实现普通光电传感器无法到达区域的测量。

3.表面等离子共振传感器

表面等离子共振是指当某一波长的光线照射到玻璃与溶液的界面,其表面被反射的光线强度随入射角角度改变增加,直至达到所谓临界角 θ_c。处于或

$>\theta_c$的光线完全从表面被反射，即全反射。当玻璃与溶液接触的界面覆盖上薄层金属，将存在一个$>\theta_c$的角度。在此角度，光线不是被全内部反射，而是"损耗"或"耦合"进入金属薄层，导致被反射的光线强度达到最小，这种最小化发生时的角度即所谓的SPR角θ_{spr}，θ_{spr}取决于吸附在金属表面物质的质量（厚度）或表面粗糙度。因此，借助SPR效应，可通过检测共振吸收峰发生的角度或者波长，实现对表面微量吸附或溶液成分的微小改变的检测。

4.荧光传感器

某些物质吸收了一定波长的光能之后，基态电子跃迁到激发态，很快以无辐射跃迁的形式下降到第一电子激发态的最低振动能级。再由第一电子激发态的最低振动能级下降到基态的各个振动能级，同时发射出比原来所吸收的频率较低、波长较长的光能，这种光称为荧光。根据样品溶液所发生的荧光强度就可以测定试样溶液中荧光物质的含量。由于大多数被检测对象（如生物分子）本身无荧光或荧光较弱，被检测时灵敏度较低，人们用强荧光的标记试剂或荧光生成试剂对待侧物质进行标记或衍生，生成具有高荧光强度的共价或非共价结合的物质，使其检出限大大降低，这就是荧光探针技术。在荧光化学传感器的研制中，荧光探针的设计是最关键的一步。

二、光学传感器技术在生化检验中的应用

多年以来，pH和血气测定一直基于电化学技术。近来，传统电极技术的提高促进了全血电极的发展，它不仅可以测定血气，而且可以测电解质和葡萄糖。尽管有改善，电化学技术仍存在一些不足，限制了其在临床上的应用。这些不足包括：电极始终要保持在液态环境中，并需要经常校正。因此传统的pH和血气仪器体积相当大，因为它需要与液态处理装置连接，不易携带。另外，仪器在没有患者样本测定时也同样要消耗试剂。

这些限制促进了相关测定技术的研究，包括光学传感器或光电极。光电极使用光而不是电化学电路作为传导装置，将未知分析物的浓度转换成测定信号，例如，pH光传感器或光电极包含一种pH的指示剂染料，当吸收某一种特定波长的荧光时被激发。这种光吸收的特性在血氧离子存在时会改变，吸收的荧光数量与光电极的pH成比例。测定CO_2与CO_2气体渗透膜类似，这种改进与传统pH电极的Severinghaus改革相似。氧光电极也采用荧光，但此时光电极内所含染料的荧光随着氧分压的增加而减少或消失。

第一个用于血气分析的光学传感器由微型电极组合而成。它可插入患者的

动脉中，连续检测 pH 和血气的变化，这就是所谓的体内血气检测器。但知道现在并没有普及，因为其价格昂贵并存在一些技术问题。最近光学传感器被用在一种体外仪器 AVLOPTI 中，只需 80 μL 动脉血即可测定 pH 和血气。此仪器包含两部分：一个是一次性使用的塑料反应器，另一个是微机控制的便携式分析仪。

反应器包含 pH、PO_2光学传感器，并带有一个小型 pH 缓冲储罐和试剂阀，光电极在生产过程被校正，校正参数写在反应器盒上的条码中。分析仪只有 4 kg重，使用电池可运行 8 小时，使仪器真正成为可携带式。仪器包括一个产生激发光的蓝色受控光源，一根光纤与一个光电极相连，光电极再发出的光或荧光，由一根光纤送至光电二极管检测器。

光电极技术比传统的电极有以下优点：光电极可简单地用连续纤维大批制造；没有接头、隔膜或参考电极；可预先校正而不需要经常校正，因此它的稳定性不依赖所处的液体环境，这些技术特点变成一系列实验室和临床的优点。例如，AVLOPTI 在接通电源几分钟就可以分析患者的标本，当主要的传统急诊分析仪需要维护或不起作用时，AVLOPTI 是最理想的备用仪器。另一个突出的特点是 AVLOPTI 在不工作时不消耗任何试剂，它非常适用于需要进行测定血气但样本不多的实验室。

临床上经常要求对在院外或处于偏远地区的患者进行急诊检测，这就要求一台真正的便携式仪器。电池的使用时间必须足够长，从而才能保证急诊患者从偏远地区到达医院，因此，在世界不同地区急救队大多采用 AVLOPTI 类似的仪器。其通过乘急救车至急诊患者处，稳定病情并将患者送到医院。其他的临床应用包括，对患慢性严重呼吸并的患者所接受氧气治疗的监测，通常需要患者来医院，以便采动脉样本，在传统血气分析仪上进行分析，在澳大利亚，可在患者家里用该类似便携式仪器提供此类服务，这对患者而言是一种更方便且无外来压力的治疗，同时比在医院治疗花费更少。

第二章 内分泌系统疾病临床检验

第一节 血脂异常

一、疾病概述

血脂是血浆中所有脂质的总称。高脂血症是由于脂肪代谢或运转异常导致血浆中血脂水平过高，可表现为高胆固醇血症、高甘油三酯血症和混合性高脂血症（两者皆有）。另外，高密度脂蛋白（HDL）降低也是一种病理状态，与上述血脂代谢紊乱统称为血脂异常。血脂异常可直接引起一些严重危害人体健康的疾病，如动脉粥样硬化、冠状动脉粥样硬化性心脏病（简称冠心病）、胰腺炎等。

血脂水平与遗传和饮食习惯密切相关，因此，不同种族人群的血脂水平存在差异。例如，西方男性平均胆固醇水平为 5.4 mmol/L；而日本男性则相对较低，仅为 4.3 mmol/L；我国人群的胆固醇水平亦低于欧美人群，平均为 3.8～5.14 mmol/L。

（一）病因和发病机制

无论是脂蛋白的产生过多还是清除减少，均可导致一种或多种脂蛋白在血浆中过度堆积从而引起高脂血症。高脂血症可分为原发性和继发性两类。原发性与先天性和遗传有关，是由于单基因缺陷或多基因缺陷，使参与脂蛋白转运和代谢的受体、酶或载脂蛋白（Apo）异常所致，或由于环境因素（饮食、营养、药物）和通过未知的机制而致。继发性多发生于代谢紊乱性疾病（糖尿病、高血压、黏液性水肿、甲状腺功能减退、肥胖、肝肾疾病、肾上腺皮质功能亢进），或与其他因素如年龄、性别、季节、饮酒、吸烟、饮食、体力活动、精神紧张、情绪活动等有关。

（1）饮食中胆固醇和（或）饱和脂肪酸过量每天饮食中的胆固醇从 200 mg 增至 400 mg 时，可使血浆胆固醇水平上升 0.13 mmol/L（5 mg/dL），其机制可能与肝脏胆固醇含量增加，低密度脂蛋白（LDL）受体合成减少有关。理想饮食中饱和脂肪酸的摄入量为每天总热量的 7%，如果饱和脂肪酸摄入量占总热量的 14%，胆固醇约增高 0.52 mmol/L(20 mg/dL)，其中大部分为低密度脂蛋白-胆固醇(LDL-C)。其机制可能为饱和脂肪酸抑制 LDL 受体活性。

(2)体重增加肥胖可致血浆胆固醇升高，肥胖一方面促进肝脏输出含载脂蛋白 B(ApoB)的脂蛋白，继而使 LDL 生成增加。另一方面使全身胆固醇合成增加，使肝内胆固醇池扩大，并抑制 LDL 受体的合成。

(3)年龄因素随着年龄的增加，胆固醇会有轻度升高，但这并非与增龄所致的体重增加有关。老年人的 LDL 受体活性减退，LDL 分解代谢率降低。其机制可能是由于年龄增加，胆汁酸合成减少，肝内胆固醇含量增加，可进一步抑制 LDL 受体的活性。

(4)绝经后女性在 45 岁之前，女性的血胆固醇低于男性，随后则会高于男性。这是由于雌激素可通过增加 LDL 受体的表达而增强 LDL 的分解代谢。

(5)基因缺陷与脂代谢有关的基因发生突变可导致脂蛋白降解酶活性降低，脂蛋白结构或受体缺陷使脂蛋白在体内清除减少或分解代谢减慢。或增加脂蛋白的合成，影响饮食中脂肪的吸收等。可引起各种类型的原发性高脂血症，如家族性脂蛋白酶缺乏症、家族性载脂蛋白 CⅡ(ApoCⅡ)缺乏症、家族性高胆固醇血症、家族性载脂蛋白 B100(ApoB100)缺陷症、家族性异常 β-脂蛋白血症、家族性混合型高脂血症、家族性高甘油三酯血症等。

(6)全身系统性疾病可通过各种途径引起血浆胆固醇(TC)和(或)甘油三酯(TG)水平的升高。如胰岛素缺乏，可抑制脂蛋白脂酶的活性，使乳糜微粒在血浆中聚积。甲状腺功能减退时，肝脏对极低密度脂蛋白(VLDL)的清除减慢，同时合并中间密度脂蛋白产生过多。胆道结石、肝脏肿瘤、胆汁性肝硬化、胆道闭锁等所致的胆道阻塞，使胆酸、TC 排入胆道发生障碍引起游离 TC 和 TG 升高。肾脏疾病可引起 VLDL 和 LDL 合成增加，同时可能伴有脂蛋白分解代谢减慢。系统性红斑狼疮患者自身抗体和肝素结合，可抑制脂蛋白脂酶的活性。多发性骨髓瘤患者的异型蛋白可抑制血浆中乳糜微粒和 VLDL 的清除。脂肪营养不良的脂肪组织中脂蛋白脂酶减少，可伴有肝脏合成 VLDL 增多等。

(7)药物雌激素治疗可增加 VLDL 的产生而引起血浆 TG 水平升高。长期大量应用糖皮质激素可促进脂肪分解，使血浆 TC 和 TG 水平升高。噻嗪类利尿剂和 β 受体阻滞剂亦可引起高脂血症。

(8)生活方式进食含糖量过高的饮食，引起血糖升高，刺激胰岛素分泌，后者可促进肝脏合成 TG 和 VLDL 增加，引起血浆 TG 浓度升高。此外，高糖膳食还可诱发载脂蛋白CⅢ(ApoCⅢ)基因表达增加,使血浆ApoCⅢ浓度增高。已知ApoCⅢ是脂蛋白脂酶的抑制因子,血浆中ApoCⅢ增高可造成脂蛋白脂酶的活性降低,继而影响乳糜微粒和VLDL中TG的水解,引起高甘油三酯血症。

习惯于静坐的人血浆TG浓度比坚持体育锻炼者要高。锻炼尚可增高脂蛋白脂酶活性,升高HDL特别是HDL2的水平。长期坚持锻炼,还可使外源性TG从血浆中清除增加。此外,吸烟也可增加血浆中TG水平。

长期大量饮酒可影响血浆TG水平。乙醇可增加体内脂质的合成率,减少氧化脂肪酸的比例,并增加酯化脂肪酸的比例。此外,乙醇还可降低脂蛋白酯酶的活性,而使TG分解代谢减慢。

(二)分类与临床表现

1.分类

(1)表型分类法:目前,国际上通用的是以Fredrickson工作为基础、经WHO修订的分类方法,主要是基于各种血浆蛋白升高的程度不同而进行分型。高脂血症可分为6型(Ⅰ、Ⅱa、Ⅱb、Ⅲ、Ⅳ、Ⅴ型),如表2-1所示。

表2-1 高脂血症的Fredrickson分型

分型	升高的脂蛋白成分	血脂改变		人群发病情况
		TC	TG	
Ⅰ	乳糜微粒(CM)	−/+	+++	遗传,少见
Ⅱa	β-脂蛋白(LDL)	+++	−	遗传,青年及成人
Ⅱb	β-脂蛋白(LDL) 前β-脂蛋白(VLDL)	+++	++	获得性,暴食习惯者
Ⅲ	悬浮β-脂蛋白(IDL)	++	++	遗传,较少见
Ⅳ	前β-脂蛋白(VLDL)	−/+	+++	常见于中年人
Ⅴ	乳糜微粒(CM) 前β-脂蛋白(VLDL)	−/+	+++	继发性,较少见

注:+表示升高,−表示正常。

任何一型脂蛋白代谢异常都会导致某种特定脂蛋白升高,通过判断哪一种脂蛋白的升高,就可以诊断是哪一种类型的高脂血症。

Ⅱ型高脂血症最常见,这也是与动脉粥样硬化最密切相关的一型。Ⅱ型高脂血症诊断的关键在于LDL的增高。LDL以正常速度产生,但由于细胞表面LDL受体数量减少,引起LDL的血浆清除率下降,导致其在血液中堆积。因为

LDL 是 TC 的主要载体，所以该型患者的 TC 水平升高。Ⅱ型高脂血症又分成为Ⅱa 和Ⅱb 型，它们的区别在于Ⅱb 型 LDL 和 VLDL 水平都升高，由于 VLDL 含 55%～65%TG，因此Ⅱb 型患者的 TG 水平随 TC 水平一起升高；而Ⅱa 型患者只有 LDL 水平升高，因此只引起 TC 水平升高，TG 水平正常。

Ⅳ型高脂血症的发生率低于Ⅱ型，但仍很常见。Ⅳ型患者最主要的特征是 VLDL 升高。由于 VLDL 是肝内合成 TG 和 TC 的主要载体，因此引起 TG 升高，有时也可引起 TC 水平的升高。

Ⅰ型高脂血症极罕见，在医学文献报道中约 100 例，Ⅰ型患者由于脂蛋白脂酶(负责将乳糜微粒从血中清除出去的酶)缺陷或缺乏，导致乳糜微粒水平的升高。乳糜微粒升高伴随着 TG 水平升高和 TC 水平的轻度升高。

Ⅲ型高脂血症也不常见，它是一种因 VLDL 向 LDL 不完全转化而产生的一种异常脂蛋白疾病。这种异常升高的脂蛋白称为异常的 LDL，它的成分与一般的 LDL 不同。异常 LDL 比正常型 LDL 含有高得多的 TG。

Ⅴ型高脂血症患者的乳糜微粒和 VLDL 都升高。由于这种脂蛋白运载体内绝大多数为 TG，所以Ⅴ型高脂血症患者血浆 TG 水平显著升高，而 TC 只有轻微升高。表 2-2 为高脂血症的简易分型。

表 2-2　高脂血症的简易分型

分型	TC	TG	相当于 WHO 分型
高胆固醇血症	++	−	Ⅱa
高甘油三酯血症	−	++	Ⅳ(Ⅰ)
混合型高脂血症			
A　均衡性	++	++	Ⅱb(Ⅲ)
B　TC 升高为主型	++	+	−
C　TG 升高为主型	+	++	Ⅳ Ⅴ

注：+表示升高；−表示正常；()括弧内为少见类型。

该分型方法有助于高脂血症的诊断和治疗，但较繁琐。有人提出了高脂血症的简易分型方法，即将高脂血症分为高胆固醇血症、高甘油三酯血症和混合型高脂血症。

(2)基于是否继发于全身系统性疾病分类：分为原发性高脂血症和继发性高脂血症。后者是由一些全身系统性疾病所致，如糖尿病、甲状腺功能减退症、肾病综合征、肾衰竭、肝脏疾病、系统性红斑狼疮、糖原贮积症、骨髓瘤、脂肪萎缩症、急性卟啉病等。某些药物如利尿剂、β受体阻滞剂、糖皮质激素、雌激素等也可引起继发性高脂血症。在排除了继发性病因后，可诊断为原发性高脂血症。已知部分原发性高脂血症是由于先天性基因缺陷所致，如LDL受体基因缺陷引起家族性高胆固醇血症。而也有部分原发性高脂血症病因不明。

(3)基因分类法：目前，已发现有很大一部分高脂血症患者存在单一或多个遗传基因的缺陷。由基因缺陷所致的高脂血症多具有家族聚积性，有明显的遗传倾向，临床上通常称为家族性高脂血症。例如，家族性高胆固醇血症、家族性载脂蛋白B缺陷症、家族性混合型高脂血症和家族性异常β-脂蛋白血症。

2.临床表现

高脂血症的临床表现主要包括两大方面：①脂质在真皮内沉积所引起的黄色瘤；②脂质在血管内皮沉积所引起的动脉粥样硬化，产生冠心病和周围血管病等。

(1)黄色瘤：是一种异常的局限性皮肤凸起，其颜色可为黄色、橘黄色或棕红色，多呈结节、斑块或丘疹形状，质地一般柔软。主要是由于真皮内集聚了吞噬脂质的巨噬细胞(泡沫细胞)所致，该细胞又名黄色瘤细胞。经有效的降脂治疗，多数黄色瘤可逐渐消退。

(2)其他表现：高脂血症还可出现两个体征，即角膜弓和脂血症眼底改变。角膜弓又称老年环，若见于40岁以下者，则多伴有高脂血症，以家族性高胆固醇血症为多见，但特异性并不很强。高脂血症眼底改变是由于富含TG的大颗粒脂蛋白沉积在眼底小动脉上引起光散射所致，常常是严重的高TG伴乳糜微粒血症的特征表现。此外，严重的高胆固醇血症尤其是纯合子家族性高胆固醇血症患者可出现游走性多关节炎，不过这种情况较为罕见，且关节炎多为自限性。明显的高甘油三酯血症还可引起急性胰腺炎，应该引起注意。

尽管高脂血症可引起黄色瘤，但其发生率并不是很高。而动脉粥样硬化的发生和发展又是一种缓慢渐进的过程。因此，在通常情况下，多数患者并无明显症状和异常体征，很多患者是由于其他原因进行血生化检验时才发现血浆脂蛋白水平升高。

(三)诊断

典型的临床表现、详细地询问病史和细致的体格检查有助于诊断。病史包括个人生活饮食习惯、有无引起继发性高脂血症的相关病史、有无服用引起高脂血症的药物、有无家族史等。体格检查要注意有无黄色瘤、角膜弓和高脂血症眼底改变。无论有无临床表现，高脂血症的诊断主要是依据血脂水平升高而定。

有关高脂血症的诊断标准，目前国际和国内尚无统一标准。

既往认为，血浆 TC 浓度＞5.17 mmol/L 可定为高胆固醇血症，血浆 TG 浓度＞2.3 mmol/L 为高甘油三酯血症。各地由于所测人群不同，以及所采用的测试方法存在差异，所制定的高脂血症诊断标准不一。但为了防治动脉粥样硬化和冠心病，适当的血浆 TC 水平应该根据患者未来发生心脑血管疾病的风险来决定，发生风险越高，适当的血浆 TC 水平应该越低。

新的标准建议，当 LDL-C 浓度＞3.4 mmol/L(130 mg/dL)时开始药物治疗，以 LDL-C 浓度＜2.6 mmol/L(100 mg/dL)为治疗目标。对于未来发生心脑血管疾病的风险很高的患者，应更早开始药物治疗，并采取更严格的治疗目标。低 HDL-C 为冠心病的一项危险因素。

二、检验诊断

血脂是血浆中的 TC、TG 和类脂等的总称。与临床密切相关的血脂主要是 TC 和 TG，其他还有游离脂肪酸(FFA)和磷脂等。血脂测定项目包括 TC、TG、高密度脂蛋白胆固醇(HDL-C)、LDL-C、磷脂(PL)、脂蛋白(a)[Lp(a)]、游离脂肪酸(FFA)、部分 Apo 如 ApoA Ⅰ 和 ApoB 等。在人体内，TC 主要以游离 TC 及胆固醇酯的形式存在。TG 是甘油分子中的 3 个羟基被脂肪酸酯化而形成。由于脂类不溶或微溶于水，因此无论是外源性或内源性脂类均与蛋白质结合形成溶解度较大的脂蛋白(LP)，以复合体形式在血液循环中运输。关于高脂血症的治疗和预防动脉粥样硬化的发生和发展，其重点是降低血浆 TC 和 LDL-C 水平。临床推荐选择血清 TC、TG、HDL-C、LDL-C 和 Lp(a)为常规检测项目，必要时再加测血清 ApoA Ⅰ、ApoB 含量。

高脂血症根据发病的原因可分为原发性高脂血症和继发性高脂血症。原发性高脂血症具有家族聚集性，有明显遗传倾向，有很大一部分患者存在单个或多个遗传基因缺陷。继发性高脂血症是由于全身系统性疾病所引起的，如糖尿病、甲状腺功能减退、慢性肾病和肾病综合征、肥胖等。

血脂分析不仅已广泛应用于动脉粥样硬化和冠心病的防治，而且也逐渐应用于许多临床相关专业疾病的研究，如高血压、糖尿病、脑血管病、肾脏疾病及绝经期后女性内分泌代谢改变等。临床血脂检测的准确性与诸多因素有关，包括受试者的准备、标本采集与储存、检测方法的选择、试剂及校准物的选择、仪器的正确使用，以及质量控制等。

(一)一般检查项目

1.TG

(1)检查指征:已有冠心病、脑血管病或周围动脉粥样硬化病者。有高血压、糖尿病、肥胖、吸烟者,有冠心病或动脉粥样硬化家族史者,尤其是直系亲属中有发病年龄较轻或病死年龄较轻者,有皮肤黄色瘤者。有家族性高脂血症者,40 岁以上男性和绝经期后女性可考虑作为接受血脂检查的对象。美国国家 TC 教育计划建议,对有冠心病高危因素的儿童进行选择性检查,其对象是有早发性心血管疾病的家族史者,父母有高脂血症,TC≥6.24 mmol/L 者。

(2)测定方法:决定性方法为放射性核素稀释质谱法。参考方法为二氯甲烷抽提、变色酸显色法,常规方法为酶法。

(3)标本采集和处理:①要求患者在空腹状态下进行血脂检测,以避免进食对血脂浓度造成的影响。进食对 TG 的影响较大,要求在禁食 12～14 小时后进行检测。②标本存放中会有少量 TG 水解,释出游离甘油,所以标本在 4 ℃存放不宜超过 3 天,最好采用血清进行血脂测定。一般认为,血浆脂质水平约较血清脂质低 4%。

(4)参考范围:0.56～1.69 mmol/L;升高≥2.26 mmol/L。

(5)医学决定水平:成人治疗专家组第三次报告将血清 TG 分为 4 个水平,正常为 1.69 mmol/L 以下;边缘性升高为 1.69～2.25 mmol/L;升高为 2.26～5.63 mmol/L;极高水平为≥5.64 mmol/L。

(6)临床诊断价值与评价:①TG 水平受遗传和环境因素的双重影响。同一个体的 TG 水平受饮食和时间等因素的影响较大,所以同一个体在多次测定时,TG 值可能有较大差异。人群血清 TG 水平呈明显的正偏态分布。一般认为,TG 水平升高对心血管疾病危险的评估作用不如 TC,但高 TG 血症也是冠心病的独立危险因素,其对于代谢综合征的诊断具有重要的临床意义。②富含甘油三酯脂蛋白(TRL)代谢异常在临床上主要表现为血浆 TG 升高,这是糖尿病患者最常见的血脂异常,其机制主要是体内胰岛素对 TG 合成和分解代谢作用不平衡。糖尿病患者因胰岛素抵抗或分泌缺陷,存在明显的胰岛素生物活性减低而导致餐后 TG 明显升高。轻型的 2 型糖尿病患者尤其是肥胖者,由于体内产生胰岛素抵抗所致糖代谢障碍导致供能不足,促使脂肪动员增加。对于 1 型糖尿病或病情严重的 2 型糖尿病患者,由于体内胰岛素缺乏,使胰高血糖素升高,动员脂肪分解代谢相应增强,致使血液中游离脂肪酸(FFA)升高,经血液循环到达肝脏,为肝脏提供丰富的原料,促使肝脏合成 VLDL 增加。糖尿病患者由于

VLDL 的分解代谢下降或转化为 LDL 的途径被破坏，致使 VLDL 和 TG 浓度增加，某些患者乳糜微粒浓度也增加。③继发性高脂血症是指由于全身系统性疾病所引起的血脂异常。可引起血脂升高的系统性疾病主要有糖尿病、肾病综合征、甲状腺功能减退症，其他疾病有肾衰竭、肝脏疾病、系统性红斑狼疮、糖原贮积症、骨髓瘤、脂肪萎缩症、急性卟啉病、多囊卵巢综合征等。此外，某些药物如利尿剂、β 受体拮抗剂、糖皮质激素等也可能引起继发性血脂升高。在排除继发性高脂血症后，即可诊断为原发性高脂血症。原发性高甘油三酯血症多有遗传因素，包括家族性高甘油三酯血症与家族性混合型高脂血症等。④继发性低 TG 血症见于继发性脂质代谢异常，如消化道疾病（肝疾病、吸收不良综合征）、内分泌疾病（甲状腺功能亢进、慢性肾上腺皮质功能不全）、癌症晚期、恶病质及肝素等药物的应用。原发性低 TG 血症见于无 β-脂蛋白血症和低 β-脂蛋白血症，为遗传性疾病。

（7）方法学评价和问题：①干扰因素是本法具有氧化酶反应途径的共同缺陷，易受到一些还原性物质如尿酸、胆红素、维生素 C 和谷胱甘肽等的干扰。胆红素＞100 μmol/L 或抗坏血酸＞170 μmol/L 时出现负干扰。血红蛋白的干扰比较复杂，溶血后红细胞中磷酸酶可水解磷酸甘油产生负干扰。明显溶血标本不宜作 TG 测定。②方法学评价为精密度、准确性、灵敏度、特异性均较好，线性范围较宽，上限可达 11.3 mmol/L。③质量控制中，健康人血清游离甘油浓度平均约为 0.11 mmol/L（10 mg/dL），对于生物变异较大的 TG 来说，尚不至于在临床上产生明显的影响，但在某些情况如糖尿病、情绪应激、含甘油的药物、静脉营养、取血样时甘油污染等，游离甘油可明显增高以致影响对 TG 水平的判断，如标本贮存与处理不当也会使 TG 水解而产生游离甘油。

2.TC

（1）检查指征：同 TG 测定。

（2）测定方法：决定性方法为放射性核素稀释质谱法。常用的有胆固醇氧化酶法（COD-PAP 法）。

（3）标本采集：空腹 12 小时后采静脉血，及时分离血清。

（4）参考范围：成人 2.8～5.2 mmol/L；儿童＜4.4 mmol/L。

（5）医学决定水平：＜5.18 mmol/L（200 mg/dL）为合适范围；5.18～6.19 mmol/L（200～239 mg/dL）为边缘升高；≥6.22 mmol/L（240 mg/dL）为升高。

（6）临床诊断价值有以下几个方面。①TC 是指血液中各脂蛋白所含 TC 的总和。对于动脉粥样硬化和冠心病患者，TC 是一个明确的危险因子，与冠心病的发病率呈正相关。随着 TC 水平的增加，缺血性心血管病发病危险性增高。当患者 TC 水平增至 5.18～6.19 mmol/L(200～239 mg/dL)时，其缺血性心血管病的发病危险较 TC<3.63 mmol/L(140 mg/dL)者增高 50%左右。当 TC 增至 6.22 mmol/L(240 mg/dL)以上时，其缺血性心血管病的发病危险较 TC<3.63 mmol/L(140 mg/dL)者增高 2 倍以上，且差异具有统计学意义。②影响 TC 水平的因素有以下几个方面。a.年龄与性别：TC 水平往往随年龄增长而升高，但到 70 岁后不再上升甚或有所下降，中青年女性低于男性，50 岁后女性高于男性；b.饮食习惯：长期的高 TC、高饱和脂肪和高热量饮食可使 TC 增高；c.遗传因素：与脂蛋白代谢相关酶或受体基因发生突变，是引起 TC 显著升高的主要原因；d.其他：如缺少运动、脑力劳动、精神紧张等可能使 TC 升高。③高胆固醇血症有原发和继发两类，原发高胆固醇血症如家族性高 TC 血症、家族性 ApoB 缺陷症、混合性高脂血症等，继发高胆固醇血症见于肾病综合征、甲状腺功能减退、糖尿病、妊娠等。

(7)方法学评价和问题：酶法测定同样具有氧化酶反应途径的共同缺陷，易受到一些还原性物质如尿酸、胆红素、维生素 C 和谷胱甘肽等的干扰。

3.HDL-C

(1)测定方法：参考方法为超速离心法，常规检测方法为均相测定法。

(2)标本：空腹 12 小时后采静脉血，及时分离血清。

(3)参考范围：1.04～1.55 mmol/L。

(4)医学决定水平：HDL-C 合适范围为≥1.04 mmol/L(40 mg/dL)；减低范围为<0.91 mmol/L(35 mg/dL)。①<0.91 mmol/L(男)或 1.03 mmol/L(女)，提示发生冠心病的危险增加。②>1.42 mmol/L(男)或 1.68 mmol/L(女)，提示发生冠心病的可能性很小。

(5)临床诊断价值与评价：①HDL 能将外周组织如血管壁内 TC 转运至肝脏进行分解代谢，提示 HDL 具有抗动脉粥样硬化作用。由于 HDL 所含成分复杂，临床上目前尚无方法全面地检测 HDL 的水平和功能，故通过检测其所含的 TC 水平间接了解 HDL 水平。随着 HDL-C 水平的降低，缺血性心血管病发病危险增加。HDL-C<1.04 mmol/L(40 mg/dL)人群与 HDL-C≥1.55 mmol/L(60 mg/dL)人群相比，缺血性心血管病危险增加 50%，差异具有统计学意义。因此，对我国 HDL-C 的诊断水平建议为：HDL-C<1.04 mmol/L(40 mg/dL)为减低，HDL-C≥1.55 mmol/L(60 mg/dL)为升高。②血浆 HDL-C 水平低下，尤其是 HDL2 和 ApoAⅠ浓度降低是糖尿病合并血脂代谢异常的又一特点，女性

较男性更为明显。糖尿病患者血浆中 VLDL 和乳糜微粒分解代谢降低使 HDL 的合成减少，胰岛素缺乏的糖尿病患者血浆中的 HDL 浓度更低。富含 TG 的 HDL 颗粒易被糖基化，使 HDL 参与 TC 逆转运的功能下降。糖尿病患者的肝脂酶水平升高，可使 ApoAⅠ从富含 TG 的 HDL 颗粒中丢失，导致糖尿病患者的血浆 ApoAⅠ水平下降。③HDL-C 与冠心病发病风险呈负相关。HDL-C 或 HDL-C/TC 能更好地预测心脑血管动脉粥样硬化的危险性。高 TG 血症往往伴低水平 HDL-C，肥胖者的 HDL-C 也多偏低。吸烟可使 HDL-C 下降，适量饮酒、长期体力劳动和运动会使 HDL-C 升高。女性代谢综合征患者 HDL-C 临界值普遍降低，HDL-C＜1.29 mmol/L 是诊断代谢综合征的指标。

（6）方法学评价和问题：①均相法免去了标本预处理（沉淀）步骤，便于自动化，快速简便，准确性能满足常规应用的要求，已取代沉淀法而成为临床实验室的常规方法。②HDL-C 测定的参考方法是美国疾病控制和预防中心（CDC）制定的超速离心结合选择性沉淀法，该方法是目前测定 HDL-C 最准确的方法，主要用于校准及检查常规方法的准确性。

4.LDL-C

（1）测定方法：参考方法为超速离心法，常规检测方法为均相测定法。

（2）标本：空腹 12 小时后采静脉血，及时分离血清。

（3）参考范围：≤3.12 mmol/L。

（4）医学决定水平：＜3.37 mmol/L（130 mg/dL）为合适范围；3.37～4.12 mmol/L（130～159 mg/dL）为边缘升高；≥4.14 mmol/L（160 mg/dL）为升高。

（5）临床诊断价值和评价：①由于 TC 水平同时也受 LDL-C 水平的影响，所以最好以 LDL-C 代替 TC 作为冠心病危险因素指标。随着 LDL-C 水平的增加，缺血性心血管病发病的相对危险及绝对危险上升的趋势及程度与 TC 相似。美国国家 TC 教育计划成人治疗专业组规定，以 LDL-C 水平作为高脂血症的治疗决策及其需要达到的治疗目标。②血液中的 LDL 是 TC 的主要载体，有 67%～80%的 TC 以 LDL-C 的形式存在。LDL 通过血管内皮进入血管壁内，在内皮下滞留的 LDL 被修饰成氧化型 LDL（Ox-LDL），巨噬细胞吞噬 Ox-LDL 后形成泡沫细胞，后者不断地增多、融合，构成了动脉粥样硬化斑块的脂质核心。学者通过大量研究认为，动脉粥样硬化是一种慢性炎症性疾病，LDL 可能是这种慢性炎症的基本要素。LDL 水平通常以其 TC 含量表示（LDL-C），LDL-C 与 TC 相平行，但 TC 水平受 HDL-C 浓度的影响。LDL-C 水平增高见于家族性高胆固醇血症(TC 增高,LDL-C 增高,伴有 HDL-C 减低)和Ⅱa 型高脂血症(TC 增高,LDL-C 增高,TG 正常或轻度增高)。③VLDL 是 LDL 的主要前身物质。糖尿病患者由于血浆中的 VLDL 水平升高,为 LDL 的合成提供更多的原料,使 LDL 的合成增加。LDL 的合成与分解代谢也与血浆中的胰岛素浓度有关,具有胰岛素抵抗的糖尿病患者,由于其高胰岛素血症激活肝内的 HMG-CoA 还原酶活性,从而导致合成更多的 TC;在胰岛素缺乏的糖尿病患者中,组织细胞表面的 LDL 受体数量减少及活性降低,使 LDL 与其受体结合能力下降,因而 LDL 分解代谢减低。对于血糖控制欠佳的糖尿病患者,由于高血糖使 LDL 被糖化并易被氧化,促使 LDL 与其受体的结合能力下降,血浆中的 LDL 分解代谢和清除减少。最终的结果使血浆中的 LDL 和 TC 浓度升高。④近年来,非 HDL-C 受到临床重视。非 HDL-C 是指除 HDL 以外其他脂蛋白中含有 TC 的总和,主要包括 LDL-C 和 VLDL-C,其中 LDL-C 占 70%以上。计算非 HDL-C 的公式如下:非 HDL-C=TC-HDL-C。非 HDL-C 可作为冠心病及其高危人群防治时降脂治疗的第二目标,适用于 TG 在 2.27~5.64 mmol/L(200~500 mg/dL)水平,特别适用于 VLDL-C 增高、HDL-C 偏低而 LDL-C 不高或已达治疗目标的个体。

致动脉粥样硬化的脂蛋白谱是指一组血脂异常,包括 TG 升高、HDL-C 低和 sLDL 颗粒增多。这 3 种血脂异常共同存在,发生冠心病的危险性明显增加,也常是糖尿病和代谢综合征所伴随的血脂异常的特征。

各血脂项目测定数值法定计量单位为 mmol/L,有些国家用 mg/dL。TC、HDL-C、LDL-C 的换算系数为 mg/dL×0.025 9=mmol/L。TG 的换算系数为 mg/dL×0.011 3=mmol/L。

(6)方法学评价和问题:①目前,各类方法测定的 LDL-C 值都包括 IDL 和血清脂蛋白(a)的 TC 在内。生理条件下 LDL-C 水平随年龄增高而上升,青年与中年男性高于女性。②显色反应的干扰物同 TC 测定。血清 VLDL 很高时,部分标本会因 LDL 沉淀不完全而使结果偏低。故在血清严重混浊时,可将血清稀释后测定。③可通过 Friedewald 公式计算 LDL-C,LDL-C=HDL-C-TG/5(以 mg/dL 为单位)。高 TG 血症(≥400 mg/dL)时不能应用此公式,否则结果偏差很大。

5.ApoAⅠ

(1)测定方法:决定性方法为氨基酸分析,常规方法为免疫透射比浊法。

(2)标本:空腹 12 小时后采静脉血,及时分离血清。

(3)参考范围:1.20~1.60 g/L。

(4)临床诊断价值和评价:①血清 ApoAⅠ水平反映血液中 HDL 的数量,与 HDLC 呈明显正相关,与冠心病发生危险呈负相关。ApoAⅠ偏低见于冠心病和脑血管病患者。家族性高 TG 血症者 HDL-C 往往偏低,但 ApoAⅠ不一定低,不增加冠心病危险。而家族性混合型高脂血症者 ApoAⅠ与 HDL-C 均轻度下降,冠心病危险性较高。ApoAⅠ缺乏症(如 Tangier 病)、家族性低 α 脂蛋白血症、鱼眼病等血清中 ApoAⅠ与 HDL-C 极低。血中 ApoAⅠ水平受一些药物和激素的影响,如避孕药、乙醇、雌激素等。随年龄波动较小,女性稍高于男性,但差异不明显。②ApoAⅠ是 HDL 的特征性 Apo,占 HDL 蛋白质的 65%～70%,而其他脂蛋白中 ApoAⅠ极少,缺乏时可出现严重低 HDL-C 血症。但 HDL 是一系列颗粒大小与组成不均一的脂蛋白,当 HDL 亚类与组成有变化时,ApoAⅠ不一定有相应变化,所以同时测定 ApoAⅠ和 HDL-C 对病理生理状态的分析更有帮助。测定 ApoAⅠ较 HDL 对预防缺血性心脏病的危险性可能更有价值。临床研究发现,ApoAⅠ不仅在 TC 逆向转运中起重要作用,而且具有稳定前列环素、抑制 LDL 氧化修饰、保护血管内皮细胞的作用,同时在细胞膜结构的稳定中发挥着重要作用,但氧化型 HDL 中的 ApoAⅠ寡聚体却可能参与了动脉粥样硬化的发展。

(5)方法学评价和问题:①目前,测定 ApoA 方法有单向免疫扩散法、酶联免疫吸附试验(ELISA)及免疫比浊法等,但尚无公认的参考测定方法。临床上多采用免疫透射比浊法,简便快速,可自动批量分析。②ApoAⅠ和 ApoB 免疫检测法有两方面缺陷,一是需要高质量的抗血清,不容易保证质量;二是脂蛋白所含脂类成分影响 Apo 构象,从而阻止或封闭试剂中的抗体与其抗原反应,这是造成不同方法检测结果差异的重要原因。所以,不管是常规方法还是标准化方法,ApoAⅠ和 ApoB 的免疫法分析质量均难以达到非常满意的结果。

6.ApoB

(1)测定方法:常采用免疫透射比浊法。

(2)标本:空腹 12 小时后采静脉血,及时分离血清。

(3)参考范围:中青年为 0.80～0.90 g/L,老年人为 0.95～1.05 g/L。不论男女,ApoB 水平随年龄上升,70 岁以后不再上升或开始下降。

(4)临床诊断价值和评价:①正常情况下,一个 LDL、IDL、VLDL 或血清脂蛋白(a)颗粒中均含有一分子 ApoB。ApoB 族可分为 ApoB100 和 ApoB48 两个亚类,ApoB100 是主要成分,由肝脏合成。其次为 ApoB48,主要在小肠中合成。其他形式如 ApoB75、ApoB41、ApoB36 等均为 ApoB100 的不同降解产物。

ApoB100主要分布于血浆VLDL、IDL和LDL中，大约90%的ApoB(主要是ApoB100)分布在LDL中，所以血清ApoB主要反映LDL水平，与LDL-C呈显著正相关。当高TG血症时(VLDL极高)，ApoB含量较多而TC较少，可出现LDL-C不高但血清ApoB增高的所谓“高ApoB脂蛋白血症”。所以，ApoB与LDL-C同时测定有利于临床判断。②ApoB100水平升高是高ApoB血症、家族性高胆固醇血症的主要特征，是动脉粥样硬化心血管病的危险因素。在高ApoB血症的药物干预研究中，降低ApoB可以减少冠心病发病风险，促进粥样斑块消退。③ApoB/ApoAⅠ对于预测冠心病可能更有价值。有关ApoB和ApoAⅠ测定方法虽已为国际标准化方法，但其可靠性和准确性都不十分令人满意。同时，测定结果的临床价值尚需更大规模的研究证实。

(5)方法学评价和问题：一般较易制备高效价的ApoB抗血清。以抗ApoB多克隆抗体测定的结果只宜称ApoB，不能称为ApoB100，除非所用的抗体是与ApoB48无交叉反应的单克隆抗体。干扰因素是血清本身的混浊(如高脂血症)，用表面活性剂消浊的作用很有限，在测定中必须设标本空白管，自动分析中可采用两点法除去空白。

7.Lp(a)

(1)测定方法：常用方法为免疫比浊法和ELISA，其中免疫透射比浊法最常用。

(2)标本：空腹12小时后采静脉血，及时分离血清。

(3)参考范围：120～180 mg/L，通常成人参考范围以血清<300 mg/L为界限。

(4)临床诊断价值和评价。①Lp(a)升高者发生冠心病危险性增加，提示Lp(a)可能具有致动脉粥样硬化作用，但尚缺乏临床研究的证据。Lp(a)是一组不均一的脂蛋白，由Apo(a)和ApoB经二硫键相连而成。Apo(a)是一个具有多态性的糖蛋白，占Lp(a)蛋白组分的20%左右，与纤溶酶原的结构极为相似。在动脉粥样硬化发生、发展过程中，Lp(a)与ApoB起协同作用，Lp(a)可增加LDL的氧化易感性、促进泡沫细胞形成及抑制纤溶酶原激活，从而加速动脉粥样硬化进程。②Lp(a)与1型糖尿病的关系大致为：a.血浆Lp(a)浓度可能升高；b.糖尿病肾病时浓度升高，糖尿病肾病不同阶段其浓度无差异；c.糖代谢控制程度与血浆Lp(a)浓度呈正相关关系。Lp(a)与2型糖尿病的关系为：a.与健康人相比，2型糖尿病患者血浆Lp(a)浓度无差异或轻度升高；b.糖尿病并发肾病变时血浆Lp(a)浓度升高，Lp(a)水平与肾功能损害程度呈正相关；c.糖尿病合并冠心病的患者，血浆Lp(a)浓度升高；d.糖尿病并发视网膜病变时，血浆Lp(a)浓度可能升高；e.糖尿病的代谢控制程度与血浆 Lp(a)浓度无关联。③一般认为，Lp(a)在同一个体中相当恒定，主要与遗传有关，基本不受性别、年龄、体重、适度体育锻炼和大多数降 TC 药物的影响，但个体间差异很大，健康人群的 Lp(a)水平呈明显的正偏态分布，通常以 300 mg/L 为临界值，高于此水平者患冠心病的危险性明显增高。Lp(a)病理性增高见于：a.缺血性心、脑血管疾病；b.心肌梗死、外科手术、急性创伤和急性炎症，Lp(a)和其他急性时相蛋白一样增高；c.肾病综合征和尿毒症；d.除肝癌以外的恶性肿瘤；e.糖尿病性肾病。因为 Lp(a)合成于肝脏，因此 Lp(a)病理性降低见于肝脏疾病(慢性肝炎除外)。

(5)方法学评价和问题。①目前，尚无公认的血清 Lp(a)测定参考方法，其临床价值难以确定。由于难以获得可靠的参考血清，各种试剂盒提供的校准血清也没有可溯源的标示值，Lp(a)测定标准化尚有很大困难。②Lp(a)也可以用 Lp(a)-胆固醇[Lp(a)-C]表示，测定 Lp(a)-C 水平有以下优点：a.避免免疫测定中由于 Lp(a)分子大小不等所造成的定量不准确；b.血浆中各种脂蛋白浓度都以 TC 表示，可将 Lp(a)与其他脂蛋白进行直接对比；c.在样品的冷冻贮存过程中，Lp(a)-C 可能比 Lp(a)中的蛋白稳定。不同方法间测得的 Lp(a)-C 均与 Lp(a)质量呈显著正相关。

8.脂蛋白电泳(LPE)

(1)标本：空腹 12 小时后采静脉血，及时分离血清。

(2)参考范围：α-脂蛋白(HDL)占 26%～45%；前 β-脂蛋白(VLDL)占 6%～22%；β-脂蛋白(LDL)占 43%～58%；乳糜微粒(CM)为阴性。

(3)临床诊断价值和评价。①脂蛋白电泳分析是利用电泳原理直接测定血清脂蛋白的组成和相对含量。电泳支持物可选用醋酸纤维素薄膜、琼脂糖凝胶和聚丙烯酰胺凝胶等，其中琼脂糖凝胶电泳最为常用。琼脂糖介质相对清晰，易于通过密度扫描定量，但存在以下问题：a.脂蛋白组分不均一性，常造成分辨率差；b.脂蛋白脂质组成比较复杂，染料并非特异性的针对某种类型的脂质，显色强度不一定与脂蛋白中的 TC 含量呈正比，染料与不同脂质的亲和力不同造成定量误差；c.到目前为止，没有一种方法可用于校准电泳后的样品峰或电泳条带的强度；d.染料浓度、介质种类、环境温度、电泳条件等都影响脂蛋白的分离。②主要用于高脂血症的分型：a.CM 阳性有高脂血症Ⅰ、Ⅴ型；b.β-LP 增加有高脂血症Ⅱ型；c.Preβ-LP 增加有高脂血症Ⅰ、Ⅱb、Ⅳ、Ⅴ型；d.Preβ-LP 降低有门静脉肝硬化，急性肝炎早期；c.α-LP 降低有肝炎，动脉粥样硬化。③各类脂蛋白组成：a.CM 是血液中颗粒最大的脂蛋白，含 TG 近 90%。健康人空腹 12 小时后采血时，血清中无 CM。餐后及某些病理状态下血液中含有大量的 CM 时，血液外观混浊。将含有 CM 的血清放在 4 ℃静置过夜，CM 会漂浮到血清表面，状如奶油。b.VLDL 由肝脏合成，其 TG 含量约占 55%，TC 含量为 20%，磷脂含量为 15%，蛋白质含量约为 10%。由于 CM 和 VLDL 中都是以含 TG 为主，所以将其统称为富含 TG 的脂蛋白。在没有 CM 存在的血清中，TG 水平主要反映 VLDL 水平。由于 VLDL 分子比 CM 小，空腹 12 小时的血清透明清亮，当空腹血清 TG>3.39 mmol/L（300 mg/dL）时，血清才呈乳状直至混浊。c.LDL 由 VLDL 转化而来，是血液中 TC 含量最多的脂蛋白，故称为富含 TC 的脂蛋白。血液中的 TC 约 60%在 LDL 内，单纯性高胆固醇血症时，血清 TC 浓度的升高与血清 LDL-C 水平呈平行关系。由于 LDL 颗粒小，即使 LDL-C 的浓度很高，血清也不会混浊。LDL 中 Apo 95%以上为 ApoB100。根据颗粒大小和密度不同，可将 LDL 分为不同的亚组分。LDL 将 TC 运送到外周组织，大多数 LDL 是由肝细胞和肝外的 LDL 受体进行分解代谢。d.HDL 主要由肝脏和小肠合成。HDL 中的 Apo 以 ApoAⅠ为主。由于 HDL 颗粒中所含的脂质、Apo、酶和脂质转运蛋白的量和质均不相同，采用不同分离方法，可将 HDL 分为不同的亚组分。这些 HDL 亚组分在形状、密度、颗粒大小、电荷和抗动脉粥样硬化特性等方面均不相同。HDL 将 TC 从周围组织（包括动脉粥样硬化斑块）转运到肝脏进行再循环或以胆酸的形式排泄，此过程称为胆固醇逆转运。世界卫生组织（WHO）制定了高脂血症分型，共分为Ⅰ、Ⅱa、Ⅱb、Ⅲ、Ⅳ和Ⅴ型6 型。这种分型方法对指导临床诊断和治疗高脂血症有很大的帮助，但也存在不足之处，其最明显的缺点是过于繁杂。从实用角度出发，血脂异常可进行简易的临床分型（表 2-3）。

表 2-3　血脂异常的临床分型

分型	TC	TG	HDL-C	相当于 WHO 表型
高胆固醇血症	增高			Ⅱa
高甘油三酯血症		增高		Ⅳ、Ⅰ
混合型高脂血症	增高	增高		Ⅱb、Ⅲ、Ⅳ、Ⅴ
低高密度脂蛋白血症			降低	

9.FFA 测定

（1）测定方法：比色法、原子分光光度法、高效液相层析法和酶法。

（2）标本：早晨空腹安静状态下采血为宜，采血后应在 4 ℃条件下及时分离血清并尽快进行测定；肝素可使 FFA 升高，故不可在肝素治疗时及治疗后采血，也不可利用抗凝血做 FFA 测定；不能立即检测时，标本应冷冻保存。

(3)参考范围：成人 0.4～0.9 mmol/L；儿童和肥胖成人稍高。

(4)临床诊断价值和评价：①饥饿、运动、情绪激动时升高。②FFA 病理性增高：a.甲亢；b.未经治疗的糖尿病患者(可高达 1.5 mmol/L)；c.注射肾上腺素或去甲肾上腺素及生长激素后；d.任何能使体内激素(甲状腺素、肾上腺素或去甲肾上腺素及生长激素等)水平升高的疾病；e.药物，如咖啡因、乙醇、肝素、烟酸、避孕药等。③FFA 病理性降低：a.甲状腺功能减退；b.胰岛素瘤；c.垂体功能减退；d.艾迪生病及用胰岛素或葡萄糖后的短时间内；e.某些药物，如阿司匹林、烟酸和普萘洛尔等。

第二节　垂　体　瘤

一、疾病概述

垂体瘤是一组来自腺垂体和神经垂体及胚胎期颅咽管囊残余鳞状上皮细胞发生的肿瘤。其中以来自腺垂体的垂体腺瘤占大多数，来自神经垂体的星形细胞瘤或神经节神经瘤等以及垂体转移癌罕见。

(一)流行病学

垂体瘤可发生于任何年龄，以 40～50 岁居多。根据北京协和医院的统计，男女两性比例为 1.2∶1，81.2%的患者为 30～50 岁。

根据肿瘤细胞有无合成和分泌激素的功能将垂体肿瘤分为功能性垂体瘤和无功能性垂体瘤。前者可按其分泌的激素命名，如催乳素(PRL)瘤、生长激素(GH)瘤、促肾上腺皮质激素(ACTH)瘤、促甲状腺素(TSH)瘤、黄体生成素(LH)/卵泡刺激素(FSH)瘤及混合瘤等。在一般人群中，以 PRL 瘤最常见(50%～55%)，其次为无功能腺瘤(20%～35%)，再次为 GH 瘤(20%～23%)和 ACTH 瘤(5%～8%)，TSH 瘤与 LH/FSH 瘤少见。

(二)病因与发病机制

1.病因

垂体瘤的病因未明。垂体瘤的病因可能与下列因素有关：①遗传性因素，如

MEN-1 突变、垂体瘤转录因子 prop-1 过量等；②下丘脑因素，如生长激素释放激素（GHRH）过量、促肾上腺皮质素释放素（CRH）过多、某些下丘脑激素受体的活化性突变等；③垂体因素，如某些信号转导分子（gsp、CREB）突变，或成纤维细胞生长因子（FGF）-2、表皮生长因子（EGF）、神经生长因子（NGF）等生长因子过多，癌基因激活、GHRH、TRH 等；④环境因素，如放疗；⑤靶腺（甲状腺、性腺、肾上腺）器官衰竭。

2.发病机制

有关垂体瘤的发病机制曾提出过两种学说，即垂体细胞自身缺陷学说和下丘脑调控失常学说。现基本统一起来，认为垂体瘤的发展可分为起始阶段和促进阶段。在起始阶段，垂体细胞自身缺陷是起病的主要原因。在促进阶段，下丘脑调控失常等因素发挥了主要作用，即某一垂体细胞发生突变，导致癌基因激活和（或）抑癌基因的失活，然后在内外因素的促进下单克隆的突变细胞不断增生，逐渐发展为垂体瘤。

（三）临床表现与并发症

分泌激素的垂体瘤除肿瘤自身引起的局部浸润和压迫症状外，还可有相应激素分泌过多的各种临床综合征。无功能腺瘤一般不出现激素分泌过多的临床症状，但当肿瘤体积生长到一定大小时，可因压迫垂体或脑组织而出现相应症状，如视觉损害及腺垂体功能减退。

1.肿瘤压迫症状

头痛见于 1/3～2/3 的患者，初期不甚剧烈，以胀痛为主，可有间歇性加重。头痛部位多在两颞部、额部、眼球后或鼻根部。引起头痛的主要原因是鞍膈与周围硬脑膜因肿瘤向上生长而受到牵拉。当肿瘤穿破鞍膈后，疼痛可减轻或消失。如鞍膈孔较大，肿瘤生长受到的阻力较小，头痛可不明显。垂体腺瘤向鞍上扩展，压迫视交叉可引起视野缺损，伴或不伴视力减退。这是由于肿瘤生长方向不同和（或）视交叉与脑垂体解剖关系变异所致。

2.激素分泌异常综合征

（1）垂体激素分泌减少：垂体瘤患者垂体激素分泌减少的表现一般较轻，进展较慢，直到腺体有 3/4 被毁坏后，临床上才出现明显的腺垂体功能减退症状。即使肿瘤体积较大，激素缺乏的症状也很少能达到垂体切除术后的严重程度。故垂体瘤患者较少出现垂体激素分泌减少的症状。有时垂体激素分泌减少也可成为本病的突出表现（儿童期尤为明显），表现为身材矮小和性发育不全。有时肿瘤还可影响下丘脑及神经垂体，引起尿崩症。

(2)垂体激素分泌增多：由于不同腺瘤分泌的垂体激素不同，临床表现各异。

(3)并发症：大的腺瘤可引起颅内压增高、视神经通路受压和失明、腺垂体功能减退症、脑脊液鼻漏或尿崩症等。垂体瘤出血、梗死引起的垂体卒中为垂体瘤最严重的急性并发症。垂体激素分泌增多的各种垂体瘤可导致巨人症或肢端肥大症、精氨酸升压素分泌不适当综合征、甲状腺功能亢进(简称甲亢)、库欣综合征、性早熟、男性乳腺发育症、闭经溢乳综合征等。

(四)诊断与鉴别诊断

垂体瘤的诊断主要依赖病史、体格检查、内分泌检查和影像学检查。当无功能垂体瘤局限于鞍内或轻度向鞍上发展但未影响视交叉及视神经前，早期诊断比较困难。当腺瘤向鞍上发展压迫视交叉及视神经后，诊断并不困难。对于不明原因的头痛、肥胖、视力下降，应考虑垂体瘤的可能，CT 扫描、MRI 检查或脑血管造影可进一步明确诊断。诊断早期病变，全面的内分泌学检查是必要的，这一方面有助于评估患者的内分泌功能，发现垂体功能低下，另一方面对于激素分泌功能细胞腺瘤与无功能细胞腺瘤的鉴别诊断也有重要的意义。

垂体瘤需与其他一些引起颅内压迫、损害视交叉的疾病相鉴别，如颅咽管瘤、鞍区脑膜瘤、Rathke 囊肿、皮样囊肿、上皮样囊肿、畸胎瘤、蛛网膜囊肿、异位松果体瘤、胶质瘤、转移瘤、脊索瘤等鞍区非垂体病变。

二、检验诊断

实验室检查对于垂体瘤的诊断和鉴别诊断是不可或缺的。在多数情况下，除了垂体激素的常规检测外，还需进行激素分泌的功能试验，以全面评估垂体功能及与相关疾病进行鉴别诊断。

(一)检验项目

1.PRL

(1)检测方法：放射免疫分析(RIA)和化学发光免疫分析。

(2)标本：血清或血浆。

(3)参考范围：男性为 4.0～14.4 μg/L；女性为卵泡期 6.0～18.5 μg/L，排卵期 8.0～25.7 μg/L，黄体期 5.9～20.9 μg/L。

(4)临床诊断价值和评价：分析结果要考虑有无生理性、药物性因素的影响。如血 PRL 在 20 μg/L 以下可排除高催乳素血症。＞200 μg/L 时结合临床及影像学检查即可确诊为 PRL 瘤，如果达到 300～500 μg/L，在排除生理妊娠及药物影响后，即使影像检查无异常，也可诊断为 PRL 瘤。血清 PRL 在 200 μg/L 以下者，既往应用各种兴奋或抑制试验来鉴别是否为 PRL 瘤。但是，由于这些动态试验并无特异性，且稳定性差，因而现在临床上更多依赖于高分辨率 CT 和 MRI 进行鉴别诊断。对于闭经、不孕及月经失调患者，无论有否溢乳，均应做 PRL 测定，以除外高催乳素血症。对于 PRL 异常增高的垂体肿瘤患者，应考虑垂体 PRL 瘤。PRL 兴奋或抑制试验可以区别 PRL 水平增高是由于下丘脑、垂体功能失调还是由于垂体肿瘤导致的。PRL 主要由垂体 PRL 细胞分泌，其主要功能为生乳。免疫测定的 PRL 水平是各种 PRL 结构变异体水平的总和，因此应注意，PRL 的免疫测定水平与其生物学作用不一定平行，如 PRL 正常者有溢乳而高 PRL 者可无溢乳。

(5)方法学评价和问题：①待测标本严重溶血应重新采集标本；标本在室温下放置不应超过 8 小时；血清在 4 ℃可保存 7 天，置－20 ℃可保存 2 个月；标本应避免反复冻融。②PRL 的水平在睡眠、进食、哺乳、性交、应激等情况下升高，也受某些药物的影响，测定时应尽量避免上述因素的影响，以上午 10 时取血测定的结果较稳定。

2.GH

(1)检测方法：RIA 和化学发光免疫分析。

(2)标本：血清或尿液。

(3)参考范围：成人未激发的血 GH 浓度应<4 μg/L；尿液 GH 浓度极低，这是因为血液循环中的 GH 仅有 0.01%会出现在尿液中。

(4)临床诊断价值和评价：无功能腺瘤患者 GH 水平下降。

(5)方法学评价和问题：①血清标本在室温下放置不应超过 8 小时，在－20 ℃可保存 1 个月。样品避免反复冻融。②GH 与胎盘催乳素有交叉反应，因此，妊娠时测定 GH 结果不可靠。③由于健康人基础 GH 水平值较低，有时在可测范围以下，甚至为 0。此时必须进行生长激素-L-多巴兴奋试验，如试验结果提示血清 GH 仍不升高，则表示 GH 分泌不足。④不同检测方法的结果差异。原因通常是由于不清楚检测的是游离 GH、或是与生长激素结合蛋白结合的 GH、还是总 GH。另外一个原因是许多分子异构体包括单体、单聚体，在多种 GH 免疫检测法中具有多种不同的交叉反应性。若采用多克隆抗体，检测结果相似。而若采用单克隆抗体，则检测结果差异较大。单克隆抗体法测定值比多克隆抗体法低。

3.TSH

(1)检测方法：RIA、化学发光免疫分析、免疫放射分析(IRMA)和时间分辨免疫荧光法(TRIFA)。

(2)标本:血清或血浆。

(3)参考范围:0.4～4.0 mU/L(IRMA)。

(4)临床诊断价值和评价:TSH 测定是甲状腺功能评估的重要手段。若 TSH 浓度在参考范围内,临床上没有甲亢、甲状腺功能减退(甲减)或其他类型甲状腺功能紊乱存在,无须再进行其他检查。无功能腺瘤患者 TSH 水平下降。

(5)方法学评价和问题:腺垂体每天产生 50～200 μg 的 TSH,其半衰期为 53.4 分钟。以往用 RIA 检测技术仅能区分 TSH 的正常上限和高水平的 TSH。由于血清 TSH 正常下限值很低,RIA 难以检测到,IRMA 可以区分 TSH 下降和正常下限。IRMA 的最低检测限为 0.04 mU/L,其检测的灵敏度和特异性较 RIA 明显增高,检测出的结果称为"高敏"TSH。化学发光免疫分析检测 TSH 的灵敏度可达 0.01 mU/L,不但敏感度进一步提高,且方法简便,快速可靠,无放射污染。TRIFA 克服了酶标记物不稳定、化学发光标记仅能一次发光及荧光标记受干扰因素多等缺点,将非特异性信号降低到了可以忽视的程度,其分析检测限和功能检测限分别为 0.001 mU/L 和 0.016 mU/L。化学发光免疫分析和 TRIFA 较 IRMA 的灵敏度又提高了很多倍,故又将其检测结果称为"超敏"TSH。

4.ACTH

(1)检测方法:RIA、化学发光免疫分析和 TRIFA。

(2)标本:血清或血浆。血浆采用塑料试管而不应用玻璃试管分装,2～8 ℃冷藏不应超过 48 小时。−20 ℃以下可长期保存。样品避免反复冻融。

(3)参考范围:0～18.9 pmol/L。

(4)临床诊断价值和评价:血清 ACTH 含量减少,血清 ACTH 含量呈昼夜节律性变化,一般早晨最高,午夜最低。与皮质醇同步测定时意义更大。

(5)方法学评价和问题:①影响因素。a.血浆 ACTH 的半衰期仅为 8 分钟左右,在室温下不稳定,可被血细胞和血小板的酶降解,并黏附于玻璃和某些塑料表面使测定值偏低;b.血样本采集、处理和贮存方式不当也会影响测定结果,不同检测试剂盒所用的抗体不同也会导致结果的偏差;c.患者处于如发热、疼痛、外伤等应激状态及终末期疾病时,ACTH 分泌会增加;d.老年患者体内 ACTH 水平高于健康人。②注意事项。a.患者住院第一夜不宜采血(新的环境对有些患者可能也是一种应激);b.用静脉置管采血,采血后迅速送检,在标本运送过程中注意低温保存;c.采血时间不宜太长,如超过2～3 分钟则可能影响结果的可靠性；d.详细询问病史，了解患者是否处于急性应激状态、是否患有精神疾病及近期是否服用皮质激素类药物。

5.LH 和 FSH

(1)检测方法：RIA、化学发光免疫分析和 TRIFA。

(2)标本：血清或血浆。

(3)参考范围：①FSH 中，男性为 1.4～18.2 mU/mL；女性为卵泡期 2.5～10.4 mU/mL；排卵期 3.4～33.4 mU/mL；黄体期 1.5～9.1 mU/mL；绝经期 23～116.3 mU/mL。②LH 中，男性为 1.5～9.3 mU/mL；女性为卵泡期 1.9～12.5 mU/mL；排卵期 8.7～76.3 mU/mL；黄体期 1.5～16.9 mU/mL；绝经期 5.0～52.3 mU/mL。

(4)临床诊断价值和评价：①LH 和 FSH 是鉴别卵巢性闭经与垂体及下丘脑性闭经的最有效方法。②高 FSH 提示卵巢功能减退。③LH 异常低下而 FSH 在正常下限可以诊断为垂体或下丘脑性闭经。④FSH、LH 和睾酮(T)均低，提示下丘脑-垂体功能减退继发睾丸功能衰竭。

(5)方法学评价和问题：FSH 和 LH 测定均存在一定的方法学问题。例如，不论应用多克隆或单克隆抗体还是相同标准品进行定标，若采用不同厂家提供的试剂进行检测，同一患者标本都可产生不同的结果。免疫测定法采用的是多克隆抗体，其测定值较高。而采用单克隆抗体则较低。由于抗体的多样化，其中有些抗体会与游离的β链反应，有些抗体还能与人绒毛膜促性腺激素(HCG)交叉反应，影响检测特异性，单克隆抗体具有高度的特异性，以至于对其基因变异引起抗原位点改变没有反应，可能出现假阴性。

6.靶腺激素水平

各靶腺激素水平的检测对腺垂体功能的全面评估具有重要意义

(二)功能试验

全垂体功能兴奋试验。

1.检查指征

任何疑为部分或完全性垂体前叶功能减退的患者。

2.试验方法

(1)试验前须静息 2 小时，使皮质醇反应更加显著。患者仰卧位进行试验最佳。

(2)上午 8 时，进食少量早餐后，静脉导管留置。

(3)上午 10 时，静脉注射下列激素，人 CHR(100 μg)、GHRH(100 μg)、TRH(200μg)、促黄体激素释放激素(LHRH)(女性为 25 μg，男性为 100 μg)；上

述激素以任何顺序每间隔 30 秒注射一种。

(4)标本采集:分别在－120、－60、0、15、30、45 和 60 分钟时间点采集血样;测定 ACTH(通常不是必须的)、皮质醇、LH、TSH、FSH、PRL 和 GH。

3.临床诊断价值和评价

在全垂体兴奋试验中观察到的激素反应与用每种释放激素进行的个别兴奋试验不同。因此,在全垂体兴奋试验中 TSH 的升高明显高于单个 TRH 试验。显然,各种释放激素的相互作用需要进一步阐明。

全垂体兴奋试验在诊断垂体功能亢进时没有价值,因为会出现个别释放激素的非特异效应。TRH 易导致肢端肥大症患者 GH 分泌兴奋,也可引起下丘脑-垂体性库欣综合征患者 ACTH-皮质醇分泌的兴奋。

在任何情况下,最终评价垂体前叶功能都必须考虑到外周激素水平。例如,低 T_3、T_4水平伴 TSH 正常符合继发性甲减,更年期 LH 和 FSH 正常表示促性腺激素分泌受损。

(三)应用建议

在垂体分泌的激素中,GH、ACTH 和 PRL 的分泌有明显的昼夜节律,并且都是应激激素。其中 GH 和 ACTH 的临床取血时间应该为上午 8 时(空腹),并且在取血前应该在安静状态下休息半小时以上,而血清 PRL 的取血时间应该在上午 10 时至下午 2 时,测定结果为 PRL 谷值,这样的测定值可以反映患者非应激状态下的血清 PRL 水平。

第三节 甲状腺功能亢进症

一、疾病概述

甲状腺功能亢进症(hyperthyroidism,简称甲亢)也称甲状腺毒症,是指甲状腺病态地合成和分泌过量甲状腺激素或因甲状腺外的某些原因导致血液循环中甲状腺素浓度过高,从而作用于全身组织而引起的一系列高代谢综合征。主要表现为多食、消瘦、怕热、多汗、心慌、激动、眼球突出、甲状腺肿大等。致体内甲状腺激素过多的原因多种多样,但无论是何种原因引起的甲状腺激素过多,临床上所表现的代谢异常是一样的,因此一般认为"甲状腺功能亢进症"和"甲状腺毒症"这两个术语是通用的。但也有学者认为,甲亢是由于甲状腺本身合成并释放甲状腺激素过多所致，而甲状腺毒症则包括了所有原因引起的高甲状腺素血症。

甲亢是内分泌系统疾病中最常见的疾病，在众多致甲亢的病因中弥漫性甲状腺肿伴甲亢最多见，此类患者占全部甲亢患者的80%以上，故通常所说的甲亢多指此病，因本病患者多数同时有高代谢综合征和甲状腺肿大，故称为毒性弥漫性甲状腺肿，又称Graves病(GD)。甲状腺疾病的发病率各地区有所不同，发病率约为31/10万，女性多见，男女之比为1∶4～1∶6，各年龄组均可发病，以20～40岁多见。

(一)病因与发病机制

甲亢的病因较多，根据不同的病因分为以下几个方面。

(1)GD属于自身免疫性疾病，与TSH受体抗体异常有关。

(2)毒性多结节性甲状腺肿与结节自主性分泌过多甲状腺激素有关。

(3)自主性高功能甲状腺结节腺瘤自主性分泌过多甲状腺激素。

(4)甲状腺癌(滤泡性甲状腺癌)癌肿组织自主性分泌过多甲状腺激素。

(5)新生儿甲亢因母亲患有GD，其体内的TSH受体抗体通过胎盘进入胎儿体内，从而导致新生儿甲亢。

(6)碘甲亢碘诱发甲状腺合成过多的甲状腺激素。

(7)垂体性甲亢由于血液循环中TSH过高，对甲状腺造成过度刺激所致。

(8)HCG相关性甲亢见于葡萄胎、绒毛膜上皮癌和妊娠呕吐。这三种患者血清HCG增高，HCG与TSH分子结构有同源性，可增高甲状腺兴奋活性。

(9)卵巢甲状腺肿伴甲亢由于异位甲状腺激素产生。

(10)甲状腺炎性甲亢继发于各种原因的甲状腺炎引起破坏性改变，甲状腺素过度释放，而甲状腺激素合成并无增加。又分为亚急性甲状腺炎、桥本甲状腺炎、放射性甲状腺炎、产后甲状腺炎。

(11)药源性甲亢主要原因是有意或意外服用过量甲状腺激素。GD为甲亢的最常见原因，属器官特异性的自身免疫性疾病，本病有显著的遗传倾向，目前发现它与人白细胞抗原有关，有体液免疫与细胞免疫的参与。GD患者甲亢的发生主要与抗体介导的体液免疫有关。在GD患者的血清中，存在针对甲状腺细胞TSH受体的特异性自身抗体，称为TSH受体抗体，也称为TSH结合抑制性免疫球蛋白。TSH和TRAb均可以与TSH受体结合，并通过腺苷酸环化酶-cAMP和(或)磷脂酰肌醇-Ca^{2+}信号传导途径产生TSH的生物学效应，即甲状腺细胞增生、甲状腺激素合成和分泌增加。TRAb分为三种类型，即TSH受体刺激性抗体、TSH刺激阻断性抗体和甲状腺生长免疫球蛋白，它们与TSH受体结合的具体部位可能不同。其中，TSAb 与 TSH 受体结合产生类似 TSH 的生物学效应，是 GD 患者甲亢的直接致病原因。95%未经治疗的 GD 患者 TSAb 阳性，母体的 TSAb 也可通过胎盘，导致胎儿或新生儿发生甲亢。TSBAb 与 TSH 受体结合则阻断 TSH 与受体的结合，抑制甲状腺增生和甲状腺激素合成。GD 患者可有刺激性和阻断性两种抗体并存，当刺激性抗体占优势时临床上表现为甲亢。临床上部分 GD 患者出现的自发性甲减与血清 TSBAb 升高有关。TGI 与甲状腺 TSH 受体结合，仅刺激甲状腺细胞增生导致甲状腺肿大，不引起甲状腺功能改变。除 TRAb 外，50%～90%的 GD 患者也存在其他针对甲状腺的自身抗体，如甲状腺过氧化物酶抗体、甲状腺球蛋白抗体。临床观察发现，TPOAb 与 TgAb 滴度高的患者在治疗中易发生甲减。最近又发现，GD 患者血清中存在针对钠碘转运蛋白的自身抗体，其病理生理作用尚不清楚。另外，环境因素可能参与了 GD 的发生，如细菌感染、性激素、应激和锂剂等都对 GD 的发生和发展有重要影响。耶尔森菌属与 GD 的关系受到关注，因该菌具有与 TSH 受体相类似的蛋白序列而可能成为共同抗原，但目前尚无足够的临床和实验证据能说明耶尔森菌属可引起甲亢。

(二)临床表现

GD 临床表现复杂多样，多数起病缓慢，难以确定发病日期，少数患者在精神创伤或感染后应激急性起病。临床表现不一，轻重差别甚大，病情轻者可与神经官能症相混淆，有的患者以心律失常、恶病质或肌病、突眼等为主要表现。临床上女性患者甲状腺肿大较明显，而男性患者则较女性为轻，女性心悸、情绪不稳定较多见，男性则多食易饥、消瘦、乏力较典型。GD 典型的表现为甲状腺激素分泌过多所致的高代谢综合征、甲状腺肿和眼征，并可见精神、神经、心血管、肌肉、骨骼、生殖、造血等系统症状。应注意老年和小儿患者表现多不典型。典型 GD 病例常有下列表现有以下几个方面。

1.高代谢综合征

患者可表现为怕热、多汗，皮肤、手掌、面、颈、腋下皮肤红润多汗，常有低热，严重时可出现高热。患者常有心动过速、心悸、胃纳明显亢进，但体重下降，疲乏无力。

2.甲状腺肿

很多患者以甲状腺肿大为主诉，呈弥漫性对称性肿大，质地不等、无压痛，吞咽时上下移动。部分患者甲状腺上下极可触及震颤，并可闻到血管杂音，少数患者的甲状腺肿大不对称，或肿大不明显。

3.眼征

眼征有以下几种情况。

(1)眼睑裂隙增宽,少眨眼睛和凝视。

(2)眼球内侧聚合困难或欠佳。

(3)眼向下看时,上眼睑因后缩而不能跟随眼球下落。

(4)眼向上看时,前额皮肤不能皱起。浸润性突眼指眼球显著突出,突眼度超过 18 mm,少数患者仅有单侧突眼。临床表现为眼内异物感、胀痛、畏光、流泪、复视、斜视、视力下降,体检可见眼睑肿胀。结膜充血水肿,眼球活动受限,严重者眼球固定,眼睑闭合不全、角膜外露而形成角膜溃疡、全眼炎,甚至失明。

4.其他

其他各系统如神经、心血管、消化、生殖和造血系统等出现相应的临床症状。

(三)诊断与鉴别诊断

典型甲亢患者凭其临床症状和体征即可明确诊断。对于不典型或病情比较复杂的患者,则需通过实验室检查做出明确诊断。甲亢患者的检查项目很多,每项检查都有一定的临床意义。根据每位患者的不同情况,有针对性地选择一些项目进行检查是非常必要的。

对本病的诊断可分 3 个步骤。

(1)确定有无甲亢,如有高代谢症状和体征、血清甲状腺激素增高,甲亢诊断即可成立。故对临床上可疑的患者,首先检查血清甲状腺激素水平,但需除外垂体性甲亢,其他原因的甲亢均表现为 TSH 水平的降低。

(2)确定甲亢是否由甲状腺合成激素过多引起的。^{131}I 摄取率的测定有一定的帮助。GD、多结节性甲状腺肿伴甲亢、自主性高功能甲状腺结节等表现为^{131}I 摄取率增高、高峰前移。而亚急性甲状腺炎、桥本甲状腺炎、放射性甲状腺炎、产后甲状腺炎等引起的甲亢则表现为^{131}I 摄取率降低。

(3)确定引起甲状腺毒症原因是否是 GD。不管临床上是否有高代谢综合征,只要血清甲状腺激素增高、血清 TSH 降低并伴弥漫性甲状腺肿者,GD 即可确诊。TRAb 和 TSAb 阳性、其他甲状腺自身抗体阳性、浸润性突眼、胫前黏液性水肿等指标则支持 GD 的诊断。结节性甲状腺肿、甲状腺自主性高功能腺瘤等通过甲状腺核素显像及超声显像来辅助诊断。

本病的鉴别诊断主要是不同病因甲亢的鉴别,依赖各种检验诊断。其次是临床表现不典型的病例易与其他疾病的症状相混淆,如可因心动过速被误诊为病毒性心肌炎、自主神经功能失调房颤被误诊为冠心病;腹泻常被误诊为结肠炎；食欲减退、消瘦、体重剧减被误诊为消化道肿瘤；淡漠型甲亢被误诊为脑动脉硬化、精神抑郁症；因精神症状被误诊为精神分裂症；单侧突眼要与眶内肿瘤、颅底肿瘤鉴别。但临床上只要能想到此病，通过血甲状腺激素的测定，一般不难鉴别。

二、检验诊断

甲状腺疾病主要是由于甲状腺功能紊乱引起的疾病。甲状腺的功能主要是通过检查甲状腺分泌的激素（即甲状腺激素）来判定。

甲状腺功能的判定也可通过一些功能性试验来证实，如三碘甲状腺原氨酸抑制试验（T_3抑制试验）、促甲状腺激素释放激素（TRH）兴奋试验、甲状腺摄^{131}I率、过氯酸钾释放试验（高氯酸盐排泌试验）等。

（一）一般检验项目

1.血清 TC 测定

（1）测定方法：胆固醇氧化酶法（COD-PAP 法）。

（2）参考范围：成人 2.8～5.2 mmol/L；儿童<4.4 mmol/L。

（3）临床诊断意义：甲亢患者体内 TC 合成增加，TC 分解排泄亦相应增加，由于 TC 分解排泄大于合成，因而血清 TC 水平会有所降低。这主要是因为甲状腺激素可促进脂肪合成和降解，以降解更为明显。甲亢时，过多的激素增加 TC 转化为胆酸自胆汁经肠道排出，故血中 TC 浓度降低；甲减时，血胆固醇常增高，主要是由于 TC 分解代谢减慢，对 TG 和磷脂基本也是如此。甲状腺激素也可通过增强腺苷环化酶（cAMP）系统的影响和致敏组织对儿茶酚胺、生长素等脂肪动员激素的作用而促进脂肪降解。

2.血清甲状腺激素及促甲状腺激素

（1）测定方法：RIA、化学发光免疫分析、免疫放射分析（IRMA）和 TRIFA。

（2）标本：血清。标本在室温下放置不超过 8 小时，2～8 ℃冷藏不超过 48 小时，−20 ℃可保存 1 个月。避免反复冻融。

（3）参考范围：可见下表 2-4。

表 2-4　血清甲状腺激素及促甲状腺激素的参考范围

测定项目	放射免疫法	发光免疫法
TT_4	42～135 μg/L	45～109 μg/L
TT_3	0.8～2.2μg/L	0.6～1.8 μg/L
FT_4	8～20 ng/L	8.9～18.0 ng/L

续表

测定项目	放射免疫法	发光免疫法
FT_3	1.4～4.4 ng/L	2.3～4.2 ng/L
rT_3	0.28～0.75 μg/L	
TSH	0.3～5.0 mU/L	0.35～5.50 mU/L

(4)临床诊断价值和评价：TT_4是判定甲状腺功能最基本的筛选指标。甲亢患者TT_4明显升高，可达正常时的2～3倍，符合率可达95%左右。TT_3与TT_4常平行变化，但轻型甲亢及甲亢早期TT_4不如TT_3灵敏，TT_3升高较快，可达正常值4倍。此外，TT_3测定是T_3型甲亢（TT_4正常而仅有TT_3增高）的一种特异性诊断指标，功能亢进性甲状腺瘤或多发性甲状腺结节性肿大患者，以及缺碘地区较多见此类型甲亢。缺碘时TT_3水平升高，是机体内环境自身调节机制所致，以维持正常甲状腺功能，是地方性甲状腺肿流行区甲减发病率相对较少的原因。缺碘地区甲亢患者，合成的甲状腺激素以需碘较少的T_3为主，故也常表现为T_3型甲亢。甲亢治疗过程中，TT_4反应最灵敏，当病情尚未达到临床控制标准前，TT_4已降至正常或偏低，此时TT_3仍可高于正常。当TT_4明显低于正常，而TT_3还未降低、TSH还未升高时，应及时调整药量，避免出现药物性甲减。甲亢复发时，以TT_3升高较早，故TT_3值升高可作为甲亢复发的先兆诊断指标。甲亢用^{131}I治疗后，若T_3值仍高，常提示治疗失败。故TT_3是早期观察甲亢治疗效果及停药后复发的灵敏指标。TT_4、TT_3测定的结果受TBP浓度的影响甚大。当患者TBP浓度增高时，如妊娠、口服避孕药或雌激素、急性间歇性卟啉症、病毒性肝炎、家族性TBG增多症及口服奋乃静等，可使TT_4值增高；而使用雄激素、合成代谢类固醇、泼尼松、苯妥英钠和皮质醇增多症、肾病综合征、家族性TBG减少症、严重低蛋白血症及外科手术时，可使TT_4值下降，故当TBG浓度正常时，TT_4、TT_3能反映甲状腺功能状态，当TBG浓度或结合力有改变时，TT_4、TT_3测定不可靠，需同时测定FT_4、FT_3。血清FT_4与FT_3更能准确地反映甲状腺功能状态。甲亢患者血清中rT_3含量升高，甲亢治疗中T_3下降较快，但rT_3下降缓慢，如果rT_3水平低于正常常提示用药过量。甲状腺功能改变时，TSH变化较T_3、T_4更迅速显著，血清TSH是反映下丘脑-垂体-甲状腺功能的敏感指标。甲亢患者血中过多的甲状腺激素抑制了垂体TSH的分泌，使血清中TSH低于正常甚至不能测出。临床上血清TSH水平明显降低，并结合血清T_3、T_4水平增高，基本上可确定为甲亢。但是有一种很少见的甲亢，其血清TSH水平增高，这

种甲亢是垂体促甲状腺激素腺瘤所致，这是因为垂体促甲状腺激素腺瘤分泌过多的 TSH，继而兴奋甲状腺，引起甲状腺激素合成分泌增多。

（5）方法学评价及问题：测定 TT_4、TT_3、FT_4、FT_3、rT_3、TSH 通常采用 RIA 和化学发光免疫分析法。RIA 灵敏度高，标记技术相对成熟，样品制备简单，自 20 世纪 50 年代末问世以来已在许多领域中得到广泛的应用。然而，由于放射性污染和试剂保存时间短，该法逐渐被非放射性核素标记技术所取代。化学发光免疫分析由于无放射性污染、操作简便，现大多数医院采用该法测定甲状腺激素及促甲状腺激素。

3.抗甲状腺球蛋白抗体（TgAb）测定

甲状腺球蛋白作为甲状腺激素的储存形式，主要存在于甲状腺内。因此，TgAb 是针对甲状腺的特异性自身抗体。

（1）测定方法：RIA、化学发光免疫分析、ELISA 和间接免疫荧光法。

（2）标本：血清。

（3）参考值和参考范围：成人正常值为＜0.3；间接免疫荧光法为阴性。

（4）临床诊断意义与评价：甲亢患者血清 TgAb 升高，50％～90％的甲亢患者血清中可检出 TgAb。如果 TgAb 长期持续阳性，且滴度较高，提示患者有发展为自身免疫性甲减的可能。

4.抗甲状腺过氧化物酶抗体（TPOAb）测定

甲状腺过氧化物酶是甲状腺微粒体的主要有效成分，即甲状腺激素合成中的关键酶，参与碘的氧化、酪氨酸残基碘化及碘化酪氨酸的连接，它也是甲状腺特有的蛋白，因此抗甲状腺过氧化物酶抗体是针对甲状腺的特异性自身抗体。鉴于抗甲状腺微粒体抗体测定中使用的抗原不纯，可出现假阳性结果，目前一些实验室都已用 TPOAb 代替 TMAb。

（1）测定方法：ELISA、RIA 和化学发光免疫分析。

（2）标本：血清。

（3）参考值和参考范围：成人正常值为＜0.2。

（4）临床诊断意义：甲亢患者血清 TPOAb 升高，50％～90％的甲亢患者血清中可检出 TPOAb。如果 TPOAb 长期持续阳性，且滴度较高，提示患者有发展为自身免疫性甲减的可能。

5.甲状腺刺激性抗体（TSAb）

甲状腺刺激性抗体（TSAb）又称甲状腺刺激性免疫球蛋白（TSI）或促甲状腺素受体抗体（TRAb）。TSAb 是一种甲状腺的自身抗体，在毒性弥漫性甲状腺肿自身免疫过程中产生，可以刺激甲状腺产生甲状腺激素，测定 TRAb 有利于对弥漫性毒性甲状腺肿发病机制的研究。目前，已知与甲状腺素受体有关的抗体有 TSAb，TGI，甲状腺功能抑制抗体(TFIAb)。

(1)测定方法：ELISA 和放射受体测定法。

(2)参考值：结果以甲状腺刺激性抗体指数(TSAbI)表示，健康人群以 TSAbI<1.25 为正常上限。

(3)临床诊断意义：用于临床诊断 Grave 病，80%～100%的毒性弥漫性甲状腺肿患者血中可检查到 TSAb，而在其他类型的甲亢患者血中 TSAb 很少被查到。测定 TSAb 对鉴别各种类型的甲亢具有很高的价值，但须注意的是，少数毒性弥漫性甲状腺肿患者血中也检查不到 TSAb，这可能是由于 TSAb 测定方法还不够灵敏，微量的 TSAb 不能检测出来。TSAb 可作为甲亢和甲减病因鉴别，为 Grave 病的缓解、恢复或复发提供有效的监测指标。

(二)功能试验

1.甲状腺摄^{131}I 率

甲状腺有吸收和浓集碘的能力。放射性核素^{131}I 具有与普通无机碘相同的生化作用。口服^{131}I 后大部分被甲状腺摄取而蓄积于甲状腺中，小部分未被甲状腺摄取的^{131}I 即由尿中排出。^{131}I 进入人体后被甲状腺摄取的速度及数量，取决于甲状腺的功能状态，甲亢时甲状腺摄取^{131}I 的能力增强、速度加快，甲减时相反。利用这个原理，给受检查者一定量的放射性^{131}I，然后通过测定甲状腺部位的放射性计数可以计算出其甲状腺摄^{131}I 速率和强度，从而作为判断甲状腺功能状态的一项指标。

(1)测定方法：盖革计数管测定法。

(2)参考范围：3、24 小时值分别为 5%～25%和 20%～45%，高峰在 24 小时出现。

(3)临床诊断意义与评价：甲状腺摄^{131}I 率主要用于甲亢的诊断，符合率达 90%。甲亢者 3 小时时>25%，24 小时时>45%，且高峰前移。由于本试验与甲亢病情不呈平行关系，且有些甲亢患者治疗后其摄^{131}I 率仍显著提高，故不能作为病情轻重、演变和疗效观察的指标，但可用于不同病因甲亢的鉴别，如摄^{131}I 率降低者可能为甲状腺炎伴甲亢、碘甲亢或外源激素引起的甲亢。甲状腺功能正常的缺碘性甲状腺肿摄^{131}I 率也可增高，但一般无高峰前移，可作 T_3 抑制试验来鉴别。由于甲状腺摄^{131}I 率检查时间较长，受影响的因素较多。如果在做甲状腺摄碘率检查之前食入的碘较多，使甲状腺腺体内和血液中的碘增加，就不能再有效地吸收检查时所用的放射性^{131}I，因此可能出现摄^{131}I率结果偏低，不能反映甲状腺的功能状态。日常生活中，许多食物和药物均可抑制甲状腺对^{131}I的摄取功能，其抑制强弱和持续时间不一。一般使用时间越长，剂量越大，影响时间越长。在检查甲状腺摄^{131}I率之前应禁食含碘丰富的食物(如海带、紫菜、发菜、干贝、苔菜、海虾、海鱼等海产品)2～4周。如果服用含碘药物(如复方碘液、碘化锌、胺碘酮、碘含片)，应根据服药剂量大小、时间长短，停药2～3周或2～3个月才能做甲状腺摄^{131}I率检查。如果服用含碘中药(如海藻、昆布、香附、夏枯草、丹参、浙贝、玄参、连翘、川贝等)则需停药1个月以上。如果做过碘油造影，该患者在其后1～5年不宜做此检查。此外，甲状腺制剂药、抗甲状腺药物、泼尼松、含溴药物均可影响此检查结果，如果用了这些药物，则需停药2个月以上才可做甲状腺摄^{131}I率检查。孕妇及哺乳期女性禁用此项检查。临床上能使摄^{131}I率升高或降低的原因有以下几个方面。①使甲状腺摄^{131}I曲线升高，某些甲状腺肿、散发性克汀病、慢性肝病、肝硬化、肾病、肾功能不全、绒毛膜上皮细胞癌、高血压病早期、活动性风湿病、精神分裂症、肺结核病早期及使用甾体避孕药、胰岛素、TSH、小剂量咖啡因、B族维生素、维生素C、补血钴剂、利尿剂、抗结核药、长期使用女性避孕药物等。②使甲状腺摄^{131}I曲线降低，无甲状腺的散发性克汀病、慢性淋巴细胞性甲状腺炎晚期、继发于垂体的甲减、希恩综合征、高血压动脉硬化症、晚期肺结核病、胸腔积液、腹水及水肿、心力衰竭、梅毒，以及进食高碘食物、加碘食盐或饮用高碘水和使用甲状腺激素、过氯酸盐、硝酸盐、硫氰酸盐、各种含碘、含溴的药物及含碘的造影剂，以及使用抗甲状腺药物、肾上腺皮质激素、保泰松、甲苯磺丁脲、对氨基水杨酸、利血平及镇静安眠药等。目前，经口服后测甲状腺摄^{131}I率已不作为一项常规检查项目，而是在其他检查项目不能肯定诊断时才加做此项检查。

2.T_3抑制试验

健康人垂体-甲状腺轴呈反馈调节关系，故服用外源性T_3后血中T_3浓度升高，通过负反馈抑制内源性TSH合成与分泌，使甲状腺摄^{131}I率较服药前明显降低，但弥漫性毒性甲状腺肿者由于存在病理性甲状腺刺激物，刺激甲状腺引起摄^{131}I增高，甲状腺摄^{131}I不受T_3抑制。

(1)检查指征：用于鉴别甲状腺肿伴摄^{131}I率升高是因甲亢还是单纯甲状腺肿所致。

(2)测定方法：测甲状腺摄^{131}I率后，口服T_3 20 mg，每天3次，连续六天，第

7 天再测摄^{131}I 率。

公式为抑制率(%)=(第一次摄^{131}I 率－第二次摄^{131}I 率)/第一次摄^{131}I 率×100%。

(3)临床诊断意义:健康人及单纯甲状腺肿患者 T_3 抑制试验摄^{131}I 率下降 50%以上,而甲亢患者不被抑制,故摄^{131}I 率下降小于 50%。个别患者摄^{131}I 率反而较服用 T_3 前升高。

3.TRH 兴奋试验

TRH 是下丘脑合成及分泌的一种激素,可促进垂体促甲状腺激素的合成与分泌。TRH 的合成及分泌受血中甲状腺激素的调节。血中甲状腺激素增高(甲亢)可抑制下丘脑 TRH 的生成,继而使垂体促甲状腺激素生成减少,甲状腺激素增高也可以直接抑制垂体促甲状腺激素的生成。血中甲状腺激素减少(甲减)可以兴奋下丘脑 TRH,继而引起垂体促甲状腺激素生成增加,甲状腺激素减少还可以直接兴奋垂体促甲状腺激素的生成。TRH 是最早提纯并进行人工合成的下丘脑的一种神经肽类激素,无种属特异性,临床上可用人工合成的 TRH 进行试验,目前国内合成 TRH 已在临床应用。通过静脉注射 TRH,然后观察垂体 TSH 生成的多少来判断是甲亢、甲减还是健康人。

(1)测定方法:清晨静脉注射 TRH 200～1 000 μg,分别于注射前及注射后 15、30、60、90、120 分钟采血,测定 TSH。

(2)参考范围:健康人 TSH 水平较注射前升高 3～5 倍,高峰出现在 30 分钟,可达 10～30 mU/L,并持续 2～3 小时。

(3)临床诊断意义与评价:典型甲亢患者的血清 T_3、T_4 增高,反馈抑制垂体 TSH 释放,静脉注射 TRH 后各个时间血清 TSH 均无增高反应。亚临床甲亢患者的血清 T_3、T_4(包括 TT_3、TT_4、FT_3、FT_4)正常,血清 TSH 基本正常,静脉注射 TRH 后各个时间血清 TSH 均无明显增高,结合患者的症状和体征,这种结果提示患者可能为亚临床甲亢。弥漫性毒性甲状腺肿时,患者血清 T_4 和 T_3 浓度增高,通过直接负反馈,在垂体前叶阻断 TRH 的作用,因此静脉注射 TRH 后血清 TSH 无增高(无反应),若 TSH 升高(提示有反应)则可排除此种甲亢存在。TRH 试验无反应,在诊断甲亢前宜先除外垂体疾患或其他影响因素,TRH 试验的优点是省时,可在 2 小时内完成,不引起放射性核素进入体内,无服用甲状腺制剂引起的不良反应,尤其是对老年及合并冠心病者安全适用,不会加重心脏病症状。

(4)影响因素:雌激素、茶碱与过量的抗甲状腺药物治疗能增强垂体前叶对

TRH刺激的反应，而皮质醇、甲状腺制剂、左旋多巴能抑制垂体对TRH的反应，故试验前宜停服上述药物1个月左右。TRH兴奋试验不良反应较轻微，仅1/3左右受试后有轻度恶心、面部潮红、尿急等，多在2分钟内消失，未见严重反应者。

(三)特殊检验项目

(1)甲亢患者甲状腺超声波检查、甲状腺放射性核素显像对甲亢的诊断也有相当重要的意义。

(2)甲状腺细针穿刺细胞学甲亢患者的甲状腺细胞特征为胞核增大，空泡旁颗粒增多。

(四)应用建议

1.检验项目选择原则

(1)合理选择甲状腺形态和功能两方面的检查。甲状腺形态和功能异常是甲亢的两个基本特征。多数甲亢患者同时存在功能和形态的改变，但有的只有功能异常。片面强调功能异常的检查，忽视形态的改变，往往遗漏甲亢合并恶性肿瘤和结节。单纯强调形态的改变，往往把亚急性甲状腺炎并甲亢所致的肿块误诊为甲状腺肿瘤。总之，要全面考虑甲状腺形态和功能的变化，合理选择检测项目，减少误诊和漏诊。

(2)选择有效的检测项目，提高诊断的准确性，避免不必要的浪费。首先要根据病史和临床表现，做出有无功能亢进的判断。疑为甲亢者，可选择TT_3、TT_4、rT_3、摄^{131}I率测定。上述检查如仍有疑问，可选择更具特异性的检查，如FT_3、FT_4、TSH、TRH兴奋试验、甲状腺抑制试验等。

(3)根据患者的生理和病理特点，选择对机体无害且不影响结果判断的检测项目。甲状腺的有些检查对机体有损害，如冠心病、心绞痛、心房颤动患者忌用甲状腺激素抑制试验。放射性核素示踪剂能通过胎盘或乳汁，造成胎儿或婴儿甲状腺功能减退，故妊娠和哺乳期女性忌用放射性核素示踪检查。口服避孕药、皮质激素、水杨酸类等药物，以及妊娠期、肝硬化、肾病综合征等生理病理状态，均会影响TBG的浓度和结合力，此时不应选择TT_3、TT_4等检查，应选择FT_3、FT_4测定。近期服用含碘食物和药物或使用含碘造影剂者，不宜行摄^{131}I率检查。对于肾功能不全和心力衰竭患者，其血浆蛋白对碘的结合力和肾脏对碘的排泄功能发生变化，不宜选择TT_3、TT_4和碘示踪检查。总之，选择检测项目时，应避免浪费和对患者的损害，同时考虑检测结果的影响因素，避免造成实验结果的判断困难。

2.实验室检查步骤

(1)甲状腺功能状况的判断:传统上采用 TT_4、TT_3、TSH 筛选甲状腺功能状况。由于 TT_4 和 TT_3 受血浆 TBG 浓度的影响,TSH 对低值不敏感,因此造成实验结果的判断困难。随着检测技术的进展和 TSH、FT_3、FT_4 的临床应用,有人提出应用 TSH、FT_3、FT_4 筛选甲状腺功能状态。TSH 有较灵敏的低值,对甲亢的诊断有较大的价值,且 FT_3、FT_4 能准确反映甲状腺功能状况,不受 TBG 和碘的影响,从而解决了很多难以解决的问题。

(2)甲亢病因判断:甲亢最常见的原因是毒性弥漫性甲状腺肿、毒性结节性甲状腺肿及甲状腺炎。确诊必须有实验室检查结果证实,并找出发病原因。可以配合摄碘率检查、甲状腺核素显影、B 超检查、免疫学测定及甲状腺细针穿刺活检等做出病因诊断。

第四节 糖 尿 病

一、疾病概述

糖尿病是以慢性高血糖为共同临床特征的一组代谢综合征。引起血糖增高的原因是由于胰岛素分泌缺陷和(或)胰岛素抵抗而导致机体利用葡萄糖障碍,同时伴有脂肪、蛋白质、水、电解质等代谢紊乱。病情严重者或应激状态下易并发急性代谢紊乱,如糖尿病酮症酸中毒或糖尿病非酮症高渗综合征,直接危害到患者生命。长期慢性高血糖将导致心脑血管、肾脏、眼、神经等多脏器的慢性并发症,严重影响患者生活质量,增加医疗费用,缩短寿命。因此,早期发现和早期诊断糖尿病及良好的血糖控制是目前该病防治最有效的方法。

糖尿病是常见病和多发病。随着人民生活水平逐步提高、寿命延长及现代的生活方式改变,其患病率呈迅速增长的流行趋势。我国流行病学资料显示,在 2007—2008 年调查的全国 14 个省市 20 岁以上的超过 4 万成年人中,糖尿病患病率为 9.7%,其中男性为 10.6%、女性为 8.8%,总人口达 9 240 万人。糖尿病前期患病率达 15.5%,总人口接近 1.5 亿人。相比 1994 年调查资料(患病率为 2.28%),糖尿病患病率在过去 10 余年中上升了 4 倍。此外,2 型糖尿病(2 型糖尿病)的发病正趋向低龄化,儿童糖尿病发病率逐渐升高。

(一)病因和发病机制

糖尿病的病因尚未完全阐明。目前认为,糖尿病是复合病因所致,不同类型糖尿病的病因不尽相同。概括起来,其发病是涉及遗传、自身免疫和环境因素共同作用的结果。据有关资料表明,我国糖尿病患者以 2 型糖尿病为主,占 93.0%,1 型糖尿病(1 型糖尿病)占 6.3%,其他仅占 0.7%。以下仅讨论 1 型糖尿病和 2 型糖尿病的病因和发病机制。

1.1 型糖尿病

90%以上的 1 型糖尿病患者是由免疫介导所致,而特发性病例不到 10%。胰岛中 β 细胞破坏导致胰岛素分泌缺陷是 1 型糖尿病重要的原因。β 细胞破坏的速率在不同个体中表现不一致。一些患者在短期内 β 细胞大量破坏,临床上表现为典型的 1 型糖尿病。另一些患者在数年内 β 细胞逐渐破坏,临床上被称为成人隐匿自身免疫糖尿病。目前认为,免疫介导 1 型糖尿病存在着遗传易感性,特定的人类白细胞抗原(HLA)与 1 型糖尿病的发生有高度相关性。

2.2 型糖尿病

(1)遗传因素与环境因素:一般认为,2 型糖尿病比 1 型糖尿病有更明显的遗传基础和较强的遗传倾向。家系调查发现,2 型糖尿病患者中其 38%的兄妹和 1/3 的后代有糖尿病或糖耐量异常。对 2 型糖尿病的双胞胎进行研究发现,其中 58%患糖尿病。追踪 10 年发现,其余多数也患糖尿病。单卵双生的双胞胎发病率为 70%~80%。环境因素是 2 型糖尿病发病的重要因素之一。流行病学调查显示,肥胖、体力活动不足是其重要危险因素。除遗传背景外,人口老龄化、现代生活方式、环境污染等多种因素共同作用,都可引起 2 型糖尿病的发病率逐渐升高。

(2)胰岛素抵抗与 β 细胞功能缺陷:胰岛素抵抗系指胰岛素作用的靶器官,如肝脏、肌肉、脂肪等组织,对胰岛素作用的敏感性减低。胰岛素抵抗的代价是 β 细胞需要分泌更多的胰岛素。当机体 β 细胞无法代偿额外的胰岛素分泌或 β 细胞功能有缺陷时,血糖逐渐升高,就会发生 2 型糖尿病。因此,在大多数情况下,胰岛素抵抗先于胰岛素分泌不足发生。肥胖作为胰岛素抵抗重要的病理生理基础,自然成为诱发 2 型糖尿病的重要危险因素。胰岛素抵抗与 β 细胞功能缺陷是 2 型糖尿病发病机制的两个要素,但在不同个体及同一个体的疾病不同进展过程,这两者对疾病发生、发展的相对重要性均可能发生不同的变化。

(3)葡萄糖毒性和脂毒性:长期慢性高血糖和脂代谢紊乱将进一步减低胰岛

素敏感性并促进胰岛β细胞凋亡，即所谓“葡萄糖毒性”和“脂毒性”。肥胖已作为2型糖尿病重要的诱发因素，其中脂毒性有可能成为2型糖尿病发病机制中的原发因素。

(4)胰岛α细胞功能异常：胰腺胰岛主要含有α、β、D细胞。α细胞分泌胰高糖素，β细胞分泌胰岛素，D细胞分泌生长抑素，三种激素均参与血糖的调节作用。大量临床和病理研究发现，1型糖尿病患者和2型糖尿病患者均存在胰岛α细胞增生和胰高糖素分泌过多的现象。肠促胰激素类似物如胰高血糖素样肽-1类似物，可刺激胰岛β细胞分泌胰岛素，并可抑制胰岛α细胞功能、减少胰高糖素分泌，已在临床应用中取得较好的疗效。

(二)临床表现和并发症

糖尿病是一种慢性进行性疾病。经典1型糖尿病起病较急，可出现糖尿病典型症状或以糖尿病酮症酸中毒为首发表现。2型糖尿病一般起病缓慢，早期常无症状，以至症状出现或临床诊断为糖尿病时，历时往往已5～10年。有些患者甚至始终无症状，直至发生心脑血管等严重并发症时才被诊断为糖尿病。因此，定期健康体检，进行血糖筛查是早期发现和诊断糖尿病的关键。

糖尿病典型的临床症状为多饮、多食、多尿和体重减轻，简称为“三多一少”。但是，有典型症状者只占糖尿病患者的少数，而往往多为1型糖尿病患者及短期内血糖上升较高或病情加重的2型糖尿病患者。

低血糖症状糖尿病是以血糖升高为特征的内分泌代谢性疾病，但临床上可以见到有部分患者在糖尿病早期、诊断前或治疗过程中，因各种原因引起血糖下降过快或血糖降到正常水平以下而引起一系列交感神经兴奋甚至出现中枢神经系统功能紊乱的综合征，重者可出现昏迷乃至危及生命。

1.类型

(1)反应性低血糖：见于部分早期2型糖尿病患者，尤其是肥胖者。由于2型糖尿病患者进餐后胰岛素分泌高峰延迟，使餐后3～5小时血浆胰岛素水平不适当地升高，其所引起的反应性低血糖可成为这些患者的首发表现。

(2)诱导性低血糖：大多数糖尿病患者在使用降糖药物(特别是磺脲类或胰岛素)的过程中，都曾出现低血糖反应。其原因常常是降糖药物过量、进食过少或运动量过大。一般来说，单独使用双胍类、二肽基肽酶Ⅳ抑制剂(DDP-4抑制剂)或α葡萄糖苷酶抑制剂不易引起药物性低血糖症。

(3)相对性低血糖：所谓相对性低血糖，是指糖尿病患者在用降糖药物治疗过程中，如果原来血糖水平较高，在短时间内血糖下降过快或下降幅度过大，可以诱发交感神经兴奋，出现出汗、心慌、手抖、乏力、饥饿感等低血糖症状。但实际血糖测定仍在正常范围或高于正常水平。

2.并发症和(或)合并症

(1)急性并发症有以下几个方面。①糖尿病酮症酸中毒(DKA)易见于1型糖尿病患者并可作为其首发症状。在应激情况下，如各种严重感染、妊娠和分娩、创伤、急性心肌梗死、脑血管意外及胰岛素治疗突然中止或不适当减量时，1型糖尿病和2型糖尿病患者均可被诱发出现DKA。临床表现可见原有糖尿病症状如烦渴、多饮、多尿加重；食欲往往减退，可有恶心、呕吐。少数患者有腹痛，酷似急腹症。呼吸深快，伴有烂苹果味(丙酮)。严重者可出现外周循环衰竭和中枢神经系统功能障碍，如意识水平下降、嗜睡、反应迟钝、昏迷等。本症诊断要点是血糖＞16.7 mmol/L(300 mg/dL)，动脉血pH＜7.3，标准碳酸氢盐＜15 mmol/L，血、尿酮体阳性。②糖尿病非酮症性高渗综合征多见于中老年人，包括以往未被诊断或轻度糖尿病患者。临床表现较为隐袭，往往经过数天或数周的多饮、烦渴、多尿伴随意识水平逐渐下降直至昏迷。本症病情危重，并发症多，病死率高。促发因素有感染、心肌梗死、卒中、心肾功能不全、高能静脉营养和近期手术史，以及某些药物如糖皮质激素、利尿剂、β受体阻断剂等。本症诊断要点是血糖＞33.3 mmol/L(600 mg/dL)，血浆渗透压＞330 mosm/(kg·H_2O)，血酮体不升高，尿酮体阴性。③糖尿病患者尤其在长期血糖控制不佳时，易合并各种感染，如皮肤化脓性感染、尿路感染、真菌感染、结核病等。

(2)慢性并发症有以下几个方面。①大血管病变：虽然糖尿病性大血管病变的发病机制及其与糖尿病代谢紊乱之间的关系尚未完全阐明，但是动脉粥样硬化已知的危险因素如肥胖、高血压、脂质代谢异常在糖尿病患者组的发生率均高于非糖尿病患者组。流行病学研究表明，大血管病变在糖尿病患者组的发生率高出非糖尿病患者组的2～3倍，这是导致糖尿病患者死亡的主要原因。根据动脉粥样硬化侵犯部位不同，临床上可表现为冠心病、缺血性或出血性脑血管病、肾动脉硬化或间歇性跛行等。②微血管病变：糖尿病性微血管病变被认为是糖尿病特征性慢性并发症，一般与血糖升高持续时间呈正相关。主要的病理变化是微循环障碍、微血管瘤形成和微血管基底膜增厚。临床常见的微血管病变有糖尿病肾病、糖尿病视网膜病变和糖尿病神经病变等。

(3)伴发病：2型糖尿病常常与高血压、高脂血症、肥胖症、脂肪肝等同时并存，临床上称为代谢综合征，胰岛素抵抗是它们共同的病理生理基础。

(三)诊断和鉴别诊断

血糖升高是目前诊断糖尿病的主要依据。除非患者出现代谢紊乱和典型的临床症状,否则均需经血糖检查才能得以明确诊断。根据一项大型前瞻性糖尿病临床研究证明,糖尿病是一种进展性疾病,在患者被诊断为糖尿病前的5～10年,其已经存在胰岛β细胞分泌功能的缺陷。因此,根据流行病学的资料,定期健康检查有助于早期、及时发现糖尿病,对高危人群尤为重要。此外,要重视因糖尿病各种并发症和伴发病而就诊的患者及围术期血糖检查。

(1)目前,国际上通用WHO的诊断标准,即糖尿病症状+任意时间血浆葡萄糖水≥11.1 mmol/L(200 mg/dL)。或者是空腹血浆葡萄糖水平>7.0 mmol/L(126 mg/dL),口服葡萄糖耐量试验餐后或糖负荷后2小时血浆葡萄糖水平>11.1 mmol/L(200 mg/dL)。要注意的是,需再测一次予以证实,诊断才成立,糖尿病症状指多尿、烦渴、多饮和难于解释的体重减轻。

(2)儿童糖尿病的诊断标准与成人相同。

(3)妊娠糖尿病诊断标准是指在怀孕期间发生或第一次发现有葡萄糖耐量减低,包括空腹血糖损害、糖耐量减退和糖尿病。目前,欧洲各国仍采用75 g葡萄糖耐量试验(OGTT),诊断标准为一个数值≥5.5 mmol/L(99 mg/dL),或者OGTT后,餐后或糖负荷后2小时血浆葡萄糖水平≥7.8 mmol/L(140 mg/dL)。在第二届国际妊娠糖尿病工作会议上,建议妊娠糖尿病的诊断采用100g葡萄糖负荷试验的结果为依据。其诊断标准为空腹血糖(FPG)水平≥5.8 mmol/L(105 mg/dL);OGTT后,餐后或糖负荷后1小时血浆葡萄糖水平≥10.4 mmol/L(190 mg/dL);OGTT后,餐后或糖负荷后2小时血浆葡萄糖水平≥9.1 mmol/L(165 mg/dL);OGTT后,餐后或糖负荷后3小时血浆葡萄糖水平≥8.0 mmol/L(145 mg/dL)。

(4)糖尿病前期标准OGTT餐后或糖负荷后2小时血浆葡萄糖(2小时PG)为7.8～11.0 mmol/L(140～199 mg/dL)。

(5)空腹血糖受损标准FPG为6.1～6.9 mmol/L(110～125 mg/dL)(2003年11月国际糖尿病专家委员会建议将空腹血糖受损的界值修订为5.6～6.9 mmol/L)。

(6)鉴别诊断分为以下积分方面。①继发性高血糖:发现高血糖后,应排除各种可能引起继发性高血糖的原因,才能诊断为原发性糖尿病。②非糖尿病性尿糖阳性:a.肾性糖尿是指肾小管再吸收糖的能力减低,肾糖阈下降,可以出现尿糖阳性,但血糖及OGTT正常。病理情况可见于某些肾病、范科尼综合征等。

生理条件下见于少数妊娠女性特别在妊娠第3、4个月时可出现暂时性肾糖阈降低。b.滋养性糖尿是指糖尿见于摄入大量碳水化合物后或因吸收太快,使血糖浓度暂时超过肾糖阈而出现糖尿,但空腹血糖和OGTT正常。c.应激性糖尿是指各种应激状态下,如脑出血、上消化道大出血、脑瘤、颅骨骨折、窒息、麻醉时,有时可见暂时性血糖升高伴尿糖阳性,应在随访中予以鉴别。

二、检验诊断

糖尿病的诊断本身并不困难,实验室诊断方法主要是血液中葡萄糖浓度测定和OGTT。糖化血红蛋白、糖化血清蛋白、胰岛素和C肽等检测指标在糖尿病的分类、临床诊断及疗效评估等方面具有重要价值。

(一)一般检验项目

1.血糖

血糖是指血液中的葡萄糖。血糖浓度的相对恒定是血糖来源及去路达到动态平衡的结果。

(1)检测方法:血糖测定的方法按其原理可分为3类。①无机化学方法,基于葡萄糖的还原性进行测定;②有机化学方法,利用糖的羰基与有机试剂反应测糖的浓度;③酶法,包括葡萄糖氧化酶法、己糖激酶法和葡萄糖脱氢酶法。临床上以葡萄糖氧化酶生化分析法(GOD法)和己糖激酶法(HK法)常用。

(2)标本收集和贮存:常采用血浆或血清测定葡萄糖浓度,而大多数床旁检验则采用毛细血管全血。血液离体后,葡萄糖仍可因被血细胞中酶酵解而减少,所以标本采集后应尽快分离测定。当标本白细胞增多或细菌污染时,体外糖酵解速率会增加。无菌血浆葡萄糖浓度在25 ℃可稳定8小时,4 ℃下稳定72小时。若标本中加碘乙酸钠或氟化钠可抑制糖酵解作用,可使血糖在室温下稳定3天。氟化钠通过抑制烯醇化酶防止糖酵解,常与草酸钾一起使用。

(3)参考范围:FPG为3.9～6.1 mmol/L(70～110 mg/dL)。

(4)医学决定水平:FPG≥7.0 mmol/L为糖尿病诊断标准;FPG为6.1～6.9 mmol/L表示空腹血糖受损。

(5)临床应用:①血糖升高是目前诊断糖尿病的主要依据,也是判断糖尿病病情控制情况的主要实验室指标。临床上常测定FPG、2小时血糖、随机血糖和多点血糖,以了解不同时刻血糖控制情况,有助于药物治疗的调整。通常以FPG、2小时血糖和随机血糖作为诊断指标。FPG可反映糖代谢的基础水平,2小时血糖在一定程度上可反映机体对糖的调节能力。②各型糖尿病、颅内压增高、情绪紧张、脱水可使血糖升高。胰岛β细胞增生、肿瘤、严重肝病、饥饿和剧烈运动后血糖可降低。③由于机体活动和摄入食物的时间间隔不同，所以血糖浓度比其他的血液指标波动幅度大。在胰岛素缺乏或高胰岛素血症情况下波动进一步增加。④解释血糖结果时应注意以下两个方面。a.血液标本是否在标准化条件下(空腹8小时后)采集，或是随机、非空腹状态。b.注意采集的标本是静脉血或毛细血管血，空腹毛细血管全血葡萄糖浓度比静脉全血高5%左右。

(6)方法学评价：无机化学方法中的还原糖试剂(如邻甲苯胺)对葡萄糖并无特异性，对醛糖(如葡萄糖、半乳糖、木糖甚至抗坏血酸)均可有反应，且酸性溶液对自动化测定的管道有破坏，故已逐步被淘汰。GOD法特异性较好，操作简便，适用于自动化分析，临床应用最为广泛，基本上不受其他化合物的干扰，轻度溶血、脂血、黄疸、氟化钠、肝素、EDTA和草酸盐等不干扰本法测定。HK法为血糖测定的参考方法，准确度、精密度和特异性均最高。

2.尿糖定性

(1)检测方法：早期筛查试验采用氧化还原法，但易受非葡萄糖还原物的干扰；尿液干化学分析仪尿糖检测大多采用葡萄糖氧化酶法。

(2)标本：新鲜晨尿或随机尿。

(3)参考范围：阴性。

(4)临床应用：①尿糖检测阳性可作为诊断糖尿病的线索，但阴性结果不能排除糖尿病。健康人肾糖阈为8.9～10.0 mmol/L，当血糖水平超过肾糖阈时才会出现尿糖阳性。某些生理和病理情况下，肾糖阈可以降低或升高，将影响尿糖结果的评价。②尿糖检测快速、廉价和无创伤性，适用于大规模样本的筛选。健康人每天尿中排出的葡萄糖不超过100 mg，常规的尿糖定性测不出。若每天尿中葡萄糖排出超过100 mg，则称为糖尿。生理性糖尿为一过性，排除生理因素后可恢复正常。生理性糖尿主要有3种：饮食性糖尿，即在短时间内服用大量糖类，引起血糖浓度过高；应急性糖尿，在脑外伤、脑血管意外、情绪激动和剧烈运动等情况下，可出现暂时性糖尿；妊娠中晚期可见糖尿。病理性糖尿也可分为3种：真性糖尿，即胰岛素分泌相对或绝对不足，使血糖浓度超过肾糖阈；肾性糖尿，即肾小管对葡萄糖的重吸收功能减退，或新生儿近曲小管功能发育未成熟也能出现糖尿；其他疾病，如甲亢、肢端肥大症、嗜铬细胞瘤和库欣综合征等都可使血糖浓度高过肾糖阈而出现糖尿。

(5)方法学评价：随着尿液分析仪的普及，尿糖测定简便易行，但干化学法在测定过程中易受以下一些因素的干扰。①由于干化学法中含有氧化还原反应，当尿液中含有还原性物质(维生素 C 和水杨酸盐等)时,可使测试结果偏低甚至出现假阴性;②抗生素对班氏法尿糖测定有影响,而对干化学法的测试结果无影响;③尿液存放时间过长,尿糖被细菌分解浓度下降;④尿酮体浓度过高可引起假阴性;左旋多巴代谢产物会对测试反应产生抑制作用,使结果偏低或出现假阴性;⑤本法测定的结果与温度及时间有关,应在规定的温度和时间内测定。

3.糖化血红蛋白(GHb)

血液中己糖(主要是葡萄糖)可与蛋白质发生缓慢的不可逆非酶促反应,形成糖基化蛋白。若葡萄糖与血红蛋白结合,即血红蛋白被糖基化,形成糖化血红蛋白 A1c(GHbA1c)。当血液中葡萄糖浓度较高时,所形成的 GHbA1c 含量也会相对较高。

(1)检测方法:亲和柱层析法、阳离子交换柱层析法、高效液相层析法(HPLC)法和胶乳免疫凝集法。结果以 GHb 占总血红蛋白的百分比表示。

(2)标本:EDTA 或肝素抗凝全血。

(3)参考范围:目前,国内 GHbA1c 测定以亲和柱层析法最为常用,参考范围为 4.0%~6.0%,且随年龄有一定增加。不同检测方法参考范围不同,最好建立本实验室的参考范围。

(4)临床应用与评价:GHb 的形成是不可逆的,其浓度与红细胞寿命和该时期内血糖的平均浓度有关,不受葡萄糖波动的影响,也不受运动或食物的影响。人体内红细胞的寿命一般为 120 天,在细胞死亡前,血液中 GHb 含量也会保持相对不变。GHbA1c 含量能反映患者过去 2~3 个月的血糖水平,可作为糖尿病长期控制及病情观察的评估或监测指标。因此,每 3 个月复查 GHbA1c 水平能够为评价糖尿病治疗模式提供有用的信息。需注意的是,GHbA1c 不能鉴定糖尿病前期阶段,对贫血、血红蛋白病及尿毒症不能反映其真正的血糖水平。美国糖尿病协会的糖尿病诊疗标准已把 GHbA1c 作为糖尿病诊断标准之一,国际专家委员会也推荐将 GHbA1c 检测结果(≥6.5%)作为糖尿病的重要诊断依据,目前我国正进行积极推广和论证。

4.糖化血清蛋白(GSP)

血中葡萄糖不仅能与 Hb 发生非酶促反应生成 GHbA1c,而且也能与血清蛋白及其他蛋白质在结构末端的氨基上发生非酶促反应,生成高分子酮胺结构即 GSP,其结构类似果糖胺。

(1)检测方法:比色法和酶法。

(2)标本:血清或血浆。

(3)参考范围:1.65～2.15 mmol/L,不同检测方法参考范围不同,应建立本实验室的参考范围。

(4)临床应用与评价:由于血清蛋白半衰期短(清蛋白 19 天,球蛋白 18 天),因此,GSP 可作为糖尿病患者近 2～3 周内血糖控制情况的监测指标及临床治疗方案选择的依据。GSP 含量与 FPG 和 GHbA1c 呈显著正相关,其升降幅度先于 GH-bA1c。因此,血清 GSP 测定对判断糖尿病的短期疗效、及时选用合理的治疗方案比 GHbA1c 更有用,克服了血糖测定易受生理因素影响和 GHb 敏感度较低的不足。由于 GHbA1c 和 GSP 反映不同时期血糖的控制情况,故两者只能互为补充而不能互相代替。另外,血清 GSP 水平与 C 肽呈负相关,可作为胰岛素治疗糖尿病的病情监测指标。

5.1,5-脱水山梨醇(1,5-AG)

人体 1,5-AG 主要通过食物摄取与肾脏排泄,与葡萄糖结构类似,属于多元醇的葡萄糖同型物,其含量在多元醇糖类物质中仅次于葡萄糖。

(1)检测方法:液相色谱法(GC)、气相色谱-质谱仪测定法(GC-MS)、高效液相层析法(HPLC)和酶反应比色法。

(2)标本:血清或血浆。

(3)参考范围:>13 mg/L,不同检测方法参考范围不同,应建立本实验室的参考范围。

(4)临床应用与评价:①1,5-AG 可作为糖尿病的筛选和辅助诊断指标。糖尿病患者血清 1,5-AG 水平明显降低,且与血糖、HbA1c 均呈明显的负相关。②可用于糖尿病疗效评估。由于 HbA1c 同血糖变化相比,其值改变不敏感,并且仅能反映糖尿病患者既往 1～2 个月血糖的变化,对临床疗效的指导作用低。而 1,5-AG 的改变更敏感和变化范围更大,且不受进食、年龄、性别等因素的影响,可反映所测当时的血糖值。1,5-AG 和 HbA1c 两项指标结合起来检测可以提供不同阶段和更准确的血糖情况。

6.胰岛素和 C-肽

胰岛素和 C-肽是评价胰岛 β 细胞功能的有用指标,能准确反映胰岛 β 细胞的分泌功能。

(1)检测方法:RIA 和化学发光免疫分析。

(2)标本:血清或血浆。室温下可保存 5 小时,4 ℃保存 1 周,－20 ℃可保存 3 个月。

(3)参考范围:空腹血清胰岛素为 5～25 mU/L;血清 C 肽为 0.25～0.6 nmol/L。

(4)临床应用与评价：胰岛β细胞合成的胰岛素原被分解为胰岛素和31个氨基酸的C肽(分子量为3 600)。胰岛素和C肽以等摩尔数分泌进入血液循环。血清胰岛素水平可反映胰岛β细胞胰岛素的分泌率，以及肝、周围组织对胰岛素的利用率。由于C肽在肝内代谢慢，半衰期为30～40分钟，比胰岛素半衰期长10倍，生物学上无活性，大部分进入血液循环。因此，C肽测定对评价胰岛β细胞的分泌比测定胰岛素更有价值。胰岛素测定主要用于以下几个方面，即对空腹低血糖患者进行评估，明确需胰岛素治疗的糖尿病患者，评估2型糖尿病患者的病情状况，测定血胰岛素浓度和胰岛素抗体来评估胰岛素抵抗。C肽测定主要用于以下几个方面。①评估空腹低血糖，某些β细胞瘤患者，特别是当间歇性胰岛素分泌过多时，胰岛素水平正常但C肽浓度高。胰岛素注射所致的低血糖，血胰岛素水平高而C肽降低，这是由于C肽不存在于药用胰岛素中，且外源性胰岛素会抑制β细胞分泌功能。②评估胰岛素分泌，基础或刺激性(通过胰高血糖素或葡萄糖)C肽水平可评价患者胰岛素分泌能力和分泌速度。③1型糖尿病患者血C肽水平极低，而2型糖尿病患者血C肽水平可作为是否应用胰岛素治疗的指标。

(5)方法学法评价：抗胰岛素抗体与胰岛素原有部分交叉，但与C肽无交叉反应。胰岛细胞瘤和某些糖尿病患者，可能存在高浓度胰岛素原，导致直接测定血浆胰岛素实际浓度偏高。由于肝脏的代谢可以忽略，与外周血胰岛素浓度相比，C肽水平可更好地反映胰岛β细胞功能。另外，C肽测定不受外源性胰岛素干扰且不与胰岛素抗体反应。

7.动态血糖检测系统(CGMS)

严格的血糖监测是控制血糖的前提，但传统的血糖监测只是间断单点采血，不能反映整体病情，特别是对糖尿病初发阶段、夜间低血糖、不易控制的糖尿病等，单点采血提供的信息有限，且反复采血给患者带来诸多不便。新型血糖记录分析系统CGMS可以很好地解决上述问题，更加全面了解血糖变化、更好地指导治疗。

(1)工作原理：CGMS是由葡萄糖感应器、血糖记录器、信息提取器和分析软件等部分组成。感应器由半透膜、葡萄糖氧化酶和微电极组成，将其埋入受检者腹部脐周皮下，通过与皮下组织间液中的葡萄糖发生化学反应，产生电信号，记录器通过线缆每10秒接受1次电信号，每5分钟将获得的平均值转换成血糖值储存起来，每天可储存288个血糖值。受检者佩戴记录器72小时，期间每天至少输入4次指血血糖值进行校正，并输入影响血糖波动的事件，如进餐、运动、降糖药物使用及低血糖反应,3 天拔出探头,经信息提取器将数据下载到计算机,用专门的分析软件进行数据分析,得到血糖图和统计值,即可获得患者 3 天内血糖连续动态变化的完整资料,其中包括血糖的波动曲线、血糖超出预设值范围所占的比例、各事件与血糖的关系等。由于所得信息直观、详实,在临床实践中有很高的应用价值。

(2)临床应用:①用于监测无症状性低血糖。低血糖症是糖尿病患者在治疗过程中常见的并发症之一,反复的低血糖-高血糖恶性循环促使糖尿病大血管和微血管病变进程加速。②指导临床用药,提高治疗效果。糖尿病的治疗效果要靠监测血糖情况进行评估,CGMS 可以提供如血糖波动、高于和低于目标值的血糖信息,使医患双方随时知晓患者血糖情况,有助于互相配合调整治疗,获得更好的效果。③监测特殊患者血糖动态变化,改善预后。儿童糖尿病患者经每天多次胰岛素注射或胰岛素泵等强化治疗,使其血糖波动大、低血糖症不易被发现,需要 CGMS 实时监测血糖,防止严重低血糖发生。妊娠期糖尿病患者因处于特殊的生理状态,需要在治疗糖尿病过程中慎重选择治疗方案,CGMS 能够发现常规血糖监测所忽略的高血糖和夜间低血糖事件。

(3)方法学评价:CGMS 面临的最大难题是单点血糖值准确性欠佳。一般检测 CGMS 准确性的方法是以血浆葡萄糖为参考值。国际标准化组织(ISO)规定,仪器所测得的单点血糖值允许的误差范围是<0.83 mmol/L(当参考值≤4.16mmol/L 时)或<20%(当参考值>4.16 mmol/L 时)。

总之,作为新型的血糖监测系统,CGMS 能够全面详细地显示血糖变化情况,为制订更合理有效的糖尿病防治策略提供科学依据。另外,研究人员正努力把 CGMS 和胰岛素泵结合起来,使血糖仪通过所测血糖值自动调节泵的输注速度,成为真正意义上的“人工胰岛”。

(二)其他检验项目

糖尿病作为慢性疾病,在长期的病程中,患者会不可避免出现急、慢性并发症。根据并发症的情况,应定期选择做以下有关检查。

1.酮体

酮体由乙酰乙酸、β-羟丁酸和丙酮组成。脂肪酸经过一系列 β 氧化后产生乙酰辅酶 A,在肝脏内 2 分子乙酰辅酶 A 可缩合成乙酰乙酸,后者可被还原成β-羟丁酸或脱羧成丙酮。

(1)检测方法:硝普盐半定量试验。乙酰乙酸和丙酮与硝普盐(亚硝基铁氰化钠)在碱性条件下生成紫色化合物。尿液标本大多于尿液干化学分析仪上检测。

(2)标本:尿液或血清。

(3)参考范围:尿液为阴性;血清为阴性(<5 mmol/L)。

(4)临床应用:血、尿酮体测定主要用于监测 DKA。对于未得到控制的糖尿病患者,由于其胰岛素缺乏,导致酯化作用减弱而脂解作用增强,使血浆中游离脂肪酸增加。胰高血糖素/胰岛素增加使得脂肪酸在肝脏中的氧化作用增强,肝脏酮体生成增加而在外周组织中的代谢减少,导致血液中乙酰乙酸堆积。酮体阳性也可见于饥饿、剧烈运动和营养不良等。

(5)方法学评价:目前大多数尿酮体试验仅检测乙酰乙酸和丙酮。这可能导致检测结果与病情不相符,即在酮症酸中毒发生初期,乙酰乙酸尚无变化,β-羟丁酸可明显升高,此时测定尿酮体可能仅呈弱阳性;当治疗后,β-羟丁酸转变为乙酰乙酸,临床却表现为酮症加重。对于糖尿病酮症酸中毒,血酮体的定量检测比尿酮体更为准确。虽然尿酮体排泄并不总是与血酮体浓度成比例,但由于尿酮体检测较方便,它已广泛用于1型糖尿病患者的病情监测。由于乙酰乙酸受热易分解成丙酮挥发,故标本应及时送检。

2.β-羟丁酸

酮体中β-羟丁酸约占78%,其主要用于糖尿病酮症的诊断和治疗监测。

(1)检测方法:β-羟丁酸脱氢酶法。

(2)标本:血清。

(3)参考范围:<0.27 mmol/L。

(4)临床应用:血β-羟丁酸升高多见于糖尿病酮症酸中毒。在糖尿病酮症发生早期,β-羟丁酸就明显升高,而乙酰乙酸基本不变;酮症恢复期,β-羟丁酸迅速下降,而乙酰乙酸在一定时间内仍保持升高或下降缓慢。因此,β-羟丁酸测定在糖尿病酮症的诊断、治疗、监测中比乙酰乙酸敏感。

3.乳酸

乳酸是葡萄糖无氧代谢的终产物,并可进一步利用。乳酸循环是指葡萄糖在外周组织转化为乳酸,而乳酸在肝脏中又转化为葡萄糖。

(1)检测方法:化学法、酶法、气相色谱法和电化学法等。

(2)标本:全血或血浆。

(3)参考范围:空腹安静状态下,静脉全血乳酸含量为0.5~1.7 mmol/L,血浆乳酸含量<2.4 mmol/L。

(4)临床应用:血中乳酸浓度反映组织中乳酸合成和代谢的关系。2型糖尿病患者常有轻微的高乳酸血症，这可能与乳酸的氧化缺陷有关。2型糖尿病服用双胍类降糖药后常引起乳酸增高，尤其是苯乙双胍常诱发致死性乳酸酸中毒。乳酸增高还见于激烈运动后及组织缺氧疾病如休克、心功能不全、一氧化碳中毒、肝功能不全、严重贫血和白血病等所致乳酸酸中毒。乳酸酸中毒没有可接受的浓度标准，但一般认为，乳酸>5 mmol/L 及 pH<7.25 时，提示有明显的乳酸酸中毒。

(5)方法学评价：剧烈运动时，乳酸浓度可在短时间内明显增加。因此，标本应在空腹和完全静息状态下采集，避免手臂的活动，以使血中乳酸浓度达稳态。最好不使用压脉带；或穿刺入血管后即将压脉带松开，让血液循环几分钟再采样。如用血浆标本，需在试管中加 NaF(10 mg/mL 血)和草酸钾(2 mg/mL)血抑制糖酵解。

4.血气分析

血气分析仪能快速、准确地测定血中 O_2、CO_2 和 pH，常用于糖尿病病情监测。标本为肝素化的动脉全血。当糖尿病合并酮症酸中毒、乳酸性酸中毒时，因产生酮体、乳酸等而使有机酸水平升高，pH 下降(pH < 7.35，$cHCO_3^-$ <22 mmol/L)。

5.血浆渗透压

血浆渗透压是反映溶解在血浆中具有渗透作用的溶质颗粒(分子或离子等)数量的一种指标。血浆中主要渗透物质是 Na^+、Cl^-、葡萄糖和尿素。当糖尿病合并高血糖高渗性综合征时，血浆渗透压升高，可用于病情、疗效的监测。

6.电解质

电解质包括 Na^+、K^+、Cl^- 等，标本可为血清、血浆或全血。但是，在血清与血浆之间或动脉血与静脉血之间的参考范围有一定差异，特别是血清与血浆 K^+ 含量之间的差异被认为是有临床意义的。用血浆或全血测定时，应使用肝素锂或铵盐抗凝。测血 K^+ 时，标本一定不能溶血，轻微溶血就可引起血 K^+ 升高 3%。当糖尿病合并急性并发症时，常出现电解质代谢紊乱，如血 Na^+、Cl^- 降低，血 K^+ 早期正常或偏低，少尿时血 K^+ 可升高；糖尿病患者长期药物治疗时，应定期监测血电解质水平。

7.血脂

糖尿病患者不仅存在糖代谢紊乱，还存在脂质代谢紊乱。如高胆固醇血症、高甘油三酯血症、高 LDL-C 血症和低 HDL-C 血症等血脂异常。由此提示，在糖尿病并发症的预防中，要关注血脂水平，早期予以调脂治疗，防止动脉粥样硬化的发生发展。在DKA早期，游离脂肪酸常显著升高，约为正常上限的4倍，TG和TC也明显升高。

8.肝、肾功能

药物一般都经肝脏和肾脏代谢和排泄。给予糖尿病患者不同的药物进行治疗时，应考虑其自身肝、肾功能状态。例如，肾功能受损时，一般可选用经胆道排泄的药物；而严重肝、肾功能不全时需慎用药物，可选用胰岛素治疗。

(三)糖尿病肾病的早期诊断指标

糖尿病肾病是糖尿病最常见的慢性并发症，是糖尿病致残、致死的重要原因之一。DN早期症状不明显，一旦发展到临床蛋白尿期，肾小球滤过率呈进行性下降，其病理损害便不可逆转。因此，DN的早期诊断尤为重要。部分实验室指标，如尿液中相应物质，特别是一些小分子量蛋白的检测，在筛查DN早期肾损伤中有着重要价值。

1.尿蛋白

尿蛋白检测是肾脏疾病诊断常用的粗筛试验。尿液干化学分析法为尿蛋白常用的定性方法，该法简便、快速，对清蛋白敏感。根据不同阳性程度可估算尿中蛋白质的含量。24小时尿蛋白定量检测则能更准确地反映每天排泄的尿蛋白量。通过定量检测可将蛋白尿分为：轻度蛋白尿(＜1 g/d)、中度蛋白尿(1～3.5 g/d)和重度蛋白尿(＞3.5 g/d)。

2.尿微量清蛋白(mAlb)

尿mAlb是肾小球损伤的重要标记物，也是糖尿病早期肾损害的敏感指标。尿mAlb可用放射免疫法(RIA)或免疫透射(散射)比浊法测定。尿mAlb正常排泄率为15～20 mg/min，参考范围为＜20 mg/L、20 mg/gCr或＜30 mg/24 h。由于1天内尿mAlb的排出并非持续和均匀，诊断时最好留取24小时尿，并除外尿mAlb排出增加的其他因素如肾炎、泌尿系统感染、原发性高血压、心力衰竭、运动等的影响。

3.尿转铁蛋白(TRf)

TRf是肾小球损伤的标记物。有学者认为，TRf尿是糖尿病微血管并发症较好的预报指标，比尿mAlb更早期地反映糖尿病肾小球损伤。TRf可用RIA或免疫比浊法测定。参考范围为0.2～1.2 mg/L，或0.1～1.9 mg/gCr。

4.尿N-乙酰-β-D-氨基葡萄糖苷酶(NAG)

NAG是体内一种重要的溶酶体水解酶。肾脏是储存NAG的重要器官，在近曲小管上皮细胞含量较高。在正常情况下，NAG不能由肾小球滤过；但在糖尿病肾病早期，由于肾实质受到一定程度的损害，细胞溶酶体被激活，尿 NAG 升高。有学者认为，在糖尿病肾病早期，尿 NAG 升高比 mAlb 出现得更早，mAlb 和 NAG 均可作为早期发现和监测糖尿病肾病的常规指标。尿 NAG 采用发色底物比色法测定。参考范围为<6.2 U/L，或<16.1 U/gCr。

5.尿 β_2 微球蛋白(β_2-MG)

β_2-MG 是一种低分子质量的蛋白质，为肾小管损伤的标记物。人体内 β_2-MG浓度相当稳定，容易通过肾小球滤膜，但 99%由近曲小管以胞饮的形式吸收，并被溶酶体酶降解，只有少量由尿排到体外。尿 β_2-MG 可用 RIA 或胶乳强化免疫比浊法测定。参考范围为<0.3 mg/L，或<0.2 mg/gCr。β_2-MG 在酸性尿液(pH<6)中很不稳定，在 pH 为 4 的尿液中 4 ℃保存 24 小时后仅保留 85.7%的活性。

6.尿 α_1 微球蛋白(α_1-MG)

α_1-MG 分子量较 β_2-MG 略大，分子量为 30 000。该蛋白较易通过肾小球滤过膜，且大部分被近曲小管重吸收和分解。在正常情况下，α_1-MG 产生较恒定，尿中排泄量稳定。但在糖尿病肾病早期，近端肾小管上皮细胞受损时，影响 α_1-MG重吸收，尿中 α_1-MG 含量升高。尿 α_1-MG 可作为能较早反映近端肾小管损伤的标志物，并且不易受尿液酸碱度的影响。尿 α_1-MG 稳定性比 α_1-MG 好，在室温下保存 4 天仍能保留 86.4%的活性，尿 α_1-MG 测定方法为 RIA 或免疫比浊法。目前，α_1-MG 已逐渐取代 β_2-MG，成为低分子量蛋白的首选指标。参考范围为<12 mg/L，或<20 mg/24 h。

7.尿视黄醇结合蛋白(RBP)

RBP 是一种分子量为 21 000 的低分子蛋白质，为肾小管损伤标记物。RBP 在肾小球滤过并在肾近曲小管重吸收而分解。正常尿液 RBP 排出量少，但在肾近曲小管受损时，尿 RBP 排出量迅速增加。尿 RBP 的检测方法为免疫比浊法，参考范围为<0.5 mg/L。

8.血清胱抑素 C(CysC)

CysC 是一种分子量为 13 359 的半胱氨酸蛋白酶抑制剂，由有核细胞产生，其生产率及血清浓度很稳定，能在近段小管重吸收后完全分解代谢，排出量只受肾小球滤过率(GFR)的影响，而不受炎症反应和生理因素的影响，可作为反映肾小球滤过率的一种理想内源性指标；特别是在反映肾小球早期病变时，有较高的灵敏度，可作为肾功能轻微受损和糖尿病肾病早期的诊断依据。在早期糖尿病肾病时，GFR 下降，CysC 升高。血清 CysC 的检测方法为免疫比浊法，参考范围为 0.6～1.4 mg/L。

(四)功能试验

1.OGTT

OGTT 是一种葡萄糖负荷试验,可作为糖尿病诊断的金标准,但因操作不便且结果易受某些因素影响,故不推荐作为诊断糖尿病的常规项目。只有在怀疑糖尿病,但缺乏糖尿病症状,且空腹血糖、任意血糖检查不能做出诊断时,或对糖尿病诊断存有疑问或需要排除时,可做此检查。

(1)患者准备:保持正常饮食习惯至少 3 天(每天至少摄入 150 g 碳水化合物),同时停服干扰试验的药物;继续正常的体育活动,排除卧床休息或过度的体育活动;受试前 1 天晚餐后禁食。

(2)检查指征:①诊断妊娠糖尿病;②诊断糖尿病前期;③有无法解释的肾病、神经病变或视网膜病变,其随机血糖<7.8 mmol/L;④人群筛查,以获取流行病学数据;⑤糖尿病家族史。

(3)试验方法:应严格按 WHO 推荐的方法执行。对非妊娠成人,推荐葡萄糖负载量为 75 g;儿童 1.75 g/kg 体重,但总量不超过 75 g。用 150 mL 水溶解后在 5 分钟内服完;分别于空腹及服糖后 0.5、1、2、3 小时各取一次静脉血测定血糖,试验期间,每小时收集尿液标本 1 次,用于尿糖测定。

(4)参考范围:正常糖耐量 FPG<6.1 mmol/L,服糖后 0.5～1.0 小时血糖达到高峰(<10 mmol/L),2 小时血糖<7.8 mmol/L,每次尿糖定性试验结果均为阴性。

(5)医学决定水平:2 小时血糖在 7.8～11.0 mmol/L 为糖尿病前期;2 小时血糖≥11.1mmol/L为糖尿病。

(6)临床应用与评价:OGTT 可反映近期体内糖代谢情况,但在糖尿病的诊断上并非必需,因此不推荐临床常规应用,临床上对糖尿病的诊断首先推荐 FPG 的测定。虽然 OGTT 比空腹血糖灵敏,但有很多因素会影响 OGTT 而导致其重复性差,如年龄、饮食、劳动、应激、药物、胃肠功能、标本采集和血糖测定方法等。除非第一次 OGTT 结果明显异常,否则就应该在不同时间进行两次 OGTT 测定以判断结果是否异常。

2.妊娠期 OGTT

妊娠期糖尿病是一种暂时状态,孕妇不能产生足够的胰岛素使血糖水平保持正常,血糖升高可致巨大儿,易发生新生儿骨折和呼吸疾病,母亲则易发生难产。妊娠期糖尿病的早期筛查有助于降低母婴并发症,临床上应在妊娠第 24～

28周时进行筛查。国内多采用50 g葡萄糖筛查方法，即孕妇随机口服50 g葡萄糖溶液，在5分钟内服完。1小时后抽取静脉血进行血糖检测，血糖≥7.8 mmol/L的孕妇为50g葡萄糖筛查阳性，建议再做OGTT。若OGTT结果中有任何2项超过正常值，可诊断为妊娠期糖尿病。仅1项高于正常值，则诊断为糖耐量受损。

3.可的松OGTT

糖皮质激素可促进蛋白质分解，增加糖异生，并能抑制外周组织对葡萄糖的利用，使血糖升高。因此，在做OGTT之前加服外源糖皮质激素，进一步增加胰岛β细胞的负荷，可协助早期糖尿病的诊断。该方法适用于疑似糖尿病前期但OGTT正常者，或用于糖尿病患者的家族调查。方法：分别于OGTT前8.5和2小时服可的松50 mg或泼尼松10 mg，使患者处于应激状态，然后口服葡萄糖75 g，观察患者对葡萄糖的反应。所给予的可的松剂量在健康人不会引起血糖的较大变化，而糖尿病患者对葡萄糖的反应往往降低。健康人试验后，其空腹血糖应<6.7 mmol/L，1小时和2小时PG分别<10.0 mmol/L和<7.8mmol。糖耐量减低者试验后，空腹血糖<6.7 mmol/L，而1小时和2小时PG可分别达11.0 mmol/L和7.8～11.0 mmol/L。该试验在无糖尿病家族史人群中的阳性率为3%，在有家族史但无糖尿病症状人群中的阳性率为25%，在可能为糖尿病患者中的阳性率可高达88%。OGTT呈阳性者不宜进行此试验，有不宜口服肾上腺皮质激素或肾上腺功能亢进者禁做此试验。

4.静脉OGTT

对于胃肠功能吸收异常，或有胃肠疾病者，如胃手术后因胃肠吻合而致吸收过快或由于慢性腹泻影响胃肠的吸收等各种情况，口服OGTT已不合适，这时可采用静脉OGTT。方法：用25%或50%葡萄糖注射液，0.5 g/kg体重，在2～4分钟内静脉推注完毕。从开始注射时计算，每30分钟采血一次，共2～3小时。健康人在2小时内血糖下降至正常范围，若2小时后血糖超过正常值，表示有糖耐量减低。

5.胰岛素和C-肽释放试验

糖尿病患者血糖升高的主要原因是胰岛素的绝对或相对不足，通过测定高血糖刺激下胰岛素和C-肽的释放可进一步了解胰岛β细胞的功能。

(1)试验准备：同OGTT，分别于空腹及服糖后0.5、1、2、3小时各取一次静脉血测定胰岛素和C-肽。

(2)检测方法：RIA和化学发光分析。

(3)标本:血清或血浆。

(4)参考范围:正常空腹血清胰岛素浓度为 5～25 mU/L,C 肽浓度为 0.7～2.0 μg/L。糖负荷后,胰岛素峰值在 0.5～1.0 小时出现,水平为基础值的 5～10 倍,2 小时<30 mU/L,3 小时降至空腹水平;C 肽峰值出现的时间与胰岛素基本一致(0.5～1.0 小时),一般为基础值的 5～6 倍,3 小时降至空腹水平。

(5)临床应用:胰岛素和 C-肽释放试验有助于糖尿病的诊断、分型与治疗。1 型糖尿病患者胰岛素和 C-肽分泌低下,甚至测不到,糖负荷或饭后无释放高峰;2 型糖尿病患者空腹胰岛素和 C-肽水平可以降低、正常或升高,负荷试验后,其释放峰值延迟,重者也可无释放峰值。该试验常与 OGTT 同时测定。

(五)特殊检验项目

1.谷氨酸脱羧酶抗体(GADA)

谷氨酸脱羧酶(GAD)是人及动物体内抑制神经递质 γ-氨基丁酸的合成酶。1 型糖尿病是通过自身抗原介导的免疫反应引起胰岛 β 细胞破坏的自身免疫性疾病,GAD 是关键的始动靶抗原,因此 GADA 是 1 型糖尿病前期特异性较强的免疫指标。

(1)检测方法:ELISA。

(2)标本:血清或血浆。

(3)参考范围:阴性。

(4)临床应用:①1 型糖尿病的预测、诊断和治疗的指标;②从 2 型糖尿病患者中鉴别迟发型 1 型糖尿病,此类患者常出现 GADA 的高水平,并稳定维持,可考虑早期干预治疗;③作为普查手段,以发现 1 型糖尿病的高危人群和个体;④在新诊断的 1 型糖尿病患者中,GADA 阳性率为 75%～90%,在病程长的糖尿病患者中阳性率仍可达 60%～80%。

2.胰岛细胞自身抗体(ICA)

ICA 为抗胰岛 β 细胞所有抗体的总称。Battzo 最先建立起间接免疫荧光法检测胰岛 β 细胞抗体,他采用 O 型人的胰腺切片,以异硫氰酸荧光素等标记的第二抗体进行检测,具有较好的重复性。

(1)检测方法:间接免疫荧光法和 ELISA。

(2)标本:血清或血浆。

(3)参考范围:阴性。

(4)临床应用:ICA 阳性可预示胰岛 β 细胞的自身免疫损伤,可作为糖尿病的高危指标。其高水平持续阳性或在儿童中阳性,对 1 型糖尿病具有较高的预测率。普通非糖尿病患者 ICA 阳性率小于 3%，而新诊断的 1 型糖尿病患者 ICA 阳性率可达 60%～90%。ICA 在 1 型糖尿病一级亲属中检出率明显高于一般人群，且 ICA 检出与随后 1 型糖尿病的发生危险性相关。ICA 阳性率随糖尿病病程的延长而降低。

3.酪氨酸磷酸 IA2 自身抗体(IA-2A)

是针对 IA2 即蛋白酪氨酸磷酸化酶的自身抗体。

(1)检测方法：ELISA。

(2)标本：血清或血浆。

(3)参考范围：阴性。

(4)临床应用：50%～70%的 1 型糖尿病或者发病前的患者可检测到IA-2A，通常发病年龄小且起病较快的患者检出率高。该抗体也可以在一些 ICA 抗体阳性但 GADA 抗体阴性的患者中发现。因此，它是一个独立的糖尿病诊断标志物。

4.胰岛素自身抗体(IAA)

IAA 有两种，一种与糖尿病发病有关，在糖尿病发病之前就存在，属自身免疫抗体；另一种是糖尿病发生以后，使用了外源性胰岛素产生的抗体。

(1)检测方法：ELISA。

(2)标本：血清或血浆。

(3)参考范围：阴性。

(4)临床应用：胰岛素治疗的糖尿病患者组 IAA 水平高于未用胰岛素治疗的糖尿病患者组；1 型糖尿病组高于 2 型糖尿病组。1 型糖尿病患者阳性率可达 18%～34%，低水平的 IAA 很少有临床意义。单独测定 IAA 意义不大，与前述指标联合检测，可增加 ICA 对 1 型糖尿病的预测程度。

5.胰岛素抵抗的实验室检测

(1)葡萄糖钳夹技术(clamp)：胰岛素抵抗对 2 型糖尿病的发生有重要的作用。目前，衡量胰岛素抵抗的指标有很多，通过正常血糖高胰岛素钳夹技术计算葡萄糖代谢率(M)是当今公认的测定机体外周组织对胰岛素的敏感性，即测定机体胰岛素抵抗的金标准。这一技术由 DeFronzo 于 1979 年创立，在国外已开展 20 余年，我国从 2000 年开始应用这一技术。①检查指征为，家系中有 2 型糖尿病的直系亲属，但本人血糖正常，作为 2 型糖尿病的高危人群测定有无早期胰岛素抵抗。绝经前后肥胖女性胰岛素的敏感性。单纯性肥胖患者、2 型糖尿病及糖耐量异常患者。②原理为通过给予外源性胰岛素，使机体处于高胰岛素状态而抑制内源性葡萄糖的产生，同时输注葡萄糖使血糖浓度维持在基础水平，以阻断胰岛β细胞和胰岛素依赖组织间的反馈调节达到外源性胰岛素与葡萄糖代谢的平衡。在这种状态下，可完全抑制肝糖原输出和内源性胰岛素分泌，这时葡萄糖输注率等于外源性胰岛素介导的机体葡萄糖代谢率，葡萄糖输注率越小，机体胰岛素抵抗越严重，从而确定研究对象是否存在胰岛素抵抗及抵抗程度。③试验方法为检查前 48 小时，患者正常热量平衡饮食 7 560 kJ/d，碳水化合物占总热量的 55%，蛋白质占 15%，脂肪占 30%，不饮酒。试验前 1 天 20:00 后禁食，糖尿病患者停药 3 小时。于检查当天早晨 8:00 开始用电子泵以一定速度静脉滴注胰岛素。检查前 10 分钟(T0 至 T10)胰岛素输注速度为 2 mU/(kg·min)，随后 110 分钟以 1 mU/(kg·min)速度持续滴注。目的是获得浓度接近于 100 μU/mL(±10%)的血胰岛素水平平台。分别于滴注胰岛素前 20、10 分钟和滴注开始即刻测血糖，以其平均值作为血糖的基础值。通过一个滴速泵静脉滴注葡萄糖液，于滴注的第 4 分钟开始，以 2 mg/(kg·min)的速度持续滴注6 分钟(T4 到 T10)。从 T10 开始，每 5 分钟测血糖 1 次，历时 120 分钟。再根据 DeFronzo 所述方程式计算出下次应该输注葡萄糖的滴速，以维持血糖于满意的范围(基础血糖值±10%)。葡萄糖代谢率(M)单位为 mg/(kg·min)，计算公式为钳夹试验最后 40 分钟内每分钟每公斤体重的葡萄糖输注量+(G80−G120)×0.062 5，其中 G80 和 G120 分别为 T80 和 T120 时点的血糖水平。④血糖高胰岛素钳夹技术是由一定剂量胰岛素输注和变化剂量输注葡萄糖组成的阻断内源性葡萄糖-胰岛素反馈，测定组织对外源性胰岛素敏感性的方法。这是目前世界公认的评价胰岛素抵抗的金标准。它设计合理，排除了体内许多难控制的干扰因素对评价胰岛素抵抗的影响，但由于其价格昂贵、测定费时，极大地限制了此项技术的推广和使用，使其不能成为大量病例研究尤其是流行病学研究的实用技术。

(2)HOMA 模型：稳态模式评估法由 Mattheus 等提出，是目前国际上公认的一个简单而又较理想的评估胰岛素敏感性的方法。HOMA 模型是基于血糖和胰岛素在不同器官(包括胰腺、肝和周围组织)的相互影响而建立的数学模型，该模型仅用空腹血糖和空腹胰岛素值就能评估机体的胰岛素抵抗(IR)和胰岛素敏感性(IS)，公式为 IR=FINS/22.5e−lnFPG，IS=20×FINS/(FPG−3.5)，其中胰岛素单位为 μU/mL，葡萄糖为 mmol/L。HOMA 模型因仅涉及空腹状态下血糖和胰岛素值，操作简单、价格便宜，对患者几乎无损伤而受广泛欢迎。临床应用及评价有以下几个方面。①在病例较多的情况下，HOMA 模型与 Clamp

测定结果有很好相关性;②HOMA 模型中 IR 对数转换值比原始值更可靠;③HOMA模型中 IS 的缺点是使一部分患者的胰岛 β 细胞功能被评定为“负值”。

(3)胰岛素敏感指数:ISI 是 1993 年我国中日友好医院李光伟等教授与美国 DrpeterH.Bennett 共同提出的,即由空腹血糖与空腹血浆胰岛素乘积的倒数——1/(FPG×FINS)作为胰岛素敏感性指数。这是因为胰岛素是唯一的负性调整血糖的激素,血糖调节的另一个重要因素是靶组织的胰岛素敏感性,在清晨空腹状态下血糖、胰岛素和组织的胰岛素敏感性三者达到一个基本稳定平衡。本指数的使用也有某些限制,它不适用于原胰岛素结构不正常或 β 细胞分泌胰岛素功能极差的病例,这是由于这些病例清晨血糖、血浆胰岛素和组织胰岛素敏感性之间并未达到稳定的平衡。本方法测试结果与 Clamp 的结果相似,是一个简单、能粗略地评估 IR 的方法,较适合用于人群 IR 的流行病学调查工作。

(六)分子生物学检测

无论是 1 型还是 2 型糖尿病都有明显的遗传倾向,只是 2 型糖尿病的遗传因素明显高于 1 型糖尿病。1 型糖尿病与*HLA* 基因多态性有关。2 型糖尿病与胰岛素基因、胰岛素受体基因、葡萄糖溶酶基因和线粒体基因有关。用于糖尿病基因检测的技术有 PCR-限制性片段长度多态性分析(PCR-RFLP)、序列特异性寡核苷酸探针(SSOP)、等位基因特异性寡核苷酸探针(ASOP)、单链构象多态性分析(SSCP)、序列特异性引物分析(SSP)、单核苷酸多态性分析法(SNP)、直接测序法、反向斑点杂交法和变性高效液相层析法(DHPLC)等基因分析技术。

1.*HLA* 基因

HLA 基因位于人类第 6 号染色体短臂(6p21.3),全长 3 600 kb,具有高度多态性和高度连锁不平衡的特点,在人体先天性免疫和获得性免疫系统中起着重要的作用。224 个*HLA* 基因座位上 128 个为功能基因,其中 39.8%与免疫功能相关,与许多疾病有着密切的联系。*HLA* 基因主要分为Ⅰ、Ⅱ、Ⅲ3 类基因。1 型糖尿病是 T 细胞参与的胰岛 β 细胞被破坏的自身免疫性多基因遗传病,*HLA* 位点的多态性可解释 1 型糖尿病的 40%～50%的遗传易感性。目前报道,与 1 型糖尿病相关的 HLA 位点最多的是Ⅱ类基因的*DQ* 、*DR* 和*DM* ,对Ⅰ类和Ⅲ类基因报道较少。我国上海地区及北京地区 1 型糖尿病患者中 *HLA-DR*3、*HLA-DR*4 基因频率显著增高。总之,在糖尿病发病的内在因素中,遗传因素是非常肯定的,但仅仅是易感性遗传,糖尿病的基因型须有内在或外在因素的诱发才能促使其发病。

2.胰岛素基因

目前发现因胰岛素基因密码子点突变导致的异常胰岛素有两类。

(1)胰岛素结构异常:第11对染色体短臂上胰岛素基因突变,胰岛β细胞合成变异胰岛素。变异胰岛素的免疫活性仍属正常,但生物活性很低。正常胰岛素分子与受体结合的部分是胰岛素分子的生物活性区,迄今已报道的异常结构胰岛素有B25苯丙氨酸被亮氨酸取代、B24苯丙氨酸被丝氨酸取代、A3缬氨酸被亮氨酸取代等3种变异胰岛素综合征。

(2)胰岛素原过多:在正常情况下,胰岛β细胞分泌的胰岛素中约含胰岛素原5%。胰岛素基因突变,β细胞合成的胰岛素原中C肽与胰岛素的连接点原本的精氨酸被组氨酸取代。胰岛素原经蛋白酶作用时水解不完全,大量的胰岛素原未能转变为胰岛素进入血液循环。胰岛素基因突变可导致异常胰岛素病、永久性新生儿糖尿病、青少年起病的成人型糖尿病及部分自身抗体阴性的1型糖尿病。

3.胰岛素受体基因

胰岛素在细胞水平发挥生理作用,必须和靶细胞(如肝细胞、脂肪细胞和肌肉细胞等)表面的胰岛素受体结合,与受体结合后胰岛素才能影响细胞内物质的合成与代谢。靶细胞膜上的胰岛素受体是一种糖蛋白,每个受体由α、β各两个亚单位组成,亚单位之间由二硫键相连。α亚单位穿过细胞膜,部分暴露在细胞膜表面,具有胰岛素结合位点。β亚单位由细胞膜向胞质内延伸,是胰岛素引发细胞膜及细胞内效应的功能单位。细胞膜上的受体数量处于一个合成与降解的动态平衡中,受体结合胰岛素具有高度特异性及高度亲和力。胰岛素受体基因突变按产物异常可分为两型。

(1)突变致细胞表面胰岛素受体数减少:可由胰岛素受体形成减少、受体向细胞表面转运障碍或降解加速引起。

(2)突变致胰岛素受体功能缺陷:可由异常胰岛素受体与胰岛素结合的亲和性降低,或受体β亚单位的酪氨酸激酶活性降低或丧失,以致不能通过自身磷酸化激活其下游的信号转导通路。

4.线粒体基因

1981年Anderson等发表了人类线粒体DNA(mtDNA)的全序列,从此开辟了研究mtDNA突变与人类疾病的新领域。1992年vandenOuweland发现,1个家系的糖尿病是线粒体$tRNA^{Leu(UUR)}$基因异常即第3 243位点A→G(A3243G)的点突变所引起,随后世界各地陆续有该基因突变致糖尿病的病例报道。其临床特点表现为母系遗传，可伴耳聋，发病年龄较小，胰岛功能较差。临床上可表现为 1 型糖尿病、2 型糖尿病或妊娠糖尿病，也有患者以耳聋为首发症状。胰岛素缺乏，在发病后较短时间需要胰岛素治疗。

目前，WHO 已将线粒体 *tRNA* $^{Leu(UUR)}$ 第 3 243 位点突变所致的糖尿病归类于特殊型糖尿病，即胰岛 β 细胞功能缺陷糖尿病。*mtDNA tRNA* $^{Leu(UUR)}$ 基因A3243G突变也被公认为迄今线粒体基因组中唯一一个明确的致糖尿病点突变。另外，线粒体 nt3316G→A 突变、nt3394T→C 突变、nt3426A→G 突变、nt3434A→G 突变、nt12026A→G 突变、nt16189T→C 突变也与糖尿病发生有关。

5.青少年起病的成人型糖尿病相关基因

MODY 是 2 型糖尿病中的一种单基因疾病，其特点是早期发作(发病年龄通常在 25 岁以下)，伴有胰岛素分泌功能障碍，是一种常染色体显性遗传病。现已明确有 6 个 MODY 的突变基因：①MODY1 的致病基因定位于染色体 20q12～q13，由于肝细胞核因子 4α(HNF-4α)基因突变，导致脱氧腺嘌呤核苷代谢受阻，使其浓度升高，损伤 β 细胞；②MODY2 的致病基因定位于染色体 7p，与葡萄糖激酶(GCK)基因突变有关；③MODY3 的致病基因定位于染色体 12q24.2，与 HNF-1α 基因突变有关；④MODY4 由位于 13 号染色体上的胰岛素启动因子(IPF-1)突变所致；⑤MODY5 是由肝细胞因子 1β(HNF-1β)基因突变所致；⑥MODY6是神经元分化因子(NeuroD1)和 β 细胞 E 框反式激活物 2(BETA2)基因突变引起。

(七)应用建议

糖尿病诊断应该包括三方面内容，是否有糖尿病，是哪种类型糖尿病，有无糖尿病并发症。糖尿病的实验室检测指标对糖尿病的诊断、分型、病情观察和治疗监测等有重要临床价值。

(1)FPG、糖负荷后 2 小时血糖、随机血糖测定用于糖尿病诊断。

(2)C 肽、胰岛素测定及释放试验是反映胰岛 β 细胞功能的重要实验室指标。结合 GADA、ICA、IAA 和 IA-2A 等自身抗体测定对糖尿病的分型和病因判断有重要意义。进一步的病因检查包括胰岛素抵抗、*HLA* 基因多态性、胰岛素基因、胰岛素受体基因、葡萄糖溶酶基因和线粒体基因等的检测。

(3)血清 GHb 和血清 GSP 测定可用于监测糖尿病的控制情况。GHb 可反映检测前 2～3 月平均血糖水平，是糖尿病长期控制的监测指标；GSP 可反映检测前 2～3 周平均血糖水平，是糖尿病近期控制水平的监测指标。

(4)糖尿病急性并发症主要包括糖尿病酮症酸中毒、糖尿病高渗性昏迷和乳酸酸中毒,除检查血糖外,还可进一步检查血酮体、尿酮体、β-羟丁酸、血浆渗透压、电解质、乳酸和血气分析;糖尿病如伴发慢性并发症特别是糖尿病肾病,则需检查尿微量蛋白。

(5)动态血糖检测系统能够全面详细地显示血糖变化情况,为制订更合理有效的糖尿病防治策略提供科学依据。

(6)在临床实际应用中,必须结合患者的具体情况,根据临床实际需要,有的放矢地选择检测项目,并结合临床资料进行综合判断分析。

第三章 循环系统疾病临床检验

第一节 动脉粥样硬化

一、疾病概述

动脉粥样硬化是动脉硬化中最常见且重要的类型。本病主要累及大型及中型的肌弹力型动脉，以主动脉、冠状动脉及脑动脉为多见，常导致管腔闭塞或管壁破裂出血等严重后果。动脉粥样硬化的特点是受累动脉的病变从内膜开始，先后有多种病变合并存在，包括局部有脂质和复合糖类积聚、纤维组织增生和钙质沉着，并有动脉中层的逐渐退变，继发性病变尚有斑块内出血、斑块破裂及局部血栓形成。由于在动脉内膜积聚的脂质外观呈黄色粥样，因此称为动脉粥样硬化。

(一)病因

本病是多病因的疾病，是以高度特异性的细胞分子反应为特征的慢性炎症过程，即多种因素作用于不同环节所致，主要的危险因素有以下几种。

1.年龄

多见于40岁以上的中老年人，49岁以后进展较快，但病理变化在青年期甚至儿童期即已开始，只是在中老年期才出现临床表现而已。

2.性别

男性多见，男女比例约为2∶1，女性在更年期后发病率增加。这是由于雌激素能影响脂类代谢，从而降低血浆TC水平。

3.血脂异常

脂质代谢异常是动脉粥样硬化最重要的危险因素。TC、TG、LDL，特别是氧化的LDL或VLDL增高；HDL尤其是它的亚组分2(HDL_2)减低；ApoA降低和ApoB增高都被认为是危险因素。最近又认为Lp(a)增高是独立的危险因素。

血清 TC 和 LDL-C 的水平与动脉粥样硬化危险性的关系是直接和连续的。HDL-C 水平与动脉粥样硬化危险性呈负相关。HDL-C 下降的主要原因是吸烟、肥胖和体力活动少。低 HDL-C 也与应用雄性激素和有关的类固醇(包括合成类固醇)、β 受体阻滞剂、高甘油三酯血症和遗传因素有关。

4.高血压

冠状动脉粥样硬化患者 60%～70%有高血压,高血压患者患本病较血压正常者高 4 倍。收缩压和舒张压增高都与本病密切相关。

5.吸烟

吸烟增加冠状动脉粥样硬化的发病率和病死率达 2～6 倍,且与每日吸烟的支数成正比。被动吸烟也是危险因素。

6.糖尿病和糖耐量异常

糖尿病患者中本病发病率较无糖尿病者高数倍。本病患者糖耐量减低者也常见。糖尿病会使蛋白发生变性,形成高度糖化终末产物,LDL 糖基化后有致动脉粥样硬化作用。高胰岛素水平可促进动脉壁平滑肌细胞增生。糖尿病患者还常有凝血因子Ⅷ增高及血小板活动性增强。

7.肥胖

肥胖也是动脉粥样硬化的易患因素。超标准体重的肥胖者易患本病,体重迅速增加者尤其如此。近年研究认为肥胖者常有胰岛素抵抗,因而动脉粥样硬化的发病率明显增高。

8.遗传

家族中出现年轻患者时,其近亲患病的机会是无这种情况的家族的 5 倍。常染色体显性遗传所致的家族性高脂血症是这些家族成员易患本病的因素。此外,近年已克隆出与人类动脉粥样硬化危险因素相关的易感或突变基因 200 种以上。

次要的危险因素有以下几个方面。①职业:从事体力活动少,脑力活动紧张,经常有工作紧迫感者易患本病;②饮食:常进食较高的热量、较多动物性脂肪、TC、糖和盐食物者易患本病;③A 型性格:性情急躁、好胜心和竞争性强、不善于劳逸结合的 A 型性格者易患本病。

近年发现的危险因素还有:①血中同型半胱氨酸增高;②胰岛素抵抗增强;③凝血因子的变化如血中纤维蛋白原、因子Ⅷ增高等;④病毒、衣原体感染;⑤微量元素铬、锰、锌、钒、硒的摄入量减少,铅、镉、钴的摄入量增加;⑥血管紧张素转换酶基因的多态性和过度表达;⑦体内铁贮存增多。

(二)发病机制

曾有多种学说从不同角度来阐述本病的发病机制。最早提出的是脂肪浸润学说,其后又提出血栓形成学说,还有平滑肌细胞克隆学说。

近年多数学者支持"内皮损伤反应学说"。这一学说是 1976 年由 ROSS 提出的。认为本病各种主要危险因素最终都损伤动脉内膜,而粥样硬化病变的形成是动脉对内膜损伤做出的炎症-纤维增生性反应的结果。本学说的内容其实涵盖了上述 3 种学说的一些论点。

动脉内膜受损后可表现为功能紊乱或解剖损伤。在长期高脂血症的情况下,增高的脂蛋白中主要是 ox-LDL 和 TC 对动脉内膜造成功能性损伤,使内皮细胞和白细胞(单核细胞和淋巴细胞)表面特性发生变化,黏附因子表达增加。单核细胞黏附在内皮细胞上的数量增多,并从内皮细胞之间移入内膜下成为巨噬细胞,通过清道夫受体吞噬 ox-LDL,转变为泡沫细胞形成最早的粥样硬化病变脂质条纹。巨噬细胞能氧化 LDL、形成过氧化物和超氧化离子,还能合成和分泌至少 6 种细胞因子:血小板源性生长因子、成纤维细胞生长因子、表皮细胞生长因子样因子、白细胞介素-1、单核巨噬细胞集落刺激因子和转化生长因子-β等。PDGF 和 FGF 刺激平滑肌细胞和成纤维细胞增生和游移,也刺激新的结缔组织形成。TGF-β 刺激结缔组织形成,但抑制平滑肌细胞增生。因此,平滑肌细胞增生情况取决于 PDGF 和 TGF-β 之间的平衡。PDGF 中的 PDGF-β 蛋白不但使平滑肌细胞游移到富含巨噬细胞的脂肪条纹中,并转变为泡沫细胞,且促使脂肪条纹演变为纤维脂肪病变,再发展为纤维斑块,病变不断发展。

在血流动力学发生变化的情况下,如血压增高、动脉分支形成特定角度和走向、血管局部狭窄等引起血流动力学改变,产生湍流和切应力变化,使动脉内膜内皮细胞间的连续性中断,内皮细胞回缩,从而暴露内膜下的组织。此时血小板活化因子激活血液中的血小板,使之黏附、聚集于内膜上,形成附壁血栓。血小板可释放出包括巨噬细胞释放出的上述各种因子在内的许多细胞因子。这些因子进入动脉壁,对促发粥样硬化病变中平滑肌细胞增生起重要作用。

(三)临床表现

动脉粥样硬化的临床表现取决于受累血管的部位及严重程度。主要是有关器官受累后出现的临床表现。

1.一般表现

脑力与体力减退。触诊体表动脉如颞动脉、桡动脉、肱动脉等可发现变粗、变长和变硬。

2.主动脉

主动脉受累较冠状动脉、脑动脉为早。由于主动脉管腔粗大,临床可无明显症状。体检可有收缩压增高,脉压增大,主动脉瓣区第二心音亢进,带金属调,可有轻度收缩期杂音,X线可见主动脉迂曲延长,可有片状或弧状钙化。

主动脉粥样硬化最主要的后果是形成主动脉瘤,以发生在肾动脉开口以下的腹主动脉处为最多见,其次在主动脉弓和降主动脉。腹主动脉瘤多在体检时查见腹部有搏动性肿块而发现,腹壁上相应部位可听到杂音,股动脉搏动可减弱。胸主动脉瘤可引起胸痛、气急、吞咽困难、咯血、声音嘶哑、气管移位或阻塞、上腔静脉或肺动脉受压等表现。主动脉瘤一旦破裂,可迅速致命。在动脉粥样硬化的基础上也可发生动脉夹层分离,但较少见。

3.冠状动脉

冠心病是动脉粥样硬化导致器官病变的最常见类型。冠状动脉血管腔狭窄或阻塞,导致心肌缺血、缺氧,引起心绞痛以及不同程度和范围的心肌梗死。

4.颅脑动脉

颅脑动脉粥样硬化最常侵犯颈内动脉、基底动脉和椎动脉。粥样斑块造成血管狭窄、脑供血不足或局部血栓形成或斑块破裂,碎片脱落造成脑血管意外,有头痛、眩晕、呕吐、意识丧失、肢体瘫痪、偏盲或失语等表现。长期慢性脑缺血造成脑萎缩时,引起痴呆,会出现精神变态、行动失常、智力和记忆力减退以至性格完全变态等症状。

5.肾动脉

肾动脉粥样硬化不常见,可由于动脉狭窄而引起顽固性高血压。如有肾动脉血栓形成,可引起肾区疼痛、少尿和发热等。长期肾缺血可致肾萎缩并发展为肾衰竭。

6.肠系膜动脉

可引起消化不良、肠道张力减低、便秘和腹痛等症状。血栓形成时,有剧烈腹痛、腹胀和发热。肠壁坏死时,可引起便血、麻痹性肠梗阻和休克等症状。

7.四肢动脉

以下肢动脉粥样硬化较为多见,由于血供障碍引起间歇性跛行或下肢坏疽等。

(四)诊断与鉴别诊断

本病发展到相当程度,尤其是有器官明显病变时,诊断并不困难,但早期诊断并不容易。40岁以上的患者，如有主动脉增宽扭曲而能排除其他疾病，提示有主动脉粥样硬化的可能。如突然出现眩晕或步态不稳而无颅内压增高征象，则应疑有基底动脉粥样硬化所引起的脑供血不足。活动后出现短暂的胸骨后和心前区闷痛或压迫感，则应疑及冠状动脉供血不足。夜尿常为肾动脉粥样硬化的早期症状之一。此外，患者常伴有动脉粥样硬化的易患因子，如高血压、高胆固醇血症、低HDL-C血症、糖尿病和吸烟等。如选择性地做心电图，放射性核素心、脑、肾等脏器扫描，多普勒超声检查，以及选择性血管造影等，有助于明确诊断。临床上，常需考虑与炎症动脉病变（如多发性大动脉炎、血栓性闭塞性脉管炎等）及先天性动脉狭窄（如主动脉、肾动脉狭窄等）相鉴别。

二、检验诊断

动脉粥样硬化的发病机制目前还未完全阐明，其尚缺乏敏感而又特异性的早期实验室诊断方法，但临床上可应用于动脉粥样硬化的实验室检查项目很多，血脂测定是最普通的检测项目，Apo及脂类代谢相关酶测定也有非常重要价值。随着动脉粥样硬化发病机制的研究进展，一些其他实验室检查逐步应用于动脉粥样硬化，包括炎症蛋白、细胞因子、自身抗体等的检测。

（一）血脂检测

1.TC

(1)检测方法：检测TC的方法有ALBK法、高效液相色谱法、酶法等，游离胆固醇(FC)有沉淀法、酶法等。现在应用于临床实验室的方法主要是胆固醇氧化酶法。

(2)标本要求：血清。

(3)参考范围：正常人的血胆固醇应低于5.2 mmol/L，如超过6.2 mmol/L，可诊断为高胆固醇血症，血胆固醇含量介乎两者之间者为边缘性或临界性升高，也属于不正常情况。

(4)临床诊断价值和评价：TC是体内最丰富的固醇类化合物，具有重要的生理功能，对于大多数组织来说，保证TC的供给，维持其代谢平衡十分重要。另一方面血中TC水平显著升高是导致动脉粥样硬化和早发缺血性心脏病的重要危险因素之一。血清TC水平升高能促进动脉壁粥样斑块的形成，降低血中TC水平可明显降低缺血性心脏病的发生率和病死率。从TC为3.64 mmol/L(140 mg/dL)开始，随着TC水平增加，缺血性心血管病发病危险性增高。TC水平与缺血性心血管病发病危险的关系是连续性的，无明显拐点。当TC增至

5.2～6.2 mmol/L 时，其缺血性心血管病的发病危险性较 TC <3.64 mmol/L者增加 50%，当 TC 增至 6.24 mmol/L(240 mg/dL)时，其缺血性心血管病的发病危险性较 TC<3.64 mmol/L 者增加 2 倍以上。

进行筛选时只需进行 TC 水平测定即可，如果 TC 水平超过 5.2 mmol/L 的阈值，则必须同时进行其他脂蛋白代谢相关的实验室检查。当血清 TC 超过 7.51 mmol/L时称为重度高胆固醇血症，常见疾病是杂合子型家族性高胆固醇血症。

(5)方法学评价和问题：血清 TC 测定的常规方法包括化学法和酶法。以往以化学法为主，目前几乎已全部被酶法测定所取代。酶法测定特异性好，精密度和灵敏度都能很好地满足临床实验室的要求。酶法测定 TC 若使用终点法，则血红蛋白高于 2 g/L 可使测定结果偏高；而胆红素过高则有明显负干扰；另外血中抗坏血酸和 α 甲基多巴高于治疗水平时均会使结果降低。但速率法中上述干扰物质影响较小。

2.TG

(1)检测方法：变色酸显色法、乙酰丙酮显色法、酶法等。

(2)标本要求：血清。

(3)参考范围：我国血脂异常防治建议提出 TG 的合适范围为≤1.7 mmol/L

(4)临床诊断价值和评价：TG 是长链脂肪酸和甘油形成的脂肪分子。大部分组织均可以利用 TG 分解产物供给能量，同时肝、脂肪等组织还可以进行 TG 的合成，在脂肪组织中贮存。一般餐后 2～4 小时血中 TG 即可达到峰值，8 小时后恢复至空腹水平。TG 以 VLDL 的形式循环于血液中，VLDL 如转变为小而密 LDL 则致 AS 能力增高。凡引起血浆中 CM 和(或)VLDL 升高的原因均可导致高甘油三酯血症。许多代谢性疾病、某些疾病状态、激素和药物等都可引起高甘油三酯血症，这些一般称为继发性高甘油三酯血症。美国国家胆固醇教育计划(NCEP)成人治疗组第三次指南(ATP Ⅲ)中规定空腹血 TG 合适水平为<1.7 mmol/L，临界高值为 1.7～2.2 mmol/L，TG 增高为 2.3～5.6 mmol/L，TG 重度升高为>5.7 mmol/L。流行病学研究发现，TG 增高是发生动脉粥样硬化、缺血性心脏病危险因素之一，降低 TG 能减少急性冠状动脉事件的发生。但一般认为单独高 TG 不是动脉粥样硬化和缺血性心脏病的独立危险因素，同时伴以高 TC、高 LDL-C、低 HDL-C 等情况时才有病理意义。血 TG>2 mmol/L 并伴有 LDL-C 高或 HDL-C 低则 CHD 危险性增加。血浆脂蛋白之间不断地进行脂类交换，在 TC 酯转移蛋白作用下，富含 TG 脂蛋白的 TG 转移给 LDL，后者的 TC 酯转移给富含 TG 的脂蛋白。LDL 颗粒内 TG 增加至一定程度被肝脂酶水解，总的结果是 LDL 颗粒变小，密度增加，TC/ApoB 降低，LDL 亚组分中 LDL_1、LDL_2转变成 LDL_3。血中 TG 水平越高，交换越多，故生成 LDL_3也越多。临床研究发现，形成 LDL_3 70%～80%是由 TG 水平决定，当血中 TG 超过 2 mmol/L时 LDL_3可能已增高，所以血中 TG 升高是引起动脉粥样硬化危险因素之一。当高 TG 伴有 TC、LDL-C 增高，HDLC 减低时，并有其他危险因素（如家族史、饮酒、吸烟、肥胖等）时，引起动脉粥样硬化的危险性更高。前瞻性研究分析显示，高 TG 也是冠心病的独立危险因子，冠状动脉造影研究观察到富含 TG 脂蛋白与冠状动脉狭窄程度呈显著正相关，支持 TRLs 在冠状动脉粥样硬化病变进展中起重要作用，可能作用于 AS 病变的早期。虽然继发性或遗传性因素可升高 TG 水平，但临床中大部分血清 TG 升高见于代谢综合征。正常人 TG 水平受遗传因素和环境因素双重影响，其水平个体内与个体间的差异都比 CH 大。极度的高 TG 血症主要发生于高乳糜微粒血症中（原发性高脂血症 Fredrickson 分型Ⅰ型和Ⅴ型），可以测得超过 11.4 mmol/L 的结果。

（5）方法学评价和问题：血清 TG 测定方法有化学法与酶法两类。化学法因操作步骤繁多、不能自动化等不适应检验工作的发展而逐渐退出临床实验室。目前临床实验室大多采用甘油磷酸氧化酶（GPO）法。血红蛋白高于 2 g/L 时对测定结果有正干扰，而血中胆红素或抗坏血酸水平过高时可使 TG 测定值降低，分析结果时应注意。由于 TG 的脂肪酸组成复杂，而且血中还有游离甘油与不完全甘油酯，会造成 TG 的结果偏高。

3.LDL-C

（1）检测方法：公式计算法、超速离心法、聚乙烯硫酸盐沉淀法、匀相法、免疫分离法等。

（2）标本要求：血清。

（3）参考范围：我国血脂异常防治建议提出，LDL-C 合适范围为＜3.37 mmol/L，3.37～4.12 mmol/L 为边缘升高，＞4.14 mmol/L 为升高。美国 ATPIII 对 LDL-C 危险水平的划分最适值为＜2.59 mmol/L，2.59～3.34 mmol/L 为接近最适值，3.36～4.11mmol/L 为边缘临界高值，4.13～4.89 mmol/L 为高值，LDL-C ＞4.92 mmol/L 为极高值。

（4）临床诊断价值和评价：LDL 主要功能是转运内源性 TC，是血浆中 TC 含量最多的一种脂蛋白，其中 95%以上的 Apo 为 ApoB100。LDL 水平通常以其 TC 含量表示，即 LDL-C。LDL 作为心血管疾病的主要危险因素已被基础研究、流行病学研究及临床药物试验所证实。LDL-C 水平升高是动脉粥样硬化发生、发展的主要脂类危险因素。随着 LDL-C 水平的增加，缺血性心血管疾病发病的相对危险及绝对危险上升的趋势及程度与 TC 相似。由于 TC 水平同时也受 HDL-C 水平的影响，所以最好以 LDL-C 代替 TC 作为动脉粥样硬化的危险因素指标。LDL-C 的分层切点应与 TC 的分层切点相对应。有研究表明，LDL-C＜3.4 mmol/L与 TC＜5.2 mmol/L 的 10 年发病率接近，LDL-C≥4.2 mmol/L 与 TC≥6.2 mmol/L 的人年发病率接近，说明对缺血性心血管疾病的影响程度相当。

(5)方法学评价和问题：目前各类方法测定的 LDL-C 值都包括 IDL 和 LP(a)的 TC 在内。在流行病学与危险因素研究中所有 LDL-C 都包含 IDL-C 和 Lp(a)-C，沿用多年已成习惯。在一般血清中 IDL-C 很少(约 0.05 mmol/L)，但在高 TG 血症时可以增加。一般 Lp(a)-C 为 0.08～0.10 mmol/L，如 Lp(a)-C 较高时，有必要对 LDL-C 值进行校正。以 Friedewald 公式(LDL-C＝TC－HDL-C－TG/2.2)计算 LDL-C 结果，由于方法简便，在一般情况下比较准确，故较为实用。目前大多数临床检验室仍然采用此方法，但其不足之处是很明显的，因为此公式假设 VLDL-C 与 TG 之比固定不变，且仅以 VLDL-TG 代表 TG。公式中 3 项脂类的结果是 3 个变量，任何一项测定不准确都会影响 LDL-C 结果。TG＞4.5 mmol/L 时不能应用此公式计算，否则结果偏差太大。聚乙烯硫酸盐沉淀法测定 LDL-C 在准确性方面虽较 Friedewald 公式计算法有优势，但同样存在一些不足：本法沉淀物中包括中间密度脂蛋白及 Lp(a)。Lp(a)成分中 30%为 TC，在 Lp(a)增高时可从 LDL-C 测定值中减去 Lp(a)×0.3(以 mg/L 计)。血清 VLDL 很高(表现 TG 升高)时，部分样本会因 LDL 沉淀不完全而使结果偏低。由于匀相法无需对标本进行预处理，临床应用日益广泛。

4.HDL-C

(1)检测方法：测定 HDL-C 含量主要有磷钨酸-镁沉淀法、匀相法等，测定 HDL 亚组分采用沉淀法。

(2)标本要求：血清。

(3)参考范围：我国血脂异常防治建议提出 HDL-C 的合适范围为 1.04～1.55 mmol/L，＞1.55 mmol/L 为升高，＜1.04 mmol/L 为降低。美国 TC 教育计划成人治疗组第三次指南(ATPⅢ)将 HDL-C＜1.04 mmol/L 为降低，并认为 HDL-C 降低是缺血性心脏病的主要危险因素之一，而 HDL-C≥1.56 mmol/L 被认为是负危险因子，对心血管具有保护功能。

(4)临床诊断价值和评价:HDL 中蛋白质含量较高,应用密度梯度超速离心技术可将 HDL 分为 HDL_1、HDL_2和 HDL_3 3 种亚类。正常人血浆中 HDL 主要是 HDL_2和 HDL_3,HDL_1含量甚微。通常以测定其胆固醇含量(HDL-C)代表 HDL 水平,也可进行 HDL 亚组分测定。HDL-C 浓度与动脉粥样硬化发病危险性呈负相关。流行病学前瞻性研究已证实,血清 HDL-C 水平与动脉粥样硬化、缺血性心脏病等发生率呈显著负相关。动物实验研究表明,HDL 能消退大鼠主动脉脂质沉着及脂肪条纹。HDL 颗粒具有 TC 逆转运作用,是将动脉壁中多余的 TC 直接或间接地转运到肝内进行分解代谢。也有研究提示,HDL 还可能通过抗炎、抗氧化和血管内皮功能而发挥其抗动脉粥样硬化作用。流行病学资料表明,血清 HDL-C 每增加 0.4 mmol/L,则冠心病危险性降低 2%～3%。HDL-C 水平的高低也明显受遗传因素影响。严重营养不良者,伴随血浆 TC 水平明显降低,HDL-C 水平也低下。肥胖者 HDL-C 水平也多偏低。吸烟可使 HDL-C 水平下降,而少至中量饮酒和体力活动 HDL-C 水平会升高。糖尿病、肝炎和肝硬化等疾病状态可伴有 HDL-C 水平降低。高 TG 血症患者往往伴有低水平 HDL-C。

(5)方法学评价和问题:以往常规测定多用化学沉淀法使 HDL 与 LDL 和 VLDL 分离,然后用化学法或酶法测定上清液中的 HDL-C。此类方法中有代表性的是磷钨酸镁测定法,能得到较好的结果,曾被中华医学会检验分会推荐作为常规测定方法,但该法因有一个离心分离的操作故不适合做自动分析。近年来有更方便的匀相法,免去了标本预处理(沉淀)步骤,便于自动化,快速简便,准确性能满足常规应用的要求,已取代化学沉淀法成为临床实验室的常规方法。

5.小而密 LDL-C

(1)检测方法:密度梯度离心法是测定小而密 LDL-C 的金标准,此外,还有梯度凝胶电泳法、肝素镁沉淀法。

(2)标本要求:血清。

(3)参考范围:各实验室应自己建立参考值。

(4)临床诊断价值和评价:一般将 LDL 分为 3 种组分:颗粒大而轻 LDL,称为 LDL_1或者称为 A 型 LDL,颗粒小而密 LDL,称为 LDL_3或者称为 B 型 LDL,界于两者之间 LDL,称为 LDL_2或者称为中间型。已证明血浆 TG 水平与 LDL 颗粒结构有关。当 TG<1.7 mmol/L(150 mg/dL)时,大而轻的 LDL 较多,血浆电泳时 LDL 谱呈 A 型。当>1.7 mmol/L 时,sLDL 水平升高,LDL 谱呈 B 型,并伴随血浆 ApoB 水平升高,HDL-C 及 ApoA1 水平降低。目前认为 sLDL 具有很强的致动脉粥样硬化作用。回顾性研究表明，与正常人比较，B 型 LDL 在冠心病患者中占多数，且与冠心病危险性密切相关。sLDL 致动脉粥样硬化的确切机制尚未完全明了，其机制可能与其在血浆中滞留时间过长，更易氧化和诱导内皮功能异常有关。sLDL 通常与血 TG 轻度升高和 HDL-C 水平低下共同存在。事实上这 3 种脂蛋白异常在代谢上紧密联系，故很难分别估计三者对动脉粥样硬化形成的相对作用。

此外，尚待解决的问题是 LDL 亚类检测，包括 IDL 和 VLDL 的检测。

6.氧化 LDL(ox-LDL)

(1)检测方法：ELISA。

(2)标本要求：血清。

(3)参考范围：各实验室应建立自己的参考值。

(4)临床诊断价值和评价：LDL 经过氧化形成的 ox-LDL 通过巨噬细胞膜上的清道夫受体介导而被细胞摄取，这种摄取不受 TC 负反馈调节，易导致 TC 在细胞内大量蓄积，形成泡沫细胞。LDL 被修饰后是致动脉粥样硬化危险因素之一。LDL 修饰形式有氧化修饰(ox-LDL)、糖化修饰(gly-LDL)、糖氧化修饰(gly-ox-LDL)和免疫修饰。动脉粥样硬化斑块中的 TC 来自血液循环中的 LDL，从动脉粥样硬化斑块中分离出来的 LDL 特性与 ox-LDL 类似，具有 ox-LDL 的表位。ox-LDL 可能通过以下机制在动脉粥样硬化的形成及演变过程中和冠心病的发生中起重要作用。①巨噬细胞可通过清道夫受体大量摄取 ox-LDL 形成泡沫细胞；②ox-LDL 是单核细胞和 T 淋巴细胞的化学趋向物，并诱导内皮细胞产生黏附分子；③抑制内皮细胞移动、抑制进展性斑块的修复、抑制巨噬细胞游走并抑制其脱离动脉壁；④诱导内皮细胞和平滑肌细胞的细胞因子如白细胞介素-1 的生成；⑤诱导内皮细胞和单核细胞表达组织因子增加，并使内皮细胞生成纤溶酶原激活物抑制剂增加，从而使血栓易于形成；⑥具有细胞毒性；⑦灭活 NO，减弱动脉内皮依赖的血管舒张反应；⑧ox-LDL 可以直接引起血小板黏附、聚集，而且，ox-LDL 可以显著增加阈下浓度的腺苷二磷酸酶和凝血酶诱导的血小板聚集效应，血小板释放物质增加。基于 ox-LDL 在动脉粥样硬化发病机制中的重要作用，防治 LDL 氧化已成为防治动脉粥样硬化的重要内容。

7.Lp(a)

(1)检测方法：电泳法、ELISA、免疫透射比浊法等。

(2)标本要求：血清。

(3)参考范围：正常人群的 Lp(a)水平呈明显的正偏态分布，大多＜200 mg/L，平均数为120～180 mg/L，中位数约为100 mg/L。一般以300 mg/L为其医学决定水平，≥300 mg/L为升高。

(4)临床诊断价值和评价：Lp(a)结构与LDL相似，但其所含的Apo部分除一分子ApoB100外，还有1个或2个高度糖化的Apo(a)由一条多肽链组成，与血浆纤溶酶原的氨基酸顺序结构高度相似。Lp(a)在心血管疾病中，尤其与动脉粥样硬化的关系越来越受到重视，其是动脉粥样硬化发生的一个独立危险因素。临床流行病学资料显示，Lp(a)是动脉粥样硬化、缺血性心脏病等疾病重要危险因素之一，并且与遗传因素密切相关。Lp(a)水平主要取决于遗传因素，与性别、年龄、饮食及环境的关系不明显。正常人群中同一个体的Lp(a)水平比较稳定。Lp(a)参与AS形成的可能机制是Apo(a)与纤溶酶原竞争性抑制与内皮细胞表面的结合，有助于血栓形成，Lp(a)促进E-选择素和可溶性血管细胞黏附分子-1的表达，白细胞黏附增强(主要是单核细胞)，从而促进单核细胞对血管壁的黏附浸润，Lp(a)竞争性抑制t-PA对纤维蛋白原的激活和其与细胞的结合，干扰纤维蛋白的生成，TGF-β活性下降，导致平滑肌细胞浸润与增殖，Lp(a)聚集到病损处增加了局部TC的沉积，促进AS发展，Lp(a)被氧化修饰后，被清道夫受体识别结合，诱导刺激单核细胞分化为巨噬细胞并进一步形成泡沫细胞。

(5)方法学评价和问题：测定Lp(a)方法较多，但目前尚无公认的参考方法。Lp(a)测定主要有两类方法，一类是以免疫化学原理测定其所含Apo(a)，结果以Lp(a)质量表示，也有以mmol/L表示的；另一类方法测定其所含的TC，结果以Lp(a)-C表示。目前大都用免疫学方法测定，临床实验室主要应用ELISA和免疫比浊法。由于Lp(a)分子的多态性及结构复杂性，不可能使参考血清的组成与患者样本一致，因此Lp(a)测定缺乏共同的参考物，实验室之间变异大，精密度低，测定结果可比性较差。

8.非HDL-C

(1)检测方法：非HDL-C通过公式计算求得。计算公式为非HDL-C＝TC－HDL-C。

(2)标本要求：血清。

(3)参考范围：非HDL-C的治疗目标(对于血清TG≥200 mg/dL的人)为3.36 mmol/L(130 mg/dL)。

(4)临床诊断价值和评价：非HDL-C是指除HDL以外其他脂蛋白中含有TC的总和，主要包括LDL-C和VLDL-C，其中LDL-C占70%以上。非HDL-C可作为冠心病及其高危人群防治降脂治疗的第二目标，适用于TG水平在

2.27～5.64 mmol/L(200～500 mg/dL)时，特别适用于 VLDL-C 增高、HDL-C 偏低而 LDL-C 不高或已达治疗目标的个体。

9.ApoAⅠ

(1)检测方法：ApoAⅠ测定常用免疫透射比浊法、ELISA 等。

(2)标本要求：血清。

(3)参考范围：正常人群空腹 ApoAⅠ为 1.20～1.60 g/L；女性略高于男性。中国人 ApoAⅠ危险水平临界值为 1.20 g/L。

(4)临床诊断价值和评价：HDL 组成中蛋白质约占 50%，蛋白质中 ApoAⅠ占 65%～70%。其他脂蛋白中 ApoAI 少，血清 ApoAI 可代表 HDL 水平，与 HDL-C 呈正相关。ApoAⅠ促进 TC 的逆向运输，将胆固醇从外周组织运送至肝，减少外周组织细胞中 TC 含量，避免 TC 在外周组织沉积，减少动脉粥样硬化发病的危险性。保持 ApoAⅠ正常水平有利于防治动脉粥样硬化。ApoAI <1.20 g/L、1.2～1.59 g/L 和>1.60 g/L，相应男性冠心病发病率分别为 14.3%、8.0%、4.4%，女性分别为 6.0%、3.3%和 2.3%。ApoAⅠ<1.20 g/L 时冠心病发病率比 ApoAⅠ≥1.60 g/L 时高 3 倍。在病理状态下 HDL 亚类与组成往往会发生变化，因而 ApoAI 的升降不一定与 HDL-C 变化完全相关。如高 TG 血症可使 HDL-C 减少，而 HDL-TG 增多。HDL-C 代表 HDL 携带 TC 的代谢状态，而 ApoAI反映 HDL 的颗粒数，ApoAI的升降不一定与 HDL-C 成正比例。测定 ApoAⅠ较 HDL-C 对预防缺血性心脏病的危险性可能更有价值。同时测定 ApoAⅠ与 HDL-C 对病理生理状态的分析更有帮助，不能认为测定 ApoAⅠ就可以代表 HDL，不必再测 HDL-C，或认为只需测定 HDL-C 而不必再测 ApoAI。ApoAⅠ在稳定前列环素，抑制 LDL 氧化修饰，保护血管内皮细胞，以及在细胞膜结构的稳定中发挥着重要作用，但氧化型 HDL 中的 ApoAⅠ寡聚体却可能参与了动脉粥样硬化的发展。血中 ApoAⅠ水平受一些药物和激素的影响，如避孕药、雌激素、饮酒等。随年龄波动较小，女性稍高于男性，但差异不明显。

(5)方法学评价和问题：测定 ApoAⅠ目前尚无公认的参考方法。免疫比浊法简便快速，可自动批量分析。免疫比浊法可分为免疫散射比浊法和免疫透射比浊，其中免疫散射比浊法是根据溶液中免疫复合物散射光强度测定 ApoAⅠ含量，本法需要特殊的激光浊度计。免疫透射比浊法是根据光透过混浊溶液的强度来测定 ApoAⅠ含量，该法只需普通光度计做终点测定，且重复性和稳定性较好，故临床上测定 ApoAⅠ含量多采用免疫透射比浊法。

10.ApoB

(1)检测方法：ApoB 测定常用免疫透射比浊法、ELISA 等。

(2)标本要求：血清。

(3)参考范围：不论男女，ApoB 水平随年龄上升，70 岁以后不再上升或开始下降。一般中青年平均为 0.80～0.90 g/L，老年人平均为 0.95～1.05 g/L。

(4)临床诊断价值和评价：ApoB 可分为以下亚类：ApoB48 和 ApoB100。ApoB48 是乳糜微粒（CM）的 Apo 之一；ApoB100 是 VLDL 和 LDL 的 Apo 之一。大约有 90%的 ApoB 分布在 LDL 中，故血清 ApoB 主要代表 LDL 水平，是动脉粥样硬化的危险因素之一。根据美国 Framingham 子代研究显示，ApB ＜1.00 g/L、1.00～1.19 g/L 和＞1.20 g/L，相应男性冠心病发病率分别为 7.8%、9.6%、11.8%，相应女性冠心病发病率分别为 1.5%、5.4%和 5.9%。一般情况下，血清 ApoB 主要代表 LDL 水平，与 LDL-C 呈明显正相关，在少数情况下，可出现高 ApoB 血症而 LDL-C 浓度正常的情况，提示血浆存在较多 sLDL。高 TG 血症（VLDL 极高）时，sLDL 明显增多时，LDL-C 可以正常而 ApoB 增高，所以这两项指标是不能互相取代的。血浆 ApoB 水平均随年龄增高而上升，至 70 岁以后 ApoB 不再上升而开始下降。50 岁以前男性高于女性，50 岁以后女性高于男性。正常情况下，ApoB 水平随 TG 和 LDL 而变动。研究表明，ApoB 合成速率及基因表达不受膳食或激素等因素的影响，血浆中含 ApoB 脂蛋白水平主要由清除因素所控制，并非由合成因素所调节。在动脉粥样硬化患者可表现为 ApoB 升高，而 ApoAⅠ降低，ApoB/ApoAⅠ比值增大。

(5)方法学评价和问题：临床上测定 ApoB 含量多采用免疫透射比浊法。

11.ApoC

(1)检测方法：常用 ELISA。

(2)标本要求：血清。

(3)参考范围：ApoCⅠ 3.7～9.9 mg/dL；ApoCⅢ(12.7±3.7)mg/dL。

(4)临床诊断价值和评价：ApoC 是 CM、VLDL 的主要 Apo。ApoC 可分为 ApoCⅠ、ApoCⅡ、ApoCⅢ，其中临床实验室常测定 ApoCⅠ和 ApoCⅢ。ApoC 与早发动脉粥样硬化、缺血性心脏病等疾病有关。临床上测定 ApoC 主要用于临床特殊病例诊断和对血脂代谢的研究。由于 ApoC 具有调节 CM、VLDL 和 HDL 的分解代谢作用，若 ApoC 发生异常时，可能诱发或促进动脉粥样硬化的发生、发展，在青年时即有动脉粥样硬化症状。临床测定发现，严重高甘油三酯血症患者常伴有 ApoCⅠ、ApoCⅢ增高，其中 ApoCⅢ升高较明显，可为参考值的2～5倍。研究表明，高甘油三酯血症患者血浆中ApoCⅢ含量与TG水平和脂蛋白脂酶活性抑制程度呈正相关。ApoCⅡ是脂蛋白脂酶的辅助因子，其缺乏是Ⅰ型高脂血症的病因之一。

12.载脂蛋白E(ApoE)

(1)检测方法：免疫比浊法(蛋白定量检测)、免疫印迹法(表现型)、DNA杂交(基因型)。

(2)标本要求：血清。

(3)参考范围：(4.04±1.19)mg/dL。

(4)临床诊断价值和评价：ApoE主要存在于CM、VLDL和IDL中。人ApoE定位于19号染色体上，其结构基因位点存在多态性，有3个常见的异构体，即E2、E3和E4。ApoE在CH和TG代谢中发挥了重要的作用，与高脂血症和动脉粥样硬化的发生、发展有一定相关性。研究表明，ApoE具有抗动脉粥样硬化作用，可能主要与ApoE增加外周细胞TC的流出及血浆中含TC脂蛋白的清除有关。ApoE基因多态性是影响血浆TC浓度的重要遗传因素之一，在正常人群中，10%以上的个体间血浆TC水平的差异可归究于ApoE基因的多态性。主要的ApoE等位基因有*Apoε* 2、*Apoε* 3和*Apoε* 4，其中*Apoε* 3在人群中的出现率最高，被认为是较常见的*Apoε*基因。*Apoε* 2与Ⅲ型高脂蛋白血症相关，而*Apoε* 4在阿尔茨海默病患者中的出现率较高。这一发现开拓了人们的视野，即ApoE不仅在脂类代谢中至关重要，而且在其他的代谢过程中也扮演重要角色。已有报道，ApoE参与组织损伤的修复、免疫调节以及调控细胞生长与分化。相信随着时间推移，更多新的ApoE功能及新的ApoE基因多态性将会被发现。

(5)方法学评价和问题：ApoE的定量测定有放射免疫法、ELISA、免疫比浊法等。其中免疫比浊法具有简便快速、稳定准确等优点。

13.脂蛋白电泳

利用电泳法可将血浆脂蛋白可分为α-脂蛋白、前β-脂蛋白、β-脂蛋白和乳糜微粒。电泳支持物一般常用醋酸纤维薄膜、琼脂糖凝胶或聚丙烯酰胺凝胶。由于醋酸纤维薄膜要预处理，较繁杂，电泳时间过长，目前已很少使用。临床检验中主要采用琼脂糖凝胶电泳进行分离，快而较为准确，仪器设备要求不高，被广泛采用。聚丙烯酰胺凝胶作为支持物，分离脂蛋白，分离率高又准确，值得推荐给临床使用。

琼脂糖凝胶电泳法正常参考值(百分比)：α-脂蛋白(25.7±4.1)%，前β-脂蛋白(21.0±4.4)%，β-脂蛋白(53.3±5.3)%。

(二)脂类代谢相关酶及蛋白

1.胆固醇酯转运蛋白(CETP)

(1)检测方法:免疫法。

(2)标本要求:血清。

(3)参考范围:1.5～2.0 mg/L。

(4)临床诊断价值和评价:TC酯转运蛋白为一疏水性糖蛋白,其功能是促进各脂蛋白之间脂质的交换和转运,在脂蛋白代谢和TC逆向转运过程具有重要作用,决定了HDL及LDL质和量的变化。血浆90%CETP与HDL结合,其中与仅含有ApoAⅠ的HDL亲和力最大。血浆CETP浓度低下可能与动脉粥样硬化的发生、发展有一定关系。目前认为血浆CE大部分来自HDL,主要通过LCAT和CETP的共同作用而生成。其中大约70%CE在CETP作用下由HDL转移给VLDL和LDL后被清除。当血浆中CETP缺乏时,HDL中的CE蓄积及TG降低,无法转运给VLDL及LDL而出现高HDL血症。家族性CETP缺陷是一种罕见的疾病,是CETP基因突变所致。

(5)方法学评价和问题:测定CETP需用层析法从血清中分离、纯化,经SDS-PAGE、特异性单克隆抗体免疫反应后进行测定。分离纯化时CETP可有不同程度的损失,因此,在分析测定结果时应注意技术误差的影响。

2.卵磷脂胆固醇酰基转移酶(LCAT)

(1)检测方法:酶法、放射免疫分析法等。

(2)标本要求:血清。

(3)参考范围:放射免疫法为5.19～7.05 mg/L;核素标记自身基质法为58～79 U/L;共同基质法(37 ℃)为262～502 U/L。

(4)临床诊断价值和评价:卵磷脂TC酰基转移酶又称卵磷脂酰基转移酶、TC酯化酶,是血浆脂蛋白代谢的关键酶之一,其主要生理功能是将外周组织细胞中的TC转移至肝进行代谢。测定血液中LCAT活性的变化,是研究动脉粥样硬化、缺血性心脏病及肝疾病等的一项脂质代谢生化指标。在高β-脂蛋白血症(Ⅱa型,LDL升高为主)、前β-脂蛋白血症(Ⅴ型,CM和VLDL升高为主)患者血中LCAT活性降低。血浆LCAT活性降低可引起脂质代谢紊乱,尤其是CE,长期低活性则可诱发、促进动脉粥样硬化的发生、发展。家族性LCAT缺乏症是一种罕见的常染色体隐性遗传性疾病,患者主要表现是血浆FC水平显著升高,同时血浆TC、TG水平也明显增高,其中红细胞内TC含量可为正常人的2倍。临床上动脉粥样硬化表现明显。

(5)方法学评价和问题:测定 LCAT 活性的方法学有简易比色法、同位素法及放射免疫分析法等。简易比色法可直接将血浆置于 37 ℃水浴 24 小时后,测定温育反应前后游离 TC 酯化的变化,来表示 LCAT 活性,本法简便易普及,但灵敏度和准确性较低。

3.脂蛋白脂酶(LPL)

(1)检测方法:比色法、放射免疫分析法等。

(2)标本要求:肝素处理后血浆。

(3)参考范围:各实验室应建立自己的参考范围。

(4)临床诊断价值和评价:脂蛋白脂酶是脂质代谢中的关键酶之一,主要功能是催化血液循环中的 CM 和 VLDL 核心中的 TG 分解为游离脂肪酸和单酸甘油酯。临床及流行病学调查显示,测定 LPL 活性的变化有助于研究血浆脂蛋白代谢紊乱的发病机制,以及与动脉粥样硬化等疾病发生、发展的关系。临床测定发现无论是遗传性或获得性 LPL 活性降低,均伴有 HDL 下降,LPL 活性降低与 HDL 降低呈平行关系。已证实 HDL 可逆转清除 TC,具有抗动脉粥样硬化的作用。因而测定血浆 LPL 活性有助于对 HDL 代谢的病理生理,以及与动脉粥样硬化发生、发展的关系进行研究。LPL 缺乏症为常染色体隐性遗传,男女均可发病,人群发病率甚低,约为百万分之一。

4.肝脂酶(HL)

(1)检测方法:比色法。

(2)标本要求:肝素抗凝血浆。

(3)参考范围:各实验室应建立自己的参考范围。

(4)临床诊断价值和评价:肝脂酶是血浆脂蛋白分解代谢过程的关键酶之一,其主要生理功能是水解各种脂蛋白中 TG 和磷脂,使各种脂蛋白颗粒的大小和密度发生改变等。临床及流行病学调查表明,测定血液中 HL 活性有助于研究血浆脂蛋白代谢紊乱的发病机制,以及与动脉粥样硬化发生、发展的关系。HL 活性升高,可诱发、促进动脉粥样硬化的发生、发展。研究发现,绝经后妇女血浆中 HL 活性升高,可能是引起动脉粥样硬化的发病率增加的原因之一。HL 主要作用于小颗粒脂蛋白,如 VLDL 残粒、CM 残粒及 HDL,水解其中的 TG 和 PL,在脂蛋白残粒的清除、LDL 的形成和 TC 的逆向转运(RCT)中起重要作用。VLDL 的 TG 被水解后可转变为 IDL,IDL 被水解后可产生 LDL。业已证实 IDL 和 LDL 具有一定的致动脉粥样硬化作用。HL 活性受激素的影响,其中雄激素和雌激素对其影响较大。

(5)方法学评价和问题:临床测定 HL 活性是肝素抗凝血浆与底物(脂肪乳剂)一起保温,然后测定其水解产物游离脂肪酸或甘油的生成量,再得出 HL 活性。HL 在不同个体间差异较大,但在同一个体中其值基本稳定。采血后立即测定或置－70℃保存,避免反复冻融。

5.磷脂酶 A_2

(1)检测方法:比色法、荧光法。

(2)标本要求:血清。

(3)参考范围:比色法 1～5.6 U/L。

(4)临床诊断价值和评价:磷脂酶 A_2分类名为磷脂酰胆碱-2-脂酰水解酶,在人体中广泛存在,水解磷酸酰胆碱、磷酸酰乙醇胺和磷酸酰肌醇等。根据 PLA_2 催化作用时是否需要 Ca^{2+} 的参与,可分依赖 Ca^{2+} 和不依赖 Ca^{2+} 的 PLA_2,依赖 Ca^{2+} 的 PLA_2在体内可进一步分 PLA_2 Ⅰ、PLA_2 Ⅱ、PLA_2 Ⅲ和 PLA_2 Ⅳ。动脉粥样硬化患者病理解剖检查发现,PLA_2 Ⅱ存在于细胞外基质,动脉粥样硬化的血管内膜中 PLA_2 Ⅱ含量增高。PLA_2 Ⅱ可水解脂蛋白中的磷脂,而导致游离脂肪酸及 Apo 中的溶血性磷脂酰胆碱等在动脉壁滞留、堆积,这可能是动脉粥样硬化的发病机制之一。另外,在临床上各种原因引起的炎症、组织缺血或受损时,均可引起血清 PLA_2活性值显著的变化。

(三)其他项目

1.同型半胱氨酸(HCY)

(1)检测方法:高效液相色谱法、荧光偏振免疫法等。

(2)标本要求:血浆。

(3)参考范围:5～15 μmol/L。

(4)临床诊断价值和评价:同型半胱氨酸又称高半胱氨酸,是一种非蛋白源性含硫氨基酸,是蛋氨酸代谢的中间产物。在血浆中,HCY 以蛋白结合型(约占70%)和游离型(约占 30%)的形式存在。流行病学研究发现,高 HCY 血症与冠状动脉、脑血管及外周动脉粥样硬化有关。血浆 HCY 水平升高可以作为发生动脉粥样硬化的一个独立危险因素。目前 HCY 致动脉粥样硬化发病机制尚不十分清楚,但高 HCY 对血管内皮细胞和平滑肌细胞的损伤可能是重要机制之一。当血 HCY 水平增高时,一方面对内皮产生直接毒性作用,使 NO 生成减少。另一方面高 HCY 可降低谷胱甘肽过氧化物酶活性,过氧化物分解减少,导致 NO 氧化失活增加。由此,NO 对 HCY 巯基的氧化抑制作用减弱,过氧化物和自由基生成增加，加重内皮损伤。高 HCY 血症患者及 HCY 处理的离体培养细胞显示，血管平滑肌细胞明显增生。血浆 HCY 浓度受许多酶、辅助因子及酶作用底物的影响。血浆 HCY 浓度随年龄增长而逐渐增加，可能是老年人辅助因子维生素 B_6、维生素 B_{12}及叶酸缺乏，使各种蛋氨酸代谢酶活性降低所致。在性别方面，一般男性血浆 HCY 浓度比女性高，但男女均随年龄增加而升高。一般认为空腹血浆 HCY 浓度 15～30 μmol/L 为轻度升高，30～100 μmol/L 为中度升高，超过 100 μmol/L 为重度升高。

(5)方法学评价和问题：测定 HCY 方法有放射免疫法、色谱法、微板酶标法及全自动荧光偏振免疫法等。高效液相色谱法测定灵敏度较高，特异性较强，是临床上常用的方法。采血后应立即置冰浴中或在 1 小时内分离血浆，并尽快测定。HCY 受年龄、性别、地区和遗传因素等影响，其参考值有一定的差别，因此，各实验室应建立自己的参考范围。

2.胆红素(HO)

(1)检测方法：血清总胆红素及结合胆红素测定的传统方法和目前仍广泛使用的方法是重氮试剂法，我国推荐其中的改良 J-G 法，但因不能自动化而使其应用受限，故许多厂家生产甲醇法和二甲亚砜法试剂。胆红素氧化酶法特异和准确，但酶制剂来源困难，价格高，使用较少。目前钒酸盐氧化法较常用。

(2)标本要求：血清，采血后应及时分离血清，胆红素对光敏感，需避光保存。

(3)参考范围：健康成人 TB 3.4～17.1 μmol/L，Bc 0～3.4 μmol/L。

(4)临床诊断价值和评价：胆红素降低动脉粥样硬化发病机制可能是多方面的。胆红素作为抗氧化剂能够抗脂质过氧化，特别是防止 LDL 的氧化，而 LDL 的氧化产物 ox-LDL 是致动脉粥样硬化的关键因素之一。ox-LDL 形成后可被巨噬细胞的清道夫受体识别，进而被吞噬，形成泡沫细胞。同时 ox-LDL 具有内皮细胞毒性作用，趋化循环中单核细胞向血管内皮下游走并滞留。血液胆红素是防止 LDL 氧化的天然屏障，与清蛋白结合的胆红素能进入血管壁，在血管壁处阻止由巨噬细胞释放的氧自由基引起损伤和 LDL 氧化，而低水平胆红素不能有效地阻止脂质氧化，易形成粥样硬化斑块。胆红素的抗氧化功能，尤其是对 LDL 的保护，对防止动脉粥样硬化的发生起一定作用。生理状况下胆红素升高伴有 HO 活性升高，而 HO 亦具有抗动脉粥样硬化功能。HO 除通过对血红蛋白的降解而避免其对细胞的毒性损伤，同时使胆红素水平升高外，还能提高 CO、铁、胆绿素浓度，可加速铁蛋白合成，后者能保护血管内皮细胞免受氧化损伤。CO 具有血管舒张作用，能调节血管舒缩，血小板聚集及血管平滑肌细胞增生。

3.血流动力学及血小板相关检查

血流动力学因素与动脉粥样硬化的发生有着极其密切的关系。研究认为，血流动力学异常尤其是血流产生的壁面低剪切应力是动脉粥样硬化发生、发展的主要因素之一。研究认为，单核细胞和T淋巴细胞与功能紊乱的动脉内皮细胞之间的相互作用是动脉粥样硬化形成的关键因素之一，而血小板的活化可加强这种作用。在发生动脉粥样硬化的患者，反映体内血小板活化程度的血浆P-选择素升高，循环血中血小板微颗粒(PMP)水平升高。

4.一氧化氮

发生动脉粥样硬化的患者常出现一氧化氮(NO)水平降低。临床研究发现，NO是一种抗动脉粥样硬化形成的重要因子，对动脉粥样硬化形成有抑制作用，其原因可能是降低了LDL对血管壁的损伤作用，抑制血小板聚集和平滑肌细胞增殖等。NO水平降低时可促进血小板、白细胞的黏附，诱发血管平滑肌细胞的增殖，进而导致动脉粥样硬化。但NO生成过多或调节紊乱也是有害的。

5.C反应蛋白

C反应蛋白(CRP)对动脉粥样硬化的临床诊断、治疗和预后的判断具有一定价值，其水平升高是动脉粥样硬化活动的一个标志，其中在冠状动脉病变起始、粥样斑块形成和斑块不稳定性等方面，血中CRP变化可反映其进展过程。研究提示，CRP在人类早期冠状动脉粥样硬化形成中具有一定的作用，可能是冠状动脉粥样硬化的独立危险因素之一。CRP可能与活化巨噬细胞分泌的白细胞介素-1、白细胞介素-6等细胞因子刺激平滑肌细胞增殖产生大量急性反应蛋白有关，CRP可激活补体系统，继而可产生大量终末复合物造成血管内膜受损。

6.新蝶呤

新蝶呤是巨噬细胞激活的标志物，其增高表示动脉粥样硬化斑块内炎性反应，斑块处于高度不稳定状态，易于破裂形成血栓而导致急性心肌缺血。

7.炎症介质

动脉粥样硬化与炎症反应密切相关，有研究人员提出动脉粥样硬化即是一种炎症性疾病的观点。在动脉粥样硬化发生、发展过程中，炎性细胞可表达大量的炎症介质，参与调节细胞增殖或凋亡、细胞外基质的合成或降解以及血管重构等过程。这些炎症介质包括两类：一类是促进动脉粥样硬化发生的介质，如白细胞介素-1(IL-1)、白细胞介素-8(IL-8)、白细胞介素-18(IL-18)、白三烯B4(LTB4)、单核趋化蛋白-1(MCP-1)及γ-干扰素(γ-IFN)等。另一类则是抗动脉粥样硬化发生的介质，如白细胞介素-10(IL-10)及转化生长因子β(TGF-β)等。这里要特别指出其中的趋化因子，在动脉粥样硬化发生、发展中单核细胞和平滑肌细胞向内膜迁移是关键步骤之一，而这些细胞的迁移都要受趋化因子及其他细胞因子的调控。可以说趋化因子在动脉粥样硬化的发生中起着主导作用。有研究发现，动脉粥样硬化病变部位的趋化因子，如MCP-1、巨噬细胞炎性蛋白-1α(MIP-1α)等升高。

(1)集落刺激因子：①检测方法为ELISA、放射免疫分析法等。②标本要求为血清。③参考范围为放射免疫分析法(0.44±0.14)μg/L。④临床诊断价值和评价内容如下，集落刺激因子促进骨髓早期祖细胞增殖和分化成为各种成熟的血细胞，对机体造血、免疫及抗感染能力等有调节和促进作用。CSFs包括单核细胞集落刺激因子(M-CSF)、粒细胞集落刺激因子(G-CSF)、粒细胞-单核细胞集落刺激因子(GM-CSF)、促红细胞生成素(EPO)、干细胞因子(SCF)等。近年来，CSFs在动脉粥样硬化的发生、发展和治疗中的作用日益引起重视。动脉粥样硬化患者的血中CSFs水平升高，且与临床危险度、病变活动程度有一定的关系。在动脉粥样硬化的发生、发展过程中，M-CSF是其炎症反应的敏感性标志物之一。目前可以肯定的是，CSFs参与动脉粥样硬化，但是其既具有致动脉粥样硬化作用，又有抑制作用，何者更为主要一些，尚有待于进一步研究。⑤方法学评价和问题内容如下。测定CSFs的方法较多，其中ELISA是以CSFs各种因子作为抗原进行定性或定量测定，是反映各种因子抗原水平，而不能反映CSFs生物学功能。此类方法具有灵敏度高、特异性强及重复性好等特点。

(2)胰岛素样生长因子-1：①检测方法为放射免疫法。②标本要求为血清。③参考范围为(674±168)μg/L。④临床诊断价值和评价内容如下，胰岛素样生长因子-1是机体内一种重要细胞因子，结构与胰岛素高度相似。IGF-I在心血管系统中含量较丰富，具有舒张血管、提高心肌收缩力及保护缺血心肌等效应，与冠状动脉粥样硬化的发生、发展有关。有关动脉粥样硬化研究显示，IGF-1具有降低高水平的LDL、高血糖、高胰岛素血症的作用，从而减少诱发动脉粥样硬化的危险因素。⑤方法学评价和问题内容如下。测定血中IGF-I常用放射免疫分析法，其灵敏度高，特异性强，重复性好，缺点是放射性污染，操作中应予以注意。

(3)γ-干扰素：γ-干扰素(γ-IFN)是一种重要的免疫活化因子，可以促进巨噬细胞活化，诱导炎症反应发生。它还能使PLA_2分泌增多，分解脂质产生一系列具有炎症介质作用的脂质片段。在人类动脉粥样硬化斑块中，γ-IFN在mRNA

和蛋白水平均有表达。γ-IFN 的检测方法很多，有溶血空斑形成试验、细胞病变抑制法、放射免疫法等。

(4)IL-1：IL-1 是参与动脉粥样硬化过程的一个重要因子，在动脉粥样硬化斑块的泡沫细胞中含量丰富。IL-1 可激活单核巨噬细胞、淋巴细胞产生多种细胞因子和生长因子，如 TNF、PDGF 等。还促进细胞间黏附分子-1 等多种黏附分子的表达，诱导 MMP-9 的分泌，对平滑肌细胞则具有双重效应。此外还参与脂蛋白代谢。检测方法有生物活性测定方法(胸腺细胞法、D10G4.1 细胞法等)，以及免疫学测定方法(放射免疫法、ELISA 等)。

(5)IL-6、IL-8 及肿瘤坏死因子：IL-6 为急性时相反应蛋白，是肝细胞释放急性反应蛋白的最强刺激因子。IL-8 主要是趋化和激活中性粒细胞，参与中性粒细胞介导的组织损伤。两者都参与动脉粥样硬化的病理过程，在动脉粥样硬化患者中，都有不同程度的升高。肿瘤坏死因子(TNF)是一种多效性细胞因子，参与动脉粥样硬化的过程，可损伤内皮细胞功能，削弱内皮细胞对舒血管物质的反应。研究发现，缺血性心脏病患者冠状动脉粥样硬化斑块中 TNF-α 阳性细胞数量与冠状动脉狭窄程度呈正相关，提示 TNF-α 基础值及其升高可以反映动脉粥样硬化的程度。正常情况下血清中几乎测不到 TNF。

(6)MCP-1：MCP-1 是与动脉粥样硬化关系密切的一种趋化因子，在 5 种 MCP 中最早被发现，对血液单核细胞有较强的趋化作用。研究认为，MCP-1 参与动脉粥样硬化的发生、发展，尤其对动脉粥样硬化早期斑块的形成有重要作用。对 MCP-1 受体 CCR2(CC 类趋化因子受体 2)的研究进一步证明了其在动脉粥样硬化发生中的作用。趋化因子及其受体在动脉粥样硬化中的重要作用越来越受到人们的重视，这方面的研究也越来越多。

8.自身抗体

研究认为，自身免疫因素与动脉粥样硬化的发生有关。目前研究的与动脉粥样硬化有关的自身抗体主要有抗 ox-LDL 抗体、抗心磷脂抗体、抗内皮细胞抗体、抗 HDL 抗体及抗 β_2-糖蛋白 I 抗体等。

其中研究报道较多争议也较大的是抗 ox-LDL 抗体。LDL 在体内氧化生成 ox-LDL，氧化过程中形成新的抗原表位，可诱发机体的自身免疫反应产生抗 ox-LDL抗体。抗 ox-LDL 抗体与动脉粥样硬化发生、发展有关是公认的，但其是促进还是抑制作用尚有待于进一步研究。

ACA 和抗 β_2-GPI 抗体都属于抗磷脂抗体，一般认为它们可促进动脉粥样硬化的进程。总的来说，与动脉粥样硬化有关的自身抗体研究目前很多方面都还没有定论，有待继续研究。

9.基因诊断

动脉粥样硬化经常在家族中聚集，尽管饮食、运动和吸烟等外部因素在疾病发生中起重要作用，但基因也是一个重要决定因素。目前已知多种基因多态性与动脉粥样硬化有关，如*Apo*基因多态性、血小板相关基因多态性等，都或多或少与动脉粥样硬化有关。目前研究提示，动脉粥样硬化是一种多基因遗传性疾病，仅有某一相关基因的多态性变化，并不一定会引起明显的血脂蛋白水平异常，与动脉粥样硬化的关系也不一定明确，即并不是所有的基因多态性改变都是有意义的。在进行基因诊断时，可根据目的选择合适的基因诊断方式，对所得结果要综合分析。

(四)应用与建议

在有关动脉粥样硬化的实验室检查中，最重要的是血脂项目，一般选择常规4项(TG、TC、HDL-C及LDL-C)，有条件的实验室应开展ApoAI、ApoB及Apo(a)测定，这些指标也是我国临床实验室最常测定的动脉粥样硬化危险因素指标。其中TC水平提供一个基线值，提示是否应该进一步进行脂蛋白代谢的实验室检查。进行筛选时只需进行TC水平测定即可，如果TC水平超过5.2 mmol/L，则必须同时进行其他脂蛋白代谢相关的实验室检查。而LDL作为动脉粥样硬化发生、发展的主要脂类危险因素已被多项研究所证实，建议以LDL-C代替TC作为动脉粥样硬化的危险因素指标。TG增高是发生动脉粥样硬化的危险因素之一，但一般认为单独高TG不是动脉粥样硬化的独立危险因素。ApoB与动脉粥样硬化的危险性呈正相关，Apo(a)升高也是动脉粥样硬化的独立危险因子。HDL-C和ApoA的浓度与动脉粥样硬化的发生、发展呈负相关。在血脂测定的基础上，可结合被检者实际情况再选择进行相关的实验室检查，如参与脂蛋白代谢的酶及蛋白，以及细胞因子、自身抗体、基因检测等，均有助于发现动脉粥样硬化存在或发生、发展的可能性。

总之，有关动脉粥样硬化目前还缺乏敏感而又特异的实验室检查指标，其实验室检查还在研究和探索中不断发展和完善。

第二节　急性心包炎

一、疾病概述

急性心包炎为心包脏层和壁层的急性炎症，可由细菌、病毒、自身免疫、物理、化学等因素引起。心包炎常是某种疾病表现的一部分或为其并发症，故常被原发疾病所掩盖，但也可以单独存在。

(一)病因和发病机制

多种原因可导致急性心包炎的发生。常见病因如下。

(1)急性非特异性。

(2)感染：病毒、细菌、真菌、寄生虫、立克次体。

(3)自身免疫：风湿热及其他结缔组织疾病。心肌梗死后综合征、心包切开后综合征及药物性如肼屈嗪、普鲁卡因胺等。

(4)肿瘤：原发性、继发性。

(5)代谢疾病：尿毒症、痛风。

(6)物理因素：外伤、放射性。

(7)邻近器官疾病：急性心肌梗死、胸膜炎、主动脉夹层、肺梗死等。过去常见病因为风湿热、结核及细菌感染性。近年来，病毒感染、肿瘤、尿毒症性及心肌梗死性心包炎发病率明显增多。

上述因素可对心包产生病理性损害。在急性期，心包壁层和脏层上有纤维蛋白、白细胞及少许内皮细胞的渗出。此时尚无明显液体积聚，为纤维蛋白性心包炎。随后如液体增加，则转变为渗出性心包炎，常为浆液纤维蛋白性，液体量可由 100 mL 至 2～3 L，多为黄而清的液体，偶可混浊或呈血性。积液一般在数周至数月内吸收，但可伴随发生壁层与脏层的粘连、增厚及缩窄。液体也可在较短时间内大量积聚引起心脏压塞。急性心包炎时，心外膜下心肌有不同程度的炎性变化。此外，炎症也可累及纵隔、横膈和胸膜。

(二)临床表现

1.症状

心前区疼痛常常是急性心包炎患者的主要症状，如急性非特异性心包炎及感染性心包炎;缓慢发展的结核性或肿瘤性心包炎疼痛症状可能不明显。疼痛性质可尖锐,与呼吸运动有关,常因咳嗽、深呼吸、变换体位或吞咽而加重。位于心前区,可放射到颈部、左肩、左臂及左肩胛骨,也可达上腹部,疼痛也可呈压榨样,位于胸骨后。

急性心包炎亦可引起呼吸困难,可能与支气管、肺受压及肺淤血有关。呼吸困难严重时,患者呈端坐呼吸、身躯前倾、呼吸浅快、面色苍白,可有发绀。也可因压迫气管、食管而产生干咳、声音嘶哑及吞咽困难。此外,尚可有发冷、发热、心前区或上腹部闷胀、乏力、烦躁等。

2.体征

心包摩擦音,因炎症而变得粗糙的壁层与脏层在心脏活动时相互摩擦而发生,呈抓刮样粗糙音,被 Laennec 与 Vitor Collin 描述为"骑手坐在新马鞍上发出的皮革嘎吱声"。其与心音的发生无相关性,常盖过心音又较心音更接近耳边,多位于心前区,以胸骨左缘第三、四肋间最为明显;坐位时身体前倾、深吸气或将听诊器加压更容易听到。心包摩擦音可持续数小时或持续数天、数周。当积液增多将两层心包分开时,摩擦音即消失,但如有部分心包粘连则仍可闻及。心前区听到心包摩擦音即可做出心包炎的诊断。

心包积液时心脏叩诊浊音界向两侧增大,皆为绝对浊音区。心尖冲动弱,位于心浊音界左缘的内侧或不能扪及。心音低而遥远。存在大量积液时可在左肩胛骨下出现浊音及左肺受压迫所引起的支气管呼吸音,称心包积液征(Ewart 征)。少数病例中,在胸骨左缘第三、四肋间可闻及心包叩击音。大量积液可使收缩压降低,而舒张压变化不大,故脉压变小。积液时心脏压塞程度脉搏可正常、减弱或出现奇脉。大量积液可累及静脉回流,出现颈静脉怒张、肝大、皮下水肿和腹水等。

快速心包积液时可引起急性心脏压塞,出现明显心动过速、血压下降、脉压变小和静脉压明显上升,如心排血量显著下降,可产生急性循环衰竭、休克等。如积液积聚较慢,可出现亚急性或慢性心脏压塞,表现为体循环静脉淤血、静脉压升高、奇脉等。

(三)诊断与鉴别诊断

常见心包炎病因类型包括急性非特异性心包炎、结核性心包炎、化脓性心包炎、肿瘤性心包炎、心脏损伤后综合征等。根据临床表现、X 线、心电图及超声心动图检查可做出心包炎的诊断,然后需结合不同病因性心包炎的特征、心包穿刺及活体组织检查等资料对其病因学做出诊断。

(四)缩窄性心包炎

缩窄性心包炎是指心脏被致密厚实的纤维化或钙化心包所包围,使心室舒张期充盈受限而产生一系列循环障碍的病征。缩窄性心包炎继发于急性心包炎,其病因在我国仍以结核性为最常见,其次为化脓性或创伤性心包炎后演变而来。少数与心包肿瘤、急性非特异性心包炎及放射性心包炎等有关。也有部分患者病因不明。

心包缩窄多于急性心包炎后1年内形成,少数可长达数年。常见症状为呼吸困难、疲乏、食欲缺乏、上腹胀满或疼痛。呼吸困难为劳力性,主要与心排血量降低有关。

体征有颈静脉怒张、肝大、腹水、下肢水肿、心率增快,可见Kussmaul征。患者腹水常较皮下水肿出现早且明显得多。心脏体检可发现:心尖冲动不明显,心浊音界不增大,心音减低,通常无杂音,可闻及心包叩击音。心律一般为窦性,有时可有心房颤动。脉搏细弱无力,动脉收缩压降低,脉压变小。

典型缩窄性心包炎根据临床表现和实验室检查诊断并不困难。临床上常需与肝硬化、充血性心力衰竭及结核性腹膜炎相鉴别。限制型心肌病的临床表现和血流动力学改变与本病很相似,两者鉴别可能较困难,必要时需通过心内膜心肌活检来诊断。

二、检验诊断

根据临床表现、X线、心电图及超声心动图检查可做出心包炎的诊断,然后还需结合不同病因性心包炎的特征、活体组织检查及心包穿刺液各种理化性质的检查对其病因学做出诊断。

(一)常规检验项目

1.血常规

取决于原发病,感染性者常有白细胞计数增高。

2.红细胞沉降率

红细胞沉降率在多数急性心包炎中均可升高,在恶性肿瘤和结核中增高特别明显。

3.心包积液一般理学检查

(1)检测方法:颜色、透明度、凝固性用肉眼观察送检标本;量由临床医师或送检验科用量筒测定;相对密度利用比密计或折射仪进行测定。

(2)标本要求:心包积液。

(3)临床诊断价值和评价:漏出液一般为淡黄色、黄色。渗出液可因病因不同呈现不同的颜色,如深黄色、红色、乳白色等。草黄色心包积液见于脓性心包积液。红色心包积液见于恶性心包炎,如肺癌或乳腺癌的患者中有58%心包积液呈血性。病毒性心包炎患者中有15%呈血性,若为结核分枝杆菌感染,50%呈血性。淋巴细胞性心包炎患者中有75%呈血性,系统性红斑狼疮(SLE)性心包炎的心包积液以肉眼血性多见。此外,心肌梗死后、侵害性心脏操作、升主动脉瘤等发生心包内出血也可见血性积液。离心后呈透明、浅黄色的微含血的心包积液可能刚刚被血污染,如由心包穿刺术所致。漏出液多为清澈或微浊,渗出液多为混浊,因含有大量的细胞、蛋白和细菌等所致。乳糜性积液见于外伤(手术)、炎症、肿瘤导致胸导管损伤时。乳糜性液体积聚于心包中,也可由淋巴系统畸形所致,大部分病例不呈乳状外观。漏出液一般不会凝固。透明性心包积液多见于心力衰竭、低蛋白血症、放射治疗后及肾功能不全等。肿瘤或结核性心包积液外观呈微含絮状样物。渗出液因含有大量的蛋白质(纤维蛋白原)以及细胞和组织碎解物可出现凝固。渗出液中含有纤维蛋白溶解酶时可将已形成的纤维蛋白溶解,反而不见凝固或凝块。漏出液相对密度<1.015,渗出液相对密度>1.018。

4.心包积液细胞计数

(1)检测方法:细胞计数包括红细胞计数和白细胞计数,一般采用手工法,混匀标本,充入计数池,显微镜下计数10个大方格细胞数,换算成每升标本中的细胞数。目前有些血液计数仪兼有体液细胞计数功能,可以直接对心包积液进行细胞计数,所有的有核细胞(包括间皮细胞)均计在白细胞计数内。

(2)标本要求:心包积液。

(3)临床诊断价值和评价:漏出液中有核细胞数在 $100\times10^6/L$ 以下,渗出液中有核细胞数较多,在 $500\times10^6/L$ 以上,但两者并无绝对界限。红细胞增多,排除外伤原因,则提示可能为肿瘤性、心肌梗死、结核性或者穿刺出血等。

5.心包积液细胞分类计数

(1)检测方法:将标本离心,沉淀物涂片,瑞氏染色后进行分类,与外周血涂片相似,根据细胞形态,计数100个白细胞,按百分率报告。

(2)标本要求:心包积液。

(3)临床诊断价值和评价:漏出液中细胞数较少,以淋巴细胞为主,并有少量间皮细胞。渗出液中细胞数较多,各种细胞增多意义有以下几个方面,中性粒细胞增高,常见于化脓性感染和早期心包结核,淋巴细胞增高,提示慢性感染、病毒、结核或结缔组织病所致的渗出液,嗜酸性粒细胞增高,见于变态反应、寄生虫、真菌感染、药物过敏反应、多次穿刺刺激等所致的渗出液。间皮细胞增多,提示心包受损或受刺激,此细胞大小为15～30 μm,圆形或椭圆形,细胞质丰富,呈淡蓝色,含有少数空泡,核大,位于中心或偏位,核仁有1～3个,为紫色,在渗出液中可因各种原因呈现异形变或退行性改变,形态很不规则,积液中大量中性粒细胞出现的同时,常伴有组织细胞的出现。组织细胞较白细胞大,直径一般不超过16 μm,细胞染色较淡,核呈肾形或不规则形,偏位,核致密,细胞质多呈泡沫状。红斑狼疮细胞偶见于SLE患者的心包积液中,若有大量形态不规则、体积大、核大并可见核仁、细胞质染色深的细胞单个或多个成堆出现,应注意观察是否为肿瘤细胞,需做进一步细胞学检查。积液中发现肿瘤细胞是诊断恶性肿瘤的金标准。肿瘤性心包炎中转移性肿瘤比原发性肿瘤的发病率高40倍,常见的病因为肺癌、乳腺癌、淋巴瘤、白血病、恶性黑色素瘤等,确诊依靠心包积液细胞学检查和心包活检。心包积液瘤细胞检出率为75%～87%,心包活检阳性率为27%～65%。值得提出的是,50%已证实的恶性肿瘤患者发生心包积液并非肿瘤性,而是由于放射治疗、感染或药物(多柔比星)所引起。部分患者心包积液穿刺术后可发生缩窄性心包炎。心包积液细胞学检查显示中性粒细胞显著升高,单核细胞百分比明显下降,往往预测穿刺后缩窄性心包炎发生的可能。

(4)方法学评价和问题:积液细胞学检查干扰因素较多,包括留取标本的方法,送检次数,检验技术。在恶性肿瘤性积液发生时,肿瘤的类型及病变范围也会影响积液中肿瘤细胞的检出。为了提高恶性积液肿瘤细胞的检出率,应注意尽量加大送检的积液量以提高检出的灵敏度,另外,正常间皮细胞随脱落时间延长可发生退行性改变,易被误认为是癌细胞,应注意辨认。

6.心包积液酸碱度(pH)测定

(1)检测方法:pH测定采用pH试纸或pH计。

(2)标本要求:心包积液。

(3)临床诊断价值和评价:漏出液pH为7.45～7.46,往往见于心脏切开术后综合征,甲状腺功能减退;渗出液一般偏低,pH为7.2～7.4,通常见于恶性肿瘤、结核病或尿毒性心包炎;如pH<7.1,则可能由于细菌感染或胶原病引起。

7.心包积液黏蛋白试验

(1)检测方法:Rivalta试验。

(2)标本要求:心包积液。

(3)临床诊断价值和评价:黏蛋白定性试验,漏出液为阴性,渗出液为阳性。

但漏出液长期吸收蛋白浓缩后，有时也呈阳性，故在实际工作中不能单靠本试验反映蛋白质情况，目前多采用浆膜腔蛋白质定量测定。

8.心包积液 TC 的测定

(1)检测方法：详见动脉粥样硬化。

(2)标本要求：心包积液。

(3)临床诊断价值和评价：心包积液如为漏出液，平均 TC 含量为 0.8 mmol/L(30 mg/dL)；炎性积液平均为 2.0 mmol/L(76 mg/dL)；恶性积液平均为 2.3 mmol/L(90 mg/dL)。以 1.6 mmol/L(60 mg/dL)为判断值，可鉴别漏出液和渗出液，准确性为 95%。

9.乳酸脱氢酶(LD)测定

(1)检测方法：比色法、连续监测法、偶联比色法等。

(2)标本要求：心包积液、血清。

(3)参考范围：心包穿刺液性质为渗出液时，心包积液 LD 与血清中 LD 比值 >0.6；心包积液 LD 活性 >2/3 血清 LD 参考范围上限。

(4)临床诊断价值和评价：LD 对心包炎的诊断价值主要是，LD 主要用于鉴别渗出液与漏出液、恶性与良性积液。心包积液 LD 活性升高，LD>200 U/L，积液 LD/血清 LD>0.6 的以渗出液为主，反之为漏出液，其准确率可达 94%。心包积液 LD 升高，且高于血清测定样本者，可能对心包恶性肿瘤诊断以及肿瘤转移的判断有帮助。LD 活性在化脓性心包积液中最高，癌性积液中其次，结核性积液中略高。另外，对猝死原因不明或可疑时，又无法用普通的组织学方法确诊的患者，若测定其心包积液中 LD 活性及其同工酶活性显著升高，则提示死因可能为急性心肌损伤所致。由于急性心包炎累及心外膜下心肌，LD、肌钙蛋白、CK-MB 同工酶等指标均可升高，但多不如急性心肌梗死明显，且无其典型酶谱。

(5)方法学评价和问题：心包积液含有免疫球蛋白 IgA、IgG、IgM 时可与 LD 形成复合物，对 LD 活性产生抑制作用，可使活性降低。红细胞中的 LD 含量是正常血清 LD 含量的 100 倍以上，因此，血性心包积液应避免溶血，以免影响测定结果。另外，由于组成 LD 的亚基不均一性，其耐热性亦不相同，尤其是 M 亚基不稳定，容易失活。LD 与其他酶类不同，具有冷变性特点，在冰箱内比在室温中更易失活，故测定 LD 活性时应采血后及时检测。

(二)特殊检查

1.心包积液病原体检查

如怀疑心包积液为细菌、真菌或寄生虫等感染引起时，可做细菌学检查以明确诊断。

(1)检测方法:将标本离心,沉渣涂片,做革兰染色、抗酸染色检测革兰阳性菌或革兰阴性菌、抗酸杆菌。直接涂片检测真菌孢子、菌丝或芽管。需进一步做细菌培养、药敏试验等,以明确诊断。乳糜性心包积液,可将标本离心,沉淀物涂片检测微丝蚴。疑寄生虫病涂片寻找寄生虫。确诊病毒性心包炎依靠对心包积液、心包组织采用核酸杂交技术或 PCR 技术检测病毒核酸。

(2)标本要求:心包积液。

(3)参考值:阴性。

(4)临床诊断价值和评价:如怀疑心包积液为细菌或寄生虫感染引起时,细菌学或寄生虫检查可明确诊断,参考药敏试验结果可以指导临床用药。肺部、胸膜和纵隔感染可合并心包积液,食管-心包瘘和食管憩室穿孔时也可发生。感染性心包积液主要有细菌性、病毒性、真菌性和其他因素如立克次体、螺旋体、支原体、寄生虫等引起。细菌性感染以金黄色葡萄球菌和结核分枝杆菌多见,其次为链球菌和革兰阴性杆菌。病毒感染引起的最常见为柯萨奇 B 组病毒和埃可病毒 8 型。

2.腺苷脱氨酶(ADA)

(1)检测方法:放射免疫分析法、比色法、连续监测法等。

(2)标本要求:心包液、血清。

(3)参考范围:①放射免疫分析法,各实验室应建立自己的参考范围;②比色法,血清腺苷脱氨酶<30 U/L;③连续监测法各实验室应建立自己的参考范围。

(4)临床诊断价值和评价:腺苷脱氨酶能够催化腺嘌呤核苷酸水解,是一种与机体细胞免疫系统有重要联系的核酸代谢酶,存在于淋巴细胞中,T 淋巴细胞高于 B 淋巴细胞。结核性积液时,细胞免疫激活,淋巴细胞增加,因此结核性积液,ADA 含量显著升高。ADA 对心包炎的诊断价值主要是心包积液 ADA 活性增高,高于外周血 ADA 活性,多见于结核性、风湿性以及脓性的积液。按其高低顺序依次为结核性>癌性>非炎症性积液,ADA 活性>50 U/L 为区别结核性和恶性肿瘤性积液的界限,测定心包积液若同时测定血清中的 ADA 活性,计算心包积液与血清中的 ADA 活性比值,如明显大于 1,也表明为结核性心包炎。临床发现,心包积液中 ADA 活性对结核性心包炎诊断的敏感性为 100%,特异性为 91%,并且根据其变化可预测能否发展为缩窄性心包炎的一项有用指标,故 ADA 活性测定对结核性积液的诊断具有重要参考价值。结核性心包炎时由于心包穿刺液涂片检测结核分枝杆菌阳性率低,培养费时。心包液通过涂片查找结核分枝杆菌或 PCR 方法诊断结核性心包炎灵敏度都不是很理想。

(5)方法学评价和问题：测定 ADA 总活性方法主要有放射免疫分析法、比色法和连续监测法，放射免疫分析法虽然灵敏度高，但需放射性核素，不能在临床推广。测定反应生成氨量的比色法反应时间长，操作相对繁琐，结果受氨的影响较大，而且不能自动化。连续监测法操作简便，结果较可靠，且能够自动分析。免疫缺陷性疾病合并结核菌感染，积液中 ADA 升高不明显。另外白血病和肝损伤时，血清中 ADA 会明显升高。

3.CRP

(1)检测方法：免疫比浊法、免疫沉淀法、标记免疫法等。

(2)标本要求：心包积液。

(3)参考范围：各实验室应建立自己的参考值。

(4)临床诊断价值和评价：近年发现测定心包积液中 CRP 含量可帮助鉴别诊断良恶性心包积液，特别对于鉴别炎症性心包炎所致的心包积液。动态监测心包积液中 CRP 水平能反映炎症反应的程度和治疗效果。

(5)方法学评价和问题：免疫沉淀法测定时间较长，敏感性较低及特异性较差。根据仪器的光学系统，免疫比浊法分为免疫散射比浊法和免疫透射比浊法两类，前者需要专用的散射浊度仪，后者可与分光光度计或配有确定波长滤光片的比色计通用。放射免疫法、ELISA、免疫发光法和化学发光免疫分析法等已用于 CRP 的测定，其中化学发光免疫分析法的灵敏度和精确性可与放射免疫法媲美，且无同位素污染，具有试剂稳定、分析速度快等优点。

4.癌胚抗原测定(CEA)

(1)检测方法：放射免疫分析法、ELISA 及化学发光免疫分析法等。

(2)标本要求：心包积液和血清。

(3)参考范围：良性心包积液中 CEA 平均浓度为 1.2 μg/L，恶性心包积液为 9.4～600 μg/L；恶性心包积液时心包积液 CEA 含量/血清 CEA 含量＞1。

(4)临床诊断价值和评价：心包积液中 CEA 含量与恶性肿瘤有相关性，心包积液中 CEA 的存在或含量的测定可辅助诊断肿瘤，究其原因，心包肿瘤细胞合成 CEA 后，首先释放到心包积液中，然后再入血，在肝脏分解。当肿瘤侵犯心包时，由于 CEA 相对分子质量较大，不易进入血液循环，这样心包恶性细胞所分泌的大量 CEA 就容易聚集沉着在心包积液中。因此，测定心包积液中 CEA 含量比测定血清 CEA 含量更有临床意义，特别是动态检测，并与血清相对照，对恶性肿瘤和转移癌的诊断更有价值。

(5)方法学评价和问题：测定 CEA 的方法主要有放射免疫分析法、ELISA 及化学发光免疫分型法等。放射免疫分析法由于存在着放射污染问题，基本上已经淘汰。ELISA 具有灵敏度高、特异性强，需酶标分析仪检测，应用较广。化学发光免疫分析法则具有灵敏度高、特异性强，但需化学发光仪器检测，已成为目前主要分析方法。

5.CEA 信使核糖核酸测定

(1)检测方法：巢式反转录聚合酶链反应。

(2)标本要求：心包积液。

(3)参考值：阴性。

(4)临床诊断价值和评价：某些肿瘤细胞表达 CEA 信使核糖核酸(CEAmRNA)。CEAmRNA 几乎只存在于某些肿瘤细胞内，细胞之外一般不存在游离的 CEAmRNA。因此在心包积液内检测到 CEAmRNA，则表示心包积液内存在能表达 CEAmRNA 的肿瘤细胞，提示心包内发生了能表达 CEAmRNA 的肿瘤细胞或发生了能表达 CEAmRNA 的肿瘤细胞的心包转移。CEAmRNA 指标在诊断与鉴别诊断恶性心包积液方面有较高的特异性和敏感性，具有较高的临床应用价值。

(5)方法学评价和问题：利用巢式反转录聚合酶链反应测定心包积液 CEAmRNA 具有相当高的特异性和敏感性，因为检测的是 RNA，因此采集的心包积液如不能够及时检测，应尽快分离提取细胞沉渣，冻存于 −20 ℃。

6.糖类抗原系列标志物测定

(1)检测方法：放射免疫分析法、ELISA、化学发光免疫分析法等。

(2)标本要求：心包积液。

(3)参考范围：各实验室需建立自己的参考值。

(4)临床诊断价值和评价：糖类抗原 CA19-9 主要用于胰腺、肝、胆疾病和胃癌患者的早期诊断、治疗监测和预测复发。CA153 为主要用于乳腺癌的早期诊断和乳腺癌术后复发的检测指标，肺癌、胃肠癌和宫颈癌患者也会升高；CA125 是上皮性卵巢癌和子宫内膜癌的标志物。测定心包积液中 CA19-9、CA153、CA125 也被应用于诊断与鉴别诊断良恶性胸腔积液和心包积液。动态测定心包积液中糖类抗原有助于鉴别诊断良恶性心包积液、判断疗效和转归。对诊断与鉴别诊断恶性心包积液虽有较高的特异性但敏感性尚较低，作为恶性心包积液的早期诊断指标仍不理想。然而，在判断疗效和转归方面，动态检测糖类抗原具有很好的应用价值，即如果 CA19-9、CA153、CA125 呈进行性降低乃至转阴，表明治疗有效，病情好转。如果 CA19-9、CA153、CA125 进行性增高，则提示疗效较差，病情有可能恶化。

(5)方法学评价和问题：与 CEA 测定类似。

7.免疫球蛋白 G 和免疫球蛋白 A 测定

(1)检验方法：免疫散射比浊法。

(2)标本要求：心包积液、血清。

(3)参考范围：心包积液 IgA/血清 IgA＜0.5；心包积液 IgG/血清 IgG＜0.5。

(4)临床诊断价值和评价：免疫球蛋白分子量较大，因此不易漏出到血管外，而渗出性积液由于血管通透性增加，导致积液中免疫球蛋白升高。局部免疫反应也可导致积液中免疫球蛋白增高，若积液中免疫球蛋白/血清中免疫球蛋白＞0.5，则提示积液为渗出性，若＜0.5，则提示为漏出性积液，此法有助于漏出液与渗出液鉴别诊断。

8.心包积液细胞染色体检查

(1)检测方法：细胞培养法。

(2)标本要求：心包积液。

(3)参考范围：无细胞分裂象或分裂象中染色体畸变率＜15%。

(4)临床诊断价值和评价：心包积液细胞染色体检查在鉴别良恶性积液中具有辅助作用。癌细胞在分裂过程中出现的重要特征为染色体数目和形态变异，超二倍体及非整倍体在恶性积液中多见，并可出现结构异常(如染色体移位、缺失、倒位、线状或环状等)。当心包积液染色体检查有超二倍体、非整倍体异常时则高度提示恶性积液。

(5)方法学评价和问题：①一般培养液培养条件 pH 维持在 7.2～7.4，偏酸时会影响淋巴细胞转化，偏碱时细胞固缩会影响核型分析。培养温度应为(37±0.5)℃，培养时应进行温度监控，防止由于温度急剧变化造成培养失败。②实验中需使用有丝分裂抑制剂，阻止后期姐妹染色单体分离，现实验室一般使用秋水仙素。但秋水仙素的浓度和作用时间需实验室摸索寻找最佳条件，如相同浓度下作用时间延长会使中期分裂象增多但染色体形态会变短影响分析。实验过程中需用 0.075%KCl 进行低渗处理，目的是使细胞膨胀变大。低渗处理一般为 20 分钟左右，时间过短细胞无法膨胀，时间过长会使细胞破裂。③细胞固定是用固定液(甲醇：冰乙酸＝3∶1)固定 20 分钟以上，重复两次，使细胞保持膨胀状态。固定液必须新鲜配制，固定时间可以延长但不能缩短以保持固定效果。固定完成后需调整悬液浓度进行滴片(悬液浓度根据片上细胞密度适当调整），滴片完成后需进行干燥处理，不同干燥温度干燥时间不同，检验人员需摸索合适的干燥时间以达到最佳分析效果。④核型分析的试验过程要进行严格的无菌操作，严防污染。核型分析试验制片和分析过程技术要求复杂，需有经验的检验人员来完成此项工作。

9.心包积液细胞 DNA 含量分析

（1）检测方法：流式细胞术（FCM）。

（2）标本要求：心包积液。

（3）参考范围：各实验室应建立自己的参考范围。

（4）临床诊断价值和评价：用 FCM 进行单个细胞 DNA 定量，临床上主要用于细胞遗传学和细胞动力学的研究。从分子生物学角度，肿瘤细胞的增殖周期分为 G_1、S、G_2、M 4 个阶段。第一阶段为 DNA 复制前期（G_1期），此期 DNA 含量为 2 N，第二阶段为 DNA 复制期（S 期），此期 DNA 含量为 2～4 N，一旦 DNA 含量为 4 N，即进入第三阶段（G_2期），第四阶段为分裂期（M）。因此，FCMDNA 定量可将形态上不易区别的群体细胞分成 3 个群体（G_1、S 和 G_2期），这 3 个群体细胞对不同的化学治疗药物反应不同。因此，细胞动力学的研究可用于药物选择、疗效观察及预后估计。另外肿瘤细胞多存在染色体数目的变化，也即 DNA 含量的不同。研究证明肿瘤细胞 DNA 含量不同，DNA 指数的不同与肿瘤恶性程度有关，并可预示某些疾病的预后。因此可以用 FCM 进行恶性心包积液内细胞 DNA 测定。FCM 测定的 S 期细胞比例是部分肿瘤的重要预后指标。若积液中非整倍体肿瘤 S 期细胞比例较二倍体肿瘤比例细胞明显增高，其中位生存期明显缩短。恶性心包积液局部治疗前后 FCM 所显示的心包积液细胞 DNA 倍体特征，发现患者临床症状改善与心包积液中细胞 DNA 倍体水平的变化相关，说明倍体分析亦是评价治疗效果的较好指标。在细胞学检查阳性的恶性心包积液中，含有异倍体细胞的患者预后差。

（5）方法学评价和问题：DNA 倍体分析是鉴别诊断良恶性积液的特异性指标。用 FCM 技术分析细胞 DNA 含量分辨率高、精确，可为判断肿瘤的生物学行为提供客观而准确的资料，辅助肿瘤的早期诊断和鉴别诊断。但使用 FCM 进行 DNA 倍体分析需使用专用流式细胞分析仪进行检测，仪器昂贵，因此限制了此类项目在基层医院的开展。使用 FCM 技术进行检测需要注意细胞碎片和聚集体会干扰实验分析，需要根据临床经验设法排除这些情况的干扰。实验样品的制备需用荧光素标记实验细胞。荧光素容易淬灭，标记过程需注意温度、pH、染料浓度对实验标记的影响。其他如杂质、溶质类型和浓度对荧光淬灭有一定的影响，不同实验需选择合适的实验条件。由于荧光容易淬灭，标记完成后最好立即检测，如实在无法检测应置 4 ℃冰箱 4 小时内完成测定。

10.肿瘤细胞抗原测定

(1)检测方法：流式细胞术。

(2)标本要求：心包积液。

(3)参考范围：阴性。

(4)临床诊断价值和评价：免疫细胞化学研究证实，利用 FCM 检测上皮膜抗原(EMA)、CEA、细胞角蛋白(keratin)等对恶性胸腔积液的诊断及鉴别诊断有一定的价值。Czerniak 等将胸腔积液细胞用酒精或甲醛固定后暴露于抗 Cal 抗原(仅出现于肿瘤细胞)的单克隆抗体液中，然后再与结合了异硫氰酸荧光素(FITC)的羊抗鼠免疫球蛋白反应，通过 FCM 检测一定数量细胞的荧光强度，发现 14/17 例恶性胸腔积液中，荧光强度明显高于对照组，而 25 例良性胸腔积液中无一例增强。

11.淋巴细胞免疫表型分析

(1)检测方法：流式细胞术。

(2)标本要求：心包积液。

(3)参考范围：各实验室应建立自己的参考范围。

(4)临床诊断价值和评价：淋巴细胞特别是 T 淋巴细胞在某些疾病中起着非常重要的作用。TB 性心包积液中富集 $CD4^{+}$ T 细胞，其比例与外周血相比有明显升高。将 $CD4^{+}$ 细胞分为两个亚群：$CD4^{+}CDw29^{+}$ 和 $CD4^{+}CDw29^{-}$，在 TB 性心包液中主要是 $CD4^{+}CDw29^{+}$ T 细胞，并产生 γ-干扰素，在对人类结核分枝杆菌白细胞介导的局部免疫反应中起重要作用。

12.酶联免疫斑点试验

(1)检测方法：提取单个核细胞使用酶联免疫斑点试验检测结核分枝杆菌特异的效应 T 淋巴细胞。

(2)标本要求：外周血。

(3)参考范围：阴性。

(4)临床诊断价值和评价：近年来的研究发现从结核分枝杆菌短期培养滤液中分离的两种低分子质量蛋白培养滤液蛋白 10(CFP-10)和 6 kD 早期分泌性抗原靶 ESAT-6 是由 RDI 区编码的，该区只存在于少数致病性分枝杆菌和结核分枝杆菌复合群基因组中，卡介苗(BCG)菌株及非致病性分枝杆菌基因组中均缺乏该区域。所以可将 ESAT-6 和 CFP-10 作为结核分枝杆菌感染的特异性 T 细胞刺激抗原，为结核感染的免疫活性T淋巴细胞识别，并产生高水平的γ-干扰素。应用酶联免疫斑点试验(ELISPOT)技术检测ESAT-6和CFP-10多肽刺激T淋巴细胞所分泌的γ-干扰素，不受BCG和非结核分枝杆菌的影响，在诊断结核分枝杆菌潜伏感染(LIBI)与传统结核菌素皮肤试验(TST)相比具有更高的灵敏度和特异性，并且对结核杆菌现症感染和既往感染能很好地区分。因此ELISPOT技术对于诊断结核性积液具有重要的参考价值。

(5)方法学评价和问题：ELISPOT技术优点在于提供近于体内的试验环境，在几乎自然生理条件下观察单个细胞分泌免疫活性物质的进程，可用于阐明免疫调节药物对细胞分泌功能的影响。ELISPOT中需要保持待测细胞高活力和完好的功能，因此新鲜外周血应采用标准化的细胞分离方法，尽量减少机械碰撞和有毒化学物质对细胞的损害。非特异性丝裂原(如内毒素)可以刺激T淋巴细胞分泌细胞因子，在培养中应避免内毒素的干扰和保持无菌。

13.细菌内毒素检测

(1)检测方法：光度法。

(2)标本要求：血清、心包积液。

(3)参考范围：$<$10 ng/L。

(4)临床诊断价值和评价：细菌内毒素是革兰阴性菌细胞壁上的一种脂多糖和蛋白的复合物，当细菌死亡或自溶后便会释放出内毒素。内毒素大量进入血液就会引起发热反应。内毒素与革兰阴性菌感染疾病密切相关，病情恶化往往伴随着内毒素含量的增加，病情缓解也常伴随着内毒素含量的减少，对革兰阴性菌感染引起的心包炎有辅助诊断作用。

(5)方法学评价和问题：鲎试验检测革兰阴性菌产生的内毒素具有高度特异性，革兰阴性菌以外的细菌和病毒毒素在本实验中均为阴性。该试验灵敏度高，操作简便，速度快，2小时即可出结果，有利于合理用药和早期治疗。但本试验缺点是无法区分是何种革兰阴性菌感染，且检测过程中要严格使用无热原质容器，防止污染引起假阳性。

14.真菌抗原检测

真菌β-1,3-D葡聚糖检测(G试验)和真菌半乳甘露聚糖的检测(GM试验)。

(1)检测方法：光度法。

(2)标本要求：血清、心包积液。

(3)参考范围：$<$10 ng/L。

(4)临床诊断价值和评价：近年来已经开展了真菌抗原如β-1,3-D葡聚糖(G

试验),半乳甘露聚糖的检测(GM 试验)从而来诊断真菌感染,β-1,3-D 葡聚糖是多种不同种类真菌细胞壁的共同成分,相对分子量超过 6.8 kD,可激活马蹄蟹的协同凝集酶-G 因子,用显色反应经分光光度计可测定其浓度,称为 G 试验。血液及无菌体液中检测 G 试验阳性,则为深部真菌感染,如念珠菌、曲霉和酵母感染的标志,但不能区分为何种真菌感染,通常在临床症状或影像学出现变化数天后才表达阳性。GM 试验检测曲霉细胞壁上的半乳甘露聚糖。临床有效的抗真菌治疗能降低血中和心包积液中 β-1,3-D 葡聚糖和半乳甘露聚糖的含量。G 试验和 GM 试验可作为真菌感染引起的心包炎的辅助诊断。

(5)方法学评价和问题:G 试验的主要缺点是没有种属特异性,不能区分念珠菌和曲霉感染,在抗癌药物治疗、接受血液透析及肝硬化等患者可出现假阳性结果。GM 试验的缺点是影响因素比较多,主要是一些抗原物质与单克隆抗体发生交叉反应,另外一些抗菌药物的应用,如哌拉西林-三唑巴坦的应用会显著增加假阳性数量。

(三)应用与建议

通过心包积液一般理学检查如比重、白细胞计数及分类、酸碱度检查、浆液黏蛋白试验及蛋白质定量等可大致了解心包积液性质为渗出液、漏出液等。心包穿刺液通过涂片查找结核分枝杆菌或 PCR 方法诊断结核性心包炎灵敏度都不是很理想,而心包积液中 ADA 活性对结核性心包炎诊断的敏感性为 100%,特异性为 91%,并且根据其变化可预测能否发展为缩窄性心包炎的一项有用指标,ELISPOT 作为诊断结核菌感染一项新的方法,具有较高的灵敏度和特异性,在诊断结核方面应用越来越广泛。

测定心包积液中 CEA 及其他肿瘤标志物含量比测定血清中含量更有临床意义,特别是动态检测,并与血清中含量相比较,对恶性肿瘤和转移癌的诊断有一定的价值。然而,目前为止,没有一种肿瘤标志物能单独起到鉴别积液性质的作用,联合积液染色体分析、流式细胞术分析积液中 DNA 含量、肿瘤细胞抗原测定及肿瘤标志物的应用可提高临床诊断率。

第三节 心 肌 炎

一、疾病概述

心肌炎是指心肌本身的炎性病变,有局灶性或弥漫性,也可分为急性、亚急性或慢性，总的分为感染性和非感染性两大类。感染性可有各种病毒、细菌、螺旋体、立克次体、真菌、原虫、蠕虫等所引起。非感染性包括过敏、变态反应（如风湿热、结缔组织疾病等）、化学、物理或药物等因素。近年来由于病毒性心肌炎的发病显著增多，本节重点叙述病毒性心肌炎。病毒性心肌炎是指由多种病毒感染引起的心肌局限性或弥漫性的急性或慢性炎症病变，属于感染性心肌疾病。

（一）病因和发病机制

多种病毒可引起心肌炎，其中以引起肠道和上呼吸道的各种病毒感染最多见，柯萨奇 A、B 组病毒，埃可病毒，脊髓灰质炎病毒为致心肌炎的常见病毒，尤其以柯萨奇 B 组病毒为最主要病毒。

病毒的直接作用和机体的免疫反应是病毒性心肌炎的主要发病机制。在病毒性心肌炎急性和亚急性期，大量病毒于心肌组织中复制，直接导致心肌损伤、坏死。而持续的病毒感染即病毒核酸在心肌中低水平持续复制，可直接损伤心肌结构和功能，亦可通过持续激活并维持免疫反应而间接导致心肌损伤。另外在有些病毒性心肌炎慢性期的患者心肌中已无病毒的存在，但心肌中发现抗原抗体复合体。

（二）临床表现

病毒性心肌炎的临床症状具有轻重程度差异大，症状表现常缺少典型性的特点。约有半数患者在发病前（1～3 周）有上呼吸道感染和消化道感染史。但他们的原发病症状常轻重不同，因较轻微很容易被患者所忽视，须仔细询问才被注意到。

1.症状

（1）心脏受累的症状可表现为胸闷、心前区隐痛、心悸、气促、乏力等。

（2）有一些病毒性心肌炎是以一种与心脏有关或无关的突出症状为主要或首发症状而就诊的：①经常见到以心律失常为主诉和首发症状就诊者；②少数以突然剧烈的胸痛为主诉者，而全身症状很轻，此类情况多见于病毒性心肌炎累及心包或胸膜者；③少数以急性或严重心功能不全症状为主就诊；④极少数以全身酸痛、发热、少尿、晕厥等全身症状严重为主，心脏症状不明显而就诊。

2.体征

（1）心率改变：或为心率增快，并与体温升高不相称，或为心率缓慢。

（2）心律失常：期前收缩最为常见，多为房性或室性期前收缩。其他缓慢性心律失常，如房室传导阻滞、病态窦房结综合征也可出现。

(3)心界扩大:病轻者心脏无扩大,一般可有暂时性扩大,可以恢复。

(4)心音及心脏杂音:心尖区第一心音可有减低或分裂,也可呈胎心样心音。发生心包炎时有心包摩擦音出现。心尖区可闻及收缩期吹风样杂音,此系发热、心腔扩大所致。也可闻及心尖部舒张期杂音,也为心室腔扩大、相对二尖瓣狭窄所产生。

(5)心力衰竭体征:较重病例可出现左心或右心心力衰竭的体征,甚至极少数出现心源性休克的一系列体征。

(三)诊断与鉴别诊断

全国心肌炎心肌病专题研讨会提出的成人急性心肌炎诊断参考标准如下。

1.病史与体征

在上呼吸道感染、腹泻等病毒感染后 3 周内出现心脏表现,如出现不能用一般原因解释的感染后严重乏力、胸闷、头晕、心尖第一心音明显减弱、舒张期奔马律、心包摩擦音、心脏扩大、充血性心力衰竭或阿-斯综合征等。

2.上述感染后 3 周内出现下列心律失常或心电图改变者

(1)窦性心动过速、房室传导阻滞、窦房传导阻滞或束支传导阻滞。

(2)多源、成对室性期前收缩,自主性房性或交界性心动过速,阵发或非阵发性室性心动过速,心房或心室扑动或颤动。

(3)两个以上导联 ST 段呈水平型或下斜型下移≥0.05 mV 或 ST 段异常抬高或出现病理性 Q 波。

3.心肌损伤的参考指标

病程中血清 cTnI 或 cTnT、CK-MB 明显增高。超声心动图示心腔扩大或室壁活动异常和(或)核素心功能检查证实左心室收缩或舒张功能减弱。

4.病原学依据

(1)在急性期从心内膜、心肌、心包或心包穿刺液中检测出病毒、病毒基因片段或病毒蛋白抗原。

(2)第 2 份血清中同型病毒抗体(如柯萨奇 B 组病毒中和抗体或流行性感冒病毒血凝抑制抗体等)滴度较第一份血清升高 4 倍(2 份血清应相隔 2 周以上)或一次抗体效价≥1∶640 者为阳性,1∶320 者为可疑(如以 1∶32 为基础者则宜以≥1∶256 为阳性,1∶128 为可疑阳性,根据不同实验室标准做决定)。

(3)病毒特异性以 IgM≥1∶320 者为阳性(按各实验室诊断标准,需在严格质控条件下)。如同时有血中肠道病毒核酸阳性者更支持有近期病毒感染。

同时具有上述 1、3(任何一项),2 中任何两项。在排除其他原因心肌疾病后临床上可诊断为急性病毒性心肌炎。如具有4中的第(1)项者可从病原学上确诊急性病毒性心肌炎,如仅具有4中第(2)(3)项者,在病原学上只能拟诊为急性病毒性心肌炎。如患者有阿斯综合征发作、充血性心力衰竭伴或不伴心肌梗死样心电图改变、心源性休克、急性肾衰竭、持续性室性心动过速伴低血压发作或心肌心包炎等在内的一项或多项表现,可诊断为重症病毒性心肌炎,如仅在病毒感染后3周内出现少数期前收缩或轻度T波改变,不宜轻易诊断为急性病毒性心肌炎。对难以明确诊断者,可进行长期随访,有条件时可做心内膜心肌活检进行病毒基因检测及病理学检查。在考虑病毒性心肌炎诊断时,应除外β受体功能亢进、甲状腺功能亢进症、二尖瓣脱垂综合征及影响心肌的其他疾病如风湿性心肌炎、中毒性心肌炎、冠心病、结缔组织病、代谢性疾病及克山病等。

二、检验诊断

病毒性心肌炎的诊断必须建立在有心肌炎的证据和病毒感染的证据基础上。病毒致病机制不仅参与心肌炎急性期发病并且参与慢性心肌炎及病毒性心肌炎的进展。因此,实验室对病毒性心肌炎进行病毒学检测是早期诊断该病的有效手段之一。

(一)一般检验项目

1.白细胞总数

在许多疾病(如大部分细菌感染性疾病、尿毒症、手术后及白血病等)白细胞和中性粒细胞可出现升高,而病毒性心肌炎白细胞计数可升高或不高。

2.红细胞沉降率

多数病毒性心肌炎患者正常,有些患者急性期红细胞沉降率可加快。

3.抗链球菌溶血素"O"

链球菌感染引起的风湿性心肌炎,抗链球菌溶血素"O"含量增多,而病毒性心肌炎往往不增多,借此可对两者进行鉴别。

4.心肌酶类

心肌酶测定有助于心肌损伤的诊断和预后的判断。病毒性心肌炎急性期或心肌炎活动期CK、CK-MB、LD、AST增高。

5.心脏肌钙蛋白

近年来心脏肌钙蛋白系统因其检测心肌损伤的特异性、敏感性优于CK-MB而备受关注。病毒性心肌炎是由于病毒感染及感染后免疫异常而造成的心肌损伤性疾病。在心肌细胞损伤早期,游离于细胞质内的cTnI即快速释出,血清

cTnI 水平于伤后 3～4 小时升高，其后肌原纤维不断崩解破坏，以固定形式存在的 cTnI 不断释放，血清 cTnI 水平于心肌损伤后 10～24 小时达峰值。研究发现，cTnI 与 CK-MB 诊断病毒性心肌炎的阳性率分别为 73.1% 和 13.2%，cTnI 的阳性率显著高于 CK-MB。入院时 cTnI 水平与患者远期心室功能发展有关，随着 cTnI 水平的升高，心室腔扩大而心室功能下降，故可将 cTnI 作为病毒性心肌炎患者预后判断的指标。

cTnT 与骨骼肌肌钙蛋白存在交叉反应，对病毒性心肌炎引起的心肌损伤诊断的特异性不如 cTnI。

(二)特殊检验项目

1.柯萨奇 B 组病毒 IgM 抗体

(1)检测方法：中和抗体检测法、荧光免疫分析法、ELISA、免疫酶染色法、补体结合试验等。

(2)标本要求：血清。

(3)参考范围：①中和抗体检测法中滴度<1∶320；②免疫酶染色法为阴性。

(4)临床诊断价值和评价：柯萨奇病毒是感染性心肌炎最常见的病原体，它是肠道病毒微小核糖核酸(RNA)病毒科中的一个属。病毒颗粒无包膜且病毒衣壳是由 4 种蛋白质(VP1～VP4)组成的 20 面体对称结构。分为 A 组和 B 组，病毒性心肌炎的主要病原是柯萨奇 B 组 2～5 型和 A 组 9 型病毒。通过血清学检查或病原学检查获得病毒感染的直接证据，对 VMC 的临床诊断具有重要价值。柯萨奇 B 组病毒特异性 IgM 抗体在病程 2～3 天即出现阳性结果，2～3 周达峰值，以后逐渐下降，是早期诊断病毒性心肌炎的手段之一。国内有学者对 10 年间临床诊断为病毒性心肌炎患者 20 351 份血清进行了柯萨奇 B 组病毒特异性 IgM(CBV-IgM)的检测，结果年度平均阳性率为 59.58%。CBV 入侵后，需在 3～6 个月以上逐渐产生抗体。由于其抗体产生较晚，因此对可疑 MC 患者，如第一次中和抗体阴性，必须再过 3 周进行第二次检查，当其效价呈 4 倍上升则有意义。另外，由于病毒感染后体内高水平的抗体可持续数年，因此单份血清 CBV-IgM 抗体检测阳性或滴度大于参考范围，不能说明近期有感染，只有通过双份血清抗体效价 4 倍上升才能说明近期有感染。值得注意的是，血清学检查亦面临一些问题，某些患者体内高滴度抗体可持续很长时间，成人接触肠道病毒的机会较多，可使抗体滴度异常增高而混淆诊断。CBV-IgM 抗体阳性还见于无菌性脑膜炎、心包炎、疱疹性咽峡炎等。

(5)方法学评价和问题：当 CBV 感染后体内首先出现的是 IgM，用捕获法

ELISA 检测 CBV-IgM 抗体是当前较好的方法，可以检测特异性抗体，但该法有异型 IgM 抗体反应。从其他肠道病毒感染者的血清(特别是柯萨奇 A 组病毒和埃可病毒)可检测到 IgM，甲肝病毒(EV 72 型)和 CBV 也有单向交叉反应。因此，血清学检查比较可靠的方法是用捕获法 ELISA 检测 CBV-IgM 抗体，对阳性血清再用中和试验进一步检测，以提高诊断的特异性。国内有学者用免疫酶染色法(酶染玻片法)检测患者血清 CBV-IgM 抗体，阳性率为 63.6%，与病毒分离阳性符合率为 91.7%，与血清中和抗体阳性符合率为 93.5%，且该方法操作简单、快速。免疫印迹试验是确证试验，特异性高，不易出现假阳性。

2.抗心肌抗体

病毒性心肌炎患者在发病 4 周后可以检测到抗心肌抗体(AMA)，其阳性率分别为 37.8%和 33.33%。一般认为在疾病早期，病毒已经由血液直接侵入心肌，并在心肌细胞内复制，致使心肌细胞发生代谢紊乱与营养障碍，而引起心肌细胞的溶解、坏死、水肿及血管内皮细胞肿胀与间质炎症反应。随着病程的延长，病毒或受损心肌作为抗原，诱发细胞及体液免疫反应，出现心肌受累的现象。病毒不仅可以直接引起心肌损伤，还可以激活机体免疫系统诱导机体产生心肌抗体，引起免疫性心肌损伤，随着病程的延长，心肌抗体的阳性率增高明显。心肌抗体的检测可以作为心肌受损的重要指标，并可监测病程。

心肌炎患者，早期有血清酶学的改变，常表现为 AST、LD 和 CK 值升高，2 周后可出现抗病毒特异性 IgM 抗体。抗心肌抗体出现在发病后的第 4 周，且持续时间较长。如同时进行心肌酶、心肌抗体、病毒特异性 IgM 抗体 3 项指标检测，则检出阳性率可达 86.67%，远远高于单项指标检测的阳性率，有利于临床对病毒性心肌炎早期确诊和治疗。

患风湿性心脏病、类风湿心脏病、心肌病、冠心病、细菌性心内膜炎及关节炎等疾病时，血清 AMA 也可出现阳性或滴度明显升高。

3.柯萨奇病毒 RNA

(1)检测方法：反录聚合酶链反应(RT-PCR)、实时荧光定量 PCR(RTQ-PCR)、核酸杂交等。

(2)标本要求：①白细胞要求为，采集 2 mL 静脉血注入含有 3 mg EDTA-K_2 的塑料试管中，用氯化铵碳酸氢铵缓冲液选择溶解红细胞，获取白细胞。②心肌活检组织行右心导管检查。在右心室室间隔处钳取心内膜心肌组织，迅速置液氮中冻存备用。用消毒过的研棒研磨心肌组织，加入核酸提取试剂提取 RNA。③心包穿刺液。

(3)参考值:阴性。

(4)临床诊断价值和评价:获得柯萨奇病毒感染的直接证据,对VMC的临床诊断有重要价值。核酸分子杂交或聚合酶链反应技术(PCR)可从心肌活检标本或血中检测出CBVRNA。后者能将微量的特定DNA片断在数小时内特异地快速扩增至数百万倍,具有高度敏感性及特异性,尤其适于病毒性疾病中低拷贝数量病毒基因组RNA的检测。陈曙霞等采用RT-PCR方法检测病毒性心肌炎患者CBVRNA,发现肠道属的CBV1～6型病毒RNA,均可扩增出特异性的195 bp条带,而非肠道病毒属的水泡性口膜炎病毒及人体HeLa细胞对照则无扩增条带,在1 000例VMC患者中,CBVRNA阳性346例(34.6%),其中急性期245例占70.8%,慢性期101例仅占29.2%。并发现急性期CBVRNA阳性居多,慢性期中和抗体阳性居多,提示在MC的不同阶段,CBVRNA和中和抗体的阳性率有所不同。

(5)方法学评价和问题:在病毒感染的诊断中,PCR技术不仅可以检测出正在增殖的病毒,也能检测出潜伏的病毒。但PCR技术对病毒RNA仅能定性,而不能定量,且由于人为操作差异、PCR后处理污染等因素难免带来误差。RTQ-PCR法可检测出<1 pg/μL的CBVRNA。

4.病毒分离培养和鉴定

(1)检测方法:病毒分离培养的方法有动物接种(柯萨奇病毒可接种于乳鼠腹腔或脑内)、鸡胚接种、组织培养等;根据临床症状、标本来源、易感动物范围、细胞病变特征及生物学特性、理化性质,可初步确定病毒。然后用血清学(如补体结合试验、中和试验、血凝抑制试验、ELISA、间接免疫荧光法等)进行最后鉴定。

(2)标本要求:心内膜、心肌、心包或心包穿刺液。在采集和运送过程中注意冷藏并尽快送检。

(3)参考值:阴性。

(4)临床诊断价值和评价:病毒只能在活细胞内生长繁殖,根据宿主细胞对动物的敏感性和病毒的嗜性,选用敏感动物、组织或离体细胞进行分离和培养。病毒性心肌炎的诊断无国际统一标准,确诊相当困难。目前国内采用以下参考标准。①在上呼吸道感染、腹泻等病毒感染后3周内出现明显乏力、胸闷、头晕等。②心电图或24小时动态心电图出现各种心律失常,ST-T改变或出现病理性Q波。③心肌损伤指标如cTnT、cTnI、CK-MB的定量检测。④病原学检测。临床上有上述前3项中的任两项表现时,病毒检测阳性可作为确诊病毒性心肌炎的病原学依据。如果仅有病毒检测阳性而无前3项的临床变化，则仅反映存在病毒感染，并不能证明存在病毒性心肌炎。试验研究表明，病毒性心肌炎起病9天后心肌内已不能再找到病毒。因此，病毒检测仅是支持存在病毒感染，并不是诊断病毒性心肌炎的唯一指标。

(5)方法学评价和问题：同一种病毒感染可引起不同的临床表现，而不同病毒的感染有可能导致相同的症状，仅靠临床症状和流行病学资料很难确诊，应依靠实验室诊断。病毒分离培养和鉴定是特异的病毒检验方法，但操作繁琐，难度大，且需要在生物安全实验室内，严格遵循无菌操作和生物安全防护原则。

(三)应用与建议

RT-PCR或RTQ-PCR检测病毒RNA或检测血清IgM抗体有助于急性病毒性心肌炎的早期诊断，如同时进行CBV-RNA和抗体两项检测可提高诊断率。而慢性病毒性心肌炎可以检测血清中的抗心肌抗体。

第四节　感染性心内膜炎

一、疾病概述

感染性心内膜炎为心内膜表面感染微生物的状态，其特征性病变为赘生物形成，最常累及心脏瓣膜。根据病程分为急性和亚急性两类。亚急性感染性心内膜炎常为隐袭性发病过程，中毒症状较轻，病程数周至数月，病原体以草绿色链球菌多见。急性感染性心内膜炎较少见，其致病性强，进展迅速，该病中毒症状明显，可在数天至数周引起瓣膜破坏，其病原体主要为金黄色葡萄球菌。感染性心内膜炎又可分为自体瓣膜、人工瓣膜和静脉滥用药物者的心内膜炎。

(一)病因和发病机制

链球菌和葡萄球菌分别占自体瓣膜心内膜炎病原微生物的65%和25%。金黄色葡萄球菌感染是急性心内膜炎主要病因。草绿色链球菌是亚急性感染性心内膜炎最常见的病原菌，这些毒力较低的口腔菌群通过血源播种到已有损伤的瓣膜引起心内膜炎。

1.亚急性感染性心内膜炎

至少占据2/3的病例，主要发生于有器质性心脏病的患者，最常见为心脏瓣膜病，尤其是二尖瓣和主动脉瓣病变者。其次为先天性心脏病，如室间隔缺损、动脉导管未闭、法洛四联症等。这些患者由于心脏的器质性病变导致血流从高压腔经病变瓣膜口或先天缺损至低压腔产生高速湍流进而形成涡流。高速湍流冲击心脏或大血管内膜处可致局部损伤，暴露胶原纤维，血小板在该处聚集形成血小板微血栓和纤维蛋白沉着，成为无菌性赘生物，称非细菌性血栓性心内膜炎。

无菌性赘生物的形成为细菌定居瓣膜表面提供了重要基础。各种感染或细菌寄居的皮肤黏膜的创伤性操作为细菌侵入血液循环提供了机会，口腔组织创伤常会导致草绿色链球菌菌血症。消化道和泌尿生殖系统创伤和感染常引起肠球菌和革兰阴性杆菌菌血症。葡萄球菌菌血症往往见于皮肤、肌肉和骨骼等部位的感染。进入血液循环中的细菌如能定居于已形成的无菌性赘生物，就会发生感染性心内膜炎。

细菌一旦定居于无菌性赘生物，就会迅速繁殖，可促使循环中的血小板和纤维蛋白进一步聚集，最终导致感染性赘生物进行性增大。由于感染性赘生物表面被一层较厚的纤维蛋白所覆盖，可阻止机体吞噬细胞的进入，为其内细菌生存繁殖提供良好的庇护所。

2.急性感染性心内膜炎

目前急性感染性心内膜炎的发病机制尚不清楚。急性感染性心内膜炎常累及原先正常的心瓣膜，其中以主动脉瓣受累最为多见。引起感染的病原菌主要来自皮肤、肌肉和骨骼等部位的活动性感染灶，进入循环的细菌数量大，而且细菌毒力强，具有高度侵袭性和黏附能力。急性感染性心内膜炎可在短期内引起瓣膜破坏，使患者死于脓毒症或瓣膜关闭不全所致的顽固性心力衰竭。

(二)临床表现

发热是感染性心内膜炎最常见的症状。亚急性心内膜炎起病隐匿，呈不规则热型，体温多为37.5～39.0 ℃。常伴畏寒、出汗、全身不适、乏力、食欲缺乏和体重减轻等症状。急性心内膜炎呈暴发性过程，高热、寒战、急性中毒较常见，患者常诉头、胸、背和四肢肌肉关节疼痛。

80%以上呼吸道感染性心内膜炎患者可闻及心脏杂音，可由于基础心脏病和(或)感染性心内膜炎所致的瓣膜损害所致。一些患者出现新的杂音或短期内杂音强度和性质发生变化，这些患者中以急性感染性心内膜炎居多。感染导致的瓣膜损害产生新的或增强的杂音主要为瓣膜关闭不全的杂音，尤以累及主动脉瓣较多见。

感染性赘生物脱落引起动脉栓塞发生于近1/3的患者中，特别是当二尖瓣受累时。栓塞可发生于机体任何部位，脑、心脏、肾、脾为临床常见的体循环动脉栓塞部位。临床症状取决于栓塞的靶器官。在全身性栓塞的患者中，几乎有一半累及中枢神经系统。肺栓塞常见于先天性心脏病合并感染性心内膜炎的患者，赘生物多位于右心室或肺动脉内膜面，发病急，胸痛，呼吸困难，咯血，发绀或休克。由于脱落的赘生物内含有丰富的细菌，肺栓塞可发展为肺坏死、空洞。

在本病的发展过程中，少数心内膜炎患者会出现某些外周皮肤黏膜体征，多为非特异性。最常见的病变是瘀点和出血。线状出血主要发生在指(趾)甲。一些亚急性感染患者指(趾)垫出现豌豆大的红或紫色痛性结节，称之为Osler结节。Janeway损害为手掌和足底处出现直径为1～4 mm的出血红斑，主要见于急性心内膜炎患者。眼底镜检查可发现视网膜卵圆形出血斑，其中心呈白色，周围有出血边缘的称为Roth斑。目前认为引起这些周围体征的原因可能是感染导致的微血管炎或微血栓形成。

亚急性感染性心内膜炎患者中一半可有脾大，一些病程>6周的患者脾大常见，急性患者少见。贫血较常见，多见于亚急性感染性心内膜炎患者。部分患者由于慢性感染可出现杵状指(趾)，现已很少见。

静脉滥用药物者的心内膜炎大多累及正常的心瓣膜，有右心瓣膜感染的特有倾向，三尖瓣受累占50%以上。三尖瓣心内膜炎，特别由金黄色葡萄球菌引起者，表现有胸膜炎性胸痛、呼吸急促、咯血和咳嗽。75%患者的胸部X线可见肺部多处小片状浸润阴影，是由三尖瓣或肺动脉瓣赘生物所致的脓毒性肺栓塞。

(三)诊断与鉴别诊断

Duke等制定了一套新的感染性心内膜炎的诊断标准，凡符合2项主要诊断标准，或1项主要诊断标准和3项次要诊断标准，或5项次要诊断标准即可确诊感染性心内膜炎。

主要诊断标准：①两次血培养结果阳性，而且病原菌完全一致，为典型的感染性心内膜炎致病菌；②超声心动图发现赘生物或新的瓣膜关闭不全。

次要标准：①基础心脏病或静脉滥用药物史；②发热，体温≥38 ℃；③血管现象：栓塞、细菌性动脉瘤、颅内出血、结膜瘀点及Janeway损害；④免疫反应为肾小球肾炎、Osler结节、Roth斑及类风湿因子阳性；⑤血培养阳性，但不符合主要诊断标准；⑥超声心动图发现符合感染性心内膜炎，但不符合主要诊断标准。

由于本病的临床表现涉及全身多脏器，既多样化，又缺乏特异性，需与之鉴别的疾病较多。亚急性者若多次血培养阴性，应与急性风湿热、系统性红斑狼疮、左房黏液瘤等进行鉴别。急性者应与金黄色葡萄球菌、肺炎链球菌和革兰阴性杆菌败血症鉴别。

二、检验诊断

感染性心内膜炎临床上以血培养阳性和超声心动图发现赘生物，或出现新的瓣膜关闭不全作为本病的主要诊断标准。经胸超声（TTE）检测赘生物敏感性达 50%～75%，经食管超声（TEE）检测赘生物敏感性高达 95%以上，但 TEE 是一种创伤性检查，不能作为诊断感染性心内膜炎常规检查方法。血培养对感染性心内膜炎有确诊价值，并为治疗提供依据。在应用抗菌药物前 24～48 小时或发热时采血可提高阳性率。

（一）一般检验项目

1.血常规

（1）检测方法：传统的血细胞计数采用牛鲍氏计数板计数，现很少有医疗单位应用。现大多采用血细胞分析仪检测。红细胞计数多采用电阻抗法。白细胞计数及分类可采用电阻抗法、VCS[volume（体积）、conductivity（传导性）和 scatter（光散射）]技术及流式细胞结合荧光染色技术。血小板测定一般采用电阻抗法。血红蛋白测定采用溶血比色法。

（2）参考范围：①仪器法计数的白细胞参考范围为成人（3.5～9.5）$\times 10^9$/L，儿童（5～12）$\times 10^9$/L，新生儿（15～20）$\times 10^9$/L。②血红蛋白参考范围为男性 130～175 g/L，女性 115～150 g/L；新生儿 170～200 g/L。③血小板参考范围为（125～350）$\times 10^9$/L。

（3）诊断价值及评价：急性感染性心内膜炎患者一般白细胞计数升高，中性粒细胞分类偏高，亚急性感染性心内膜炎变化不明显。但白细胞计数升高不是感染性心内膜炎的特异指标，生理性因素和大部分细菌性感染、尿毒症、烧伤、手术后、传染性单核细胞增多症、白血病等均可有不同程度的白细胞升高。亚急性感染性心内膜炎患者早期常出现轻、中度贫血，晚期为重度贫血，多为正细胞正色素性贫血，且贫血程度与慢性患者的病情及预后密切相关。急性感染性心内膜炎一般不出现贫血。

2.红细胞沉降率

在本病活动期，90%以上的患者红细胞沉降率加快，有的可达 100 mm/h，但合并弥散性血管内凝血者除外。急性感染性心内膜炎患者红细胞沉降率一般在 50 mm/h 以下，亚急性感染性心内膜炎患者红细胞沉降率一般在 50 mm/h 以上。红细胞沉降率检测特异性不强，各种贫血、炎症和肿瘤红细胞沉降率均会增高。但红细胞沉降率检测有助于心内膜炎疗效监测。

3.尿常规

(1)检测方法：包括尿液一般性状检查、尿液干化学分析和尿沉渣的显微镜检查。尿液沉渣的显微镜检查主要是观察细胞、管型、结晶等有形成分。尿沉渣自动化分析仪，其细胞、管型、结晶、上皮等与镜检意义基本一致。

(2)参考范围：pH 4.6～7.4；尿比重 1.015～1.025；蛋白质、葡萄糖、胆红素、酮体、隐血、亚硝酸盐均阴性，尿胆原弱阳性(3～16 μmol/L)；红细胞 0～3/HP，白细胞男性 0～3/HP，白细胞女性 0～5/HP；透明管型偶见。

(3)临床诊断价值和评价：半数以上患者可出现蛋白尿或镜下血尿，肉眼血尿提示可能有赘生物脱落栓塞肾动脉导致肾梗死，出现红细胞管型和非选择性蛋白尿说明可能存在免疫复合体肾小球肾炎。急性感染性心内膜炎可出现血尿，尿液细菌学培养阳性。亚急性心内膜炎可出现血尿、脓尿、红细胞管型、菌尿和蛋白尿。因此尿液有形成分的镜检对本病引起的肾损伤的诊断、治疗、预后判断具有一定意义。生理性因素和糖尿病肾病、急性肾炎、慢性肾炎、肾病综合征、肾盂肾炎、狼疮性肾炎、多发性骨髓瘤等均可出现蛋白尿、血尿，甚至出现管型尿。

4.肾功能

尿素、肌酐分子量小，可自由地从肾小球滤出，在一定程度上可反映肾小球滤过功能。血清尿素、肌酐由于测定方法比较成熟、简便，是目前诊断肾疾病的主要检查项目。感染性心内膜炎晚期病例有肾功能不全，血尿素、肌酐明显升高。检查肾功能对感染性心内膜炎引起的肾损伤的诊断、治疗、监测有重要意义。

5.血清肌酸激酶及其同工酶测定

由于炎症时可使肌酸激酶(CK)活性基团受到修饰而变性，分解代谢加速，感染性心内膜炎患者血清 CK 活性常下降。临床上 3%～25%感染性心内膜炎患者可并发急性心肌梗死(AMI)，此时血清 CK 及其同工酶可升高不显著。因此，在感染性心内膜炎急性期疑似 AMI 时，血清 CK 活性正常不能排除 AMI，应检测其他心肌标志物以明确或排除诊断。此外，在感染性心内膜炎时血液中性粒细胞增多可使 CK 活性灭活而降解，应用抗菌药物的治疗后，CK 很快恢复正常，动态测定 CK 活性的变化也可用来监测抗菌药物治疗效果。

(二)特殊检验项目

1.血培养

(1)检测方法:急性患者在抗菌药物治疗前1～2小时内不同部位采集3份血标本,每次取血至少10 mL如24小时培养阴性,可再采集3份以上的血标本。亚急性患者在24小时内于不同部位采集血液标本3份,每次间隔应>1小时,如24小时培养阴性,再采集2份或3份以上的血标本。对于疑似亚急性细菌性心内膜炎患者时,曾有观点认为采集动脉血含有较高的细菌含量,从肘动脉或股动脉采血可提高阳性率,但目前研究认为,动静脉血的培养结果在诊断价值方面没有显著差异。采血时应严格进行皮肤消毒,防止皮肤定植菌污染,也不能通过静脉导管采集。理想的血液与培养液比例为1∶10,入院前2周已接受抗菌药物治疗的患者,连续3天,每天采集2份,可选用能够中和或吸附抗菌药物的培养瓶(如含活性炭或树脂的培养瓶),同时应做需氧菌、厌氧菌培养,必要时可针对某些微生物做特殊培养,血培养阳性者应做药敏试验,为选用抗菌药物提供依据。

(2)参考值:健康人血液中无菌。

(3)临床诊断价值和评价:感染性心内膜炎赘生物中的病原菌播散至血液中可形成持续性或间歇性菌血症,未应用过抗菌药物的患者血培养阳性率可达95%。血培养阳性结果是诊断感染性心内膜炎最直接的证据,同时能够指导抗菌药物的选用。阴性结果不能排除本病,如不正规的抗菌药物治疗,培养技术上的不当或需特殊生长条件的非常见病原微生物感染等造成的假阴性。单次血培养阳性难以排除污染的可能,应连续做3次以上。急性感染性心内膜炎的病原菌以金黄色葡萄球菌多见,亚急性感染性心内膜炎的病原菌以草绿色链球菌多见,其次为肠球菌。真菌性感染性心内膜炎主要为白假丝酵母感染引起。L型菌为细胞壁缺失的细菌,常在应用作用于细胞壁的抗菌药物(青霉素、头孢菌素等)治疗过程中发生,在临床上易引起心内膜炎。L型菌体外培养时营养要求与原菌基本相同,但需加入渗透压保护剂和血清。立克次体、衣原体、军团杆菌和布鲁杆菌等引起的心内膜炎,不易在常规血培养中得到阳性结果,应进行各种相应的血清学补体结合试验或沉淀素试验等以辅助诊断。贝纳柯克斯体感染引起的Q热性心内膜炎急性期只产生对Ⅱ相抗原的抗体,发热后数周产生低滴度的Ⅰ相抗体。若Ⅰ相抗体一直保持较高水平,则往往说明感染仍然存在,如慢性或隐性感染,血清抗Ⅰ期IgG抗体滴度>1∶800对诊断Q热性心内膜炎诊断有帮助。

2.CRP

(1)检测方法:免疫比浊法、ELISA、胶乳凝集试验等。

(2)标本要求:血清、血浆、全血。

(3)参考范围:0～8 mg/L,各实验室应建立自己的参考范围。

(4)临床诊断价值和评价:CRP 是炎性淋巴因子(白细胞介素-6、肿瘤坏死因子等)刺激肝和上皮细胞合成的一种急性时相反应蛋白。机体受到微生物入侵或组织损伤等炎症刺激时,肝细胞合成 CRP 升高。在炎症开始数小时,CRP 就开始升高,48 小时即可达到峰值,随着病变的消退,组织结构和功能的恢复降至正常水平。此反应不受放疗、化疗、皮质激素治疗的影响。因此,临床上 CRP 检测常应用于感染性疾病的诊断、抗菌药物疗效观察、病程监测及预后判断等。CRP 升高反映炎症组织的范围或活动度,持续升高的 CRP 值表示炎症无好转,提示治疗失败和预后差。感染性心内膜炎患者血 CRP 可明显升高,连续测定其变化对于观察抗菌药物的疗效,以及评估并发症严重程度均有一定的参考价值。超敏 CRP 是使用高敏感的检测方法,能准确地检测低浓度的 CRP。低水平的 CRP(0.1～10 mg/L)是心血管炎症病变的生物标志物,可用于心血管疾病危险性的评估。

(5)方法学评价和问题:胶乳凝集试验主要用于定性,且精确度不高,类风湿因子可造成假阳性,现已过时,不被应用。免疫比浊法分为免疫散射比浊法和免疫透射比浊法两类,前者的灵敏度、特异性均优于后者,目前临床上主要采用前者,标本严重脂浊对结果有影响。放射免疫法、ELISA、化学发光免疫分析法等已用于 CRP 测定,其中化学发光免疫分析法的灵敏度和准确性可与放射免疫法媲美,且具有无同位素污染、试剂稳定及分析速度快等优点。近年开发建立了适合于床旁检测 CRP 的商品试剂盒,其灵敏度高,特异性强,测定快速,标本用量少,可用全血作标本。

3.类风湿因子含量测定

(1)检测方法:免疫散射比浊法、放射免疫分析法、ELISA、胶乳凝集试验等。

(2)标本要求:血清。

(3)参考范围:①胶乳凝集试验 1∶20 稀释血清为阴性;②免疫散射比浊法<20 kU/L。各实验室应建立自己的参考范围。

(4)临床诊断价值和评价:类风湿因子是抗变性 IgG 的自身抗体,其靶抗原是变性 IgG 的 Fc 段。RF 是一组不均一性的抗体,无种属特异性,有 IgG、IgM、IgD、IgA、IgE 5 种类型,其中主要为 IgM 型。RF 能与人和动物变性 IgG 结合而不与正常 IgG 发生凝集反应。亚急性细菌性心内膜炎多发生在原有心脏瓣膜病、先天性心血管畸形或人工瓣膜置换术后的患者，也可发生在各种心血管介入诊断、治疗时。约 40%的亚急性细菌性心内膜炎患者血中 RF 含量增多，若临床明确诊断为亚急性细菌性心内膜炎，血中 RF 浓度升高的幅度与病情严重程度密切相关。IgG 型 RF 浓度升高表示心内膜炎感染较重，并发症较多，预后不良。

(5)方法学评价和问题：速率散射免疫浊度测定敏感性高，可定量和自动化，但仪器昂贵，不能区分 RF 类别；胶乳凝集试验操作简便，但灵敏度和特异性不高，重复性差，所测定的仅为 IgM 类 RF，多数学者认为它与类风湿关节炎的活动性关系不大。ELISA 主要用于判断患者增高的 RF 属于哪一类 Ig，以利于诊治。

4.免疫球蛋白含量测定

(1)检测方法：免疫散射比浊法、放射免疫分析法、单向免疫扩散、ELISA 等。

(2)标本要求：血清。

(3)参考范围：免疫散射比浊法中成人 IgG(12.87±1.35)g/L；成人 IgM(1.08±0.24)g/L；成人 IgA(2.35±0.34)g/L。各实验室应自己建立参考范围。

(4)临床诊断价值和评价：根据重链的氨基酸组成不同，免疫球蛋白(Ig)可分为五大类：IgG、IgM、IgD、IgA、IgE。人免疫球蛋白(IgG、IgM、IgA)功能结构和糖蛋白非常相似。IgG 主要由脾和淋巴结中的浆细胞合成，通常以单体形式存在于血液和其他体液中。IgG 在血清中含量最高，半衰期最长，可达 23 天，是主要的抗感染抗体，对各种细菌、病毒有抗体活性，并有激活补体的作用。严重感染和自身免疫可观察到 IgG 浓度的上升。IgM 是抗原刺激最先产生的免疫球蛋白，有较强的固定补体、溶解细菌及细胞的能力，是早期抗感染和血液中抗感染的重要因素。但 IgM 的半衰期短(约 5 天)，若血清中特异性 IgM 类抗体含量增高，表明有新近感染发生，有助于感染性疾病的早期诊断。IgA 分为血清型 IgA 和分泌型 IgA 两种类型，血清型 IgA 主要由肠系膜淋巴组织中的浆细胞产生，在血清中 IgA 绝大多数为单体，少数以含 J 链的双聚体形式存在。血清型 IgA 具有中和毒素、调理吞噬作用。分泌型 IgA 是外分泌液中的主要抗体，主要分布于呼吸道、消化道、泌尿生殖道黏膜表面，以及唾液、初乳和与黏液相关的分泌液中，参与局部黏膜免疫，是机体抗感染的“边防军”。Ig 是一类抗体蛋白质，可与异体抗原特异结合形成抗原抗体复合物，是机体的一种有效防御机制。感染性心内膜炎患者可出现高球蛋白血症，且病程越长，升高幅度越大，可出现各种免疫球蛋白异常，IgG、IgM 和 IgA 均可升高。

(5)方法学评价和问题：放射免疫分析法具有灵敏度高、特异性强、样品及试剂用量少等诸多优点，但放射性同位素受物理半衰期的限制，具有放射性危害、环境污染等问题。此外，Ig 聚合将造成假性低浓度，而 Ig 断裂片段则产生假性升高。ELISA 采用双抗体夹心法，由于酶的催化效率很高，极大地提高了方法学的灵敏度。免疫散射比浊法是比较先进的免疫比浊法，具有敏感性高、精确度高、稳定性好的优点，是目前临床实验室常用的方法，但小凝块、样本离心不足带来的细胞、高脂样本等对光散射产生干扰，应予以注意。

5.补体成分的测定

(1)检测方法：免疫比浊法、单向免疫扩散法等。

(2)标本要求：血清。

(3)参考范围：C3 0.79～1.52 g/L；C4 0.16～0.38 g/L（免疫比浊法）。各实验室应建立自己的参考范围。

(4)临床诊断价值和评价：补体（complement）是存在于正常人或脊椎动物新鲜血清中及组织液中的一组不耐热并具有酶样活性的，起非特异性免疫作用的球蛋白。补体广泛参与机体抗微生物防御反应，扩大体液免疫效应，调节免疫应答，导致组织损伤。补体成分的化学组成多为糖蛋白，但有不同的肽链结构。补体多数为 β 球蛋白，性质很不稳定，较其他蛋白质对理化因素更为敏感。补体各成分在血清中含量相差很大，其中以 C3 含量最高。补体系统的激活有两个途径，即经典途径和旁路途径。经典途径是以免疫复合物或抗体与细菌或病毒结合作为刺激物。旁路途径为替代途径，它的激活不依赖于抗体，而是由微生物或外源异物直接激活 C3，不需要 C4 分子的参与。两条途径都需要 C3 分子，C3 浓度的降低一般提示补体系统激活。体内补体含量相对稳定，但在某些疾病时可以发生变化。感染性心内膜炎患者因病原微生物的刺激，补体系统被激活，补体成分消耗过多，其中 C3 消耗更多。因此，感染性心内膜炎患者血清总补体含量下降，尤以补体 C3 下降更为显著。血清中补体代谢速度非常快，在病理情况下更会出现其他蛋白质所没有的急剧变化。临床检测血液中的补体时，要在不同时期反复多次进行才能更有助于诊断和治疗。此外，化脓性链球菌感染后肾小球肾炎、系统性红斑狼疮、大面积烧伤、肝硬化等均可引起血清补体含量降低。

(5)方法学评价和问题：补体测定应及时分离血清，补体对热敏感，如未能及时检测，应置于 2～8 ℃保存。样本若置于 4 ℃则应于 24 小时内进行检测，否则会导致补体裂解使测定结果偏低。样本置于－70 ℃可稳定数月。

6.循环免疫复合物(CIC)

(1)检测方法:聚乙二醇(PEG)沉淀比浊法、SPA 夹心 ELISA、免疫散射比浊法等。

(2)标本要求:血清。

(3)参考范围:按试剂盒说明书规定的参考值,或实验室检测一定数量正常人群建立自己的参考值。

(4)临床诊断价值和评价:CIC 是存在于血液循环中的可溶性抗原-抗体复合物。通常能促进吞噬,有利于抗原的清除。但在某些情况下,如在血管壁、基底膜沉着,能激活补体、促进血小板聚集和炎症因子释放而导致免疫病理损伤。

80%~90%的感染性心内膜炎患者血中可出现 CIC,CIC 测定对本病的病情观察、预后估计、疗效判断等方面具有重要意义。一些自身免疫性疾病(如 SLE、类风湿关节炎、结节性多动脉炎等)、膜增殖性肾小球肾炎(MPGN)、急性肾小球肾炎,以及肿瘤(如急性粒细胞性白血病、霍奇金病、肺癌等)患者,血清中都可能检出 CIC。CIC 的反复出现、水平增高常提示病情进展和复杂化。

(5)方法学评价和问题:PEG 沉淀技术简便、易行,敏感性高,但其可靠性易受非特异性原因所致的免疫球蛋白聚合的影响,不能反映小分子 CIC 的情况。此外,实验易受大分子蛋白质、PEG 试剂、温度等实验条件的影响,标本中 LDL、高 γ 球蛋白血症或脂肪含量过高,可使浊度增加,假阳性率增高。SPA 夹心 ELISA 具有特异性、敏感性和重复性好等优点,但仅能检测经由经典途径激活的 CIC,不能检测由旁路途径激活的 CIC 和非补体激活的抗体,不能区别免疫复合物中的抗原性质,为抗原非特异性方法,仍有一定的局限性。免疫散射比浊法测定可溶性循环免疫复合物组分灵敏度高,线性范围广,操作简单,但需散射比浊仪,是一种定量测定 CIC 组分的方法。测定 CIC 组分可以知道所测 CIC 抗体是何种类型,如果 CIC,IgG 高于正常,则抗体属 IgG 型;如两者都高于正常,则抗体属于混合型。对 CIC 组分的定量测定对探讨疾病发生、发展机制也有一定的参考价值。尽管 CIC 的测定方法众多,但各有欠缺,任一种方法均不能检出所有的 CIC。另外,标本的正确处理和保存对结果的准确性至关重要。

7.细胞因子

(1)检测方法:生物活性法、ELISA、放射免疫分析法、化学发光免疫分析法、分子生物学方法、流式微球技术等。

(2)标本要求:血清。

(3)参考范围:① IL-6 的 ELISA<10 ng/L,放射免疫分析法(108.85±

41.48)ng/L;②IL-8 的放射免疫分析法(38.4±28.5)ng/L;③TNF-α 的 ELISA(215.8±100.6)ng/L,放射免疫分析法(13.3±18.9)ng/L。各实验室应建立自己的参考范围。

(4)临床诊断价值和评价:细胞因子(cytokine)是由活化的免疫细胞和某些基质细胞分泌的一组蛋白性的介质,调节细胞的增殖、分化与功能,在机体生长发育与维持正常的生理功能中起重要作用,尤其在调控免疫系统的功能和实现机体的一些自分泌、旁分泌功能方面的作用备受关注。细胞因子大多为分子量<80 000 的糖蛋白,多数以单体形式存在,在体内含量极微,在 pg 水平就可发挥作用。体内细胞因子及受体表达可发生异常,这些异常与机体免疫功能异常或发生病理损伤有关。临床上测定细胞因子,主要有以下几个方面的用途:免疫系统功能异常的辅助诊断、感染性疾病的辅助诊断、恶性肿瘤的辅助诊断及生殖功能异常的辅助诊断等。①白细胞介素-6(IL-6)又称 β 细胞刺激因子、浆细胞瘤生长因子等,为急性时相反应蛋白,由 T 细胞、单核-巨噬细胞、成纤维细胞和肝细胞以及多种肿瘤细胞等产生,生物效应极为广泛。IL-6 的主要生理功能:刺激多种细胞的增殖、分化,增加血小板的数量和活性;促进糖皮质激素的合成,是肝细胞释放急性反应蛋白的最强刺激因子;干扰 M_1 细胞系,抑制肿瘤细胞生长。IL-6 不仅是急性期反应物质,而且也是慢性炎症的标志物之一。②白细胞介素-8(IL-8)又称中性粒细胞活化因子、T 淋巴细胞趋化因子。单核细胞、淋巴细胞、成纤维细胞、内皮细胞等多种细胞受 LPS、TNF 或 IL-1 刺激后都可产生这种细胞因子。IL-8 的特征性生物效应是趋化和激活中性粒细胞,因而参与中性粒细胞介导的组织损伤。③肿瘤坏死因子(TNF)根据其产生来源和结构不同,可分为 TNF-α 和 TNF-β。TNF-α 主要由成纤维细胞、单核-巨噬细胞、NK 细胞、T 淋巴细胞和 B 淋巴细胞产生,分子量约为 17 000,是由 157 个氨基酸组成的肽类。TNF-α 具有抗病毒、抗感染、抑制肿瘤、调节免疫功能等作用,参与机体的急性时相反应。感染性心内膜炎患者炎症细胞因子如 IL-6、IL-8、TNF-α 常升高,这些细胞因子常用作感染性疾病的辅助诊断。炎症细胞因子 IL-6、IL-8、TNF-α 不是感染性心内膜炎特异指标,在许多感染性疾病中,都可见这些炎症细胞因子升高。

(5)方法学评价和问题:①生物活性法比较敏感,又可直接测定生物学功能,是较可靠的方法,是科研常用技术。但本法需要长期培养依赖性细胞株,测定周期长,影响因素多,操作复杂,不容易熟练掌握。②免疫学方法可直接测定样品中细胞因子含量,简单、快速、重复性好,适用于临床推广,但不能检测细胞因子的活性，同时敏感性也低于生物活性检测法。要了解细胞因子的生物学效应，必须结合生物学检测法。目前最常用的测定细胞因子的免疫学方法是 ELISA 和放射免疫分析法，两者具有较高的灵敏度和特异性。化学发光免疫分析法灵敏度和特异性均可媲美 ELISA 和放射免疫分析法，且试剂稳定无放射性污染等优点，但试剂成本高昂，需要专用的仪器使应用范围受限制。免疫学检测法可用于检测体液标本中的细胞因子，也可以检测细胞内的细胞因子。也可用分子生物学方法（如 RT-PCR）测定已知其 DNA 序列的细胞因子的 mRNA 表达量，但不能直接检测细胞因子的浓度及活性，主要用于机制探讨。因此，在实际应用中，可根据各自的实验目的和实验室条件进行选择。

8.分子生物学检验

（1）检测方法：PCR 技术、核酸杂交、核酸序列分析等。

（2）临床诊断价值和评价：细菌和真菌仍是临床感染性疾病的重要病原菌，及时、准确地诊断对预防、治疗均十分重要。从基因的角度来讲，感染性疾病是由于外源基因的侵入。分子生物学检验（简称基因诊断）在早期确定感染性心内膜炎病原体方面有显著优越性。可用基因诊断的细菌和真菌有大肠埃希菌、霍乱弧菌、结核分枝杆菌、嗜肺军团菌、铜绿假单胞菌、伤寒沙门菌、肺炎克雷伯菌、耐甲氧西林葡萄球菌、志贺菌、脑膜炎奈瑟菌、淋病奈瑟菌、布鲁菌、弯曲菌、新型隐球菌、白色念珠菌等。此外，基因诊断还能用于病毒、螺旋体、支原体、衣原体以及寄生虫感染的诊断。在感染性疾病的基因诊断中，不仅可检出正在生长的病原体，也能检出潜伏的病原体。目前病原体的基因诊断主要应用于以下几个方面。①确定病原体种类，即检测病原体的种属特异性序列；②确定病原体的致病性，即检测病原体的毒力相关基因；③确定病原体的药敏性，即检测病原体的耐药基因。此外，基因诊断还广泛应用于遗传性疾病、恶性肿瘤、传染性流行病、产前诊断等方面。

（3）方法学评价和问题：病原体的检测方法包括病原微生物的分离培养、免疫学检测和分子生物学方法检测。病原体的分离培养大多费时，阳性率也较低，而免疫学方法虽较敏感，但有些微生物可能会有共同抗原导致出现假阳性。病原体感染机体后要隔一段时间才出现抗体，免疫学检测难以做出及时诊断。部分抗体检测难以辨别是现症感染或既往感染，而利用分子生物学技术可以克服上述不足，具有高度敏感性和特异性，且操作简便、快速。此外，对于一些难以培养，因而无法用表型进行鉴定的病原体而言，基因诊断成为唯一的检测手段。因此，分子生物学技术广泛应用于病毒、细菌螺旋体、支原体、衣原体以及寄生虫感染等感染性疾病的诊断。

9.降钙素原(PCT)

(1)检测方法：放射免疫分析法、免疫荧光法、化学发光免疫分析法、胶体金试验、ELISA。

(2)标本要求：血清、血浆、全血。

(3)参考范围：①胶体金试验为阴性；②化学发光免疫分析法，<0.5 μg/L；③ELISA 为阴性。

(4)临床诊断价值和评价：PCT 是无激素活性的降钙素前肽物质，由 116 个氨基酸组成，分子量为 13 000 的糖蛋白。PCT 的半衰期为 25～30 小时，在体外稳定性很好。健康人血浆 PCT 含量极低。PCT 选择性地对系统性细菌感染、寄生虫感染及真菌感染有反应，而对病毒感染和无菌性炎症无反应或仅有轻度反应。许多学者研究发现，全身性细菌、真菌和寄生虫感染时，PCT 水平异常增高，增高的程度与感染的严重程度及预后相关，在全身性细菌感染和脓毒症辅助鉴别诊断、预后判断、疗效观察等方面具有很高的临床价值。感染性心内膜炎患者血 PCT 可明显升高，若连续测定其变化对于观察抗菌药物的疗效，以及并发症严重程度均有一定的参考价值。PCT 监测对于严重威胁生命的感染性疾病过程和跟踪治疗方案是很有用的，PCT 浓度升高标志着炎症反应正在进行中。应用足量的抗菌药物、炎症灶清除术治疗等，PCT 值下降，说明治疗方案有效，预后良好，反之需改变治疗方案。

(5)方法学评价和问题：PCT 检测目前多以化学发光免疫分析法和胶体金试验为主，其中化学发光免疫分析法灵敏度、准确性均很高，且具有无同位素污染，试剂稳定及分析速度快等优点，目前受到广泛应用。胶体金试剂由于无需特殊的仪器、实时检测、单人份试剂等优点在基层医院或急诊检测中应用也较为广泛，特别是在胶体金技术原理上开发的定量检测系统使用尤其广泛。

10.心脏肌钙蛋白 T 检测

研究发现，感染性心内膜炎血心脏肌钙蛋白 T≥0.08 μg/L 的患者，其病死率、神经系统并发症和心脏脓肿的发生率升高。

(三)应用与建议

血培养结果阳性对于感染性心内膜炎具有决定性诊断价值，并为抗菌药物的选择提供依据。对患有心瓣膜病、先天性心血管畸形、人工瓣膜置换术后或各种心血管介入诊断、治疗等患者，有不明原因发热达 1 周以上，应怀疑本病，并立即做血培养。提高血培养阳性率和准确性对选择有效的抗菌药物治疗有重要意义，应尽量在抗菌药物应用之前采血。采血量必须充足，多部位采血。在不同部位取血、两次分离出同样菌种，是确定病原菌的有力证据。如非急性起病并且血培养阴性，则抗菌药物需停用 48 小时或更长时间后抽取血培养。所有血培养应做需氧和厌氧培养。

血培养费时，不正规的抗菌药物治疗，培养技术上的不当或需特殊生长条件的非常见病原微生物感染等可造成假阴性结果。基因诊断可克服上述不足，具有高度敏感性和特异性，且操作简便、快速，在早期确定感染性心内膜炎病原体方面有显著优越性。对于血培养结果阴性，而临床怀疑本病，可以考虑做基因诊断。

持续的菌血症刺激，激活免疫系统。对感染性心内膜炎患者需进行一些免疫指标检测，如免疫球蛋白、补体、免疫复合物测定等。这些免疫指标升高程度通常与病程长短、病情严重程度相关。

第八章 免疫系统疾病临床检验

第一节 系统性红斑狼疮

一、疾病概述

系统性红斑狼疮(SLE)是一种临床表现有多系统损害症状的慢性系统性自身免疫性疾病,其血清具有以抗核抗体为主的大量不同的自身抗体。本病病程以病情缓解和加重交替为特点。

(一)流行病学

SLE 的患病率各地报道有差异,其患病率为 20～150/10 万。我国 SLE 的患病率为 70/10 万,妇女中则高达 113/10 万,男女之比为 1∶5～1∶10,发病高峰在 15～40 岁的育龄期,但婴幼儿、老年也可发病。

(二)病因和发病机制

SLE 确切的病因和发病机制目前还不明确。它是一种多因素相互作用的非常复杂的过程,包含多基因遗传因素和环境因素。免疫异常是 SLE 发病的一个非常重要的因素。

1.遗传因素

流行病学及家系调查资料表明,SLE 患者第一代亲属中患 SLE 者 8 倍于无 SLE 患者家庭。单卵双胞胎患 SLE 者 5～10 倍于异卵双胞胎的 SLE 发病率。然而,大部分病例不显示有遗传性。已证明 SLE 易感性与多个基因相关。基因缺陷少见,如 C1q、C4,前者缺陷使凋亡成分清除障碍,后者缺陷与自身活化 β 细胞清除(阴性选择)减少有关。常见的仍是多个位点基因共同参与 SLE 的发病。单核苷酸多态性分析提示与 SLE 相关的 CD3-ζ 和 PP2Ac 可能与 T 细胞功能异常有关,此外,*TNIP* 1、*PRDM* 1、*JAZF* 1、*UHRF* 1*BP* 1 和 *IL* 10 基因位点是

SLE 的易感基因，编码 C4、FCGR3B、TLR7 的基因还与 SLE 不同临床亚型相关。

2.性别、性激素

SLE 主要发生于女性，在青春期前或绝经期后发病较少见，这表明体内性激素在 SLE 发病中发挥重要的作用，具体机制尚不清楚。研究发现 SLE 患者体内过量的雌激素和不足的雄激素可能导致免疫反应的改变。有动物试验研究发现，两条 X 染色体增加 SLE 易感性，而一部分参与 SLE 发病的细胞因子基因位于 X 染色体上，如 CD40。雌二醇和黄体酮升高与 SLE 发病是否存在相关性有待研究，但在妊娠后期却降低。脱氢表雄酮在临床治疗 SLE 中显示出一定疗效，这些均提示性激素与 SLE 存在相关性。

3.环境因素

表观遗传改变，药物导致的 DNA 低甲基化可导致 SLE 发病，吸烟和紫外线暴露是重要的环境因素。病毒感染，如 EB 病毒通过交叉免疫机制，可能与合成 SLE 相关的自身抗体有关，SLE 患者体内 EB 病毒高滴度负荷，并且防御病毒感染的 $CD8^+$ T 细胞应答能力降低，提示病毒感染可能在狼疮发病中起作用。

4.细胞凋亡异常

SLE 患者体内存在凋亡细胞增多，并且同时存在凋亡细胞清除障碍。巨噬细胞吞噬清除凋亡细胞功能降低，促进吞噬清除的调理素减少，针对凋亡细胞结合受体的自身抗体也干扰凋亡细胞结合巨噬细胞，抑制凋亡细胞清除。凋亡细胞成分清除异常，导致自身抗原负荷过高，并引起一系列炎症因子的释放。

5.免疫细胞异常

树突细胞(DC)作为体内重要的抗原呈递细胞，对于 T、B 细胞的活化起关键作用，T 细胞和自身抗体生成浆母细胞的增殖取决于 DC，而 SLE 患者体内浆母细胞增多，狼疮动物模型发现通过清除 DC 可使得病情显著减轻。此外 DC 遭遇自身抗原后可合成大量Ⅰ型干扰素，后者水平与 SLE 活动度和病情严重性相关。近期的研究初步发现阻断Ⅰ型干扰素对 SLE 有一定疗效。SLE 患者存在自身免疫性 T、B 细胞增多。周围和中枢免疫选择功能异常，导致不成熟的自身免疫性 B 细胞逃逸，在增强的 B 细胞受体、TOLL 样受体和 B 细胞刺激因子受体信号等作用下活化、增殖，转变为成熟自身免疫性 B 细胞。$CD4^+$ T 细胞在免疫耐受机制缺陷和受体信号异常增强下，通过调节 B 细胞应答、浸润组织发挥效应细胞作用，参与了 SLE 的致病机制。T、B 细胞异常导致自身抗体产生，这些自身抗体具有高亲和力且经过体细胞高频突变、同型转换，提示自身免疫 B 细胞经过生发中心作用，分化为致病性浆细胞和记忆 B 细胞。近年研究发现，SLE 患者外周血中滤泡辅助性 T 细胞增多，该类细胞也表达 CD40L，主要在生发中心辅助 B 细胞成熟、分化。

6.细胞因子异常

细胞因子异常是 SLE 发病机制中的重要组成部分。IL-6 由多种细胞生产，如单核细胞、成纤维细胞、内皮细胞，以及 T、B 细胞。IL-6 在急性增殖型狼疮肾炎患者尿液和肾组织、神经精神型狼疮患者脑脊液以及 SLE 患者外周血单核细胞培养液中均明显升高。与 SLE 患者疾病活动度和血清抗 ds-DNA 抗体水平相关，与关节炎和关节破坏相关。IL-6 促进 B 细胞成熟分化为浆细胞，促进自身抗体生产，近年研究发现 IL-6 促进 DNA 甲基化而下调 CD5 表达，如此 B 细胞受体信号得不到抑制，进而自身免疫性 B 细胞活化、扩增。IL-6 受体拮抗剂 tocilizuma的Ⅰ期药物试验显示该药可降低 SLE 活动度。B 细胞刺激因子和增殖诱导配体是肿瘤坏死因子配体家族成员，主要表达于髓系细胞表面，被弗林蛋白酶消化，形成可溶性活性形式，该分泌过程主要受 γ 干扰素和 IL-10 调节。BLys 是调控 B 细胞活化和合成抗体的重要因子，BLys 和其功能性受体结合后激活磷酸化酶 C-γ2，继而激活 NF-κB 信号通路，抑制 B 细胞凋亡。BLys 高表达于 SLE 患者血清，APRIL 高表达于神经精神型狼疮患者脑脊液。BLys 拮抗剂 Belimumab 已证实对于狼疮的治疗有效：降低疾病活动度，改善关节炎、浆膜炎，减少狼疮肾炎(LN)复发，降低蛋白尿水平。干扰素为具有抗病毒复制功能的一类蛋白，其中Ⅰ型干扰素主要由激活 TLR7 和 TLR9 信号通路的浆细胞型 DC 合成的，通过以下可能机制参与 SLE 致病机制：免疫复合物刺激 DC 递呈抗原和分泌 IFN，后者进一步可增加自身抗原表达、促进抗原递呈细胞成熟和 MHC 表达增多，上述作用激活 Th1 免疫应答。此外，Ⅰ型 IFN 可促进抗体合成、抗体类别转换，还可降低 B 细胞对于胞嘧啶鸟嘌呤二核苷酸丰富 DNA 的选择性，非胞嘧啶鸟嘌呤二核苷酸 DNA 即可激活 B 细胞。血清Ⅰ型 IFN 水平升高与 SLE 疾病活动相关，表达 IFN 浆细胞型 DC 浸润 SLE 患者皮肤和肾支持该细胞因子在局部组织中的作用。并且 SLE 外周血单核细胞表达Ⅰ型 IFN 诱导的基因谱与 SLE 疾病活动度存在相关性，对于疾病易感性和病情有预测评估作用。抗Ⅰ型干扰素单抗 Sifalimumab 能减轻疾病活动，降低免疫抑制剂使用，减少疾病复发，支持该细胞因子在 SLE 发病机制中的重要性。此外，IL-17 和 IL-23 在 SLE 患者升高，与疾病活动度相关。IL-17 缺乏狼疮模型鼠可阻止疾病进展，存活率更高。高表达该类细胞因子的 Th17 细胞浸润 LN 肾，提示与 SLE 的组织损伤有关。

7.自身抗体产生

SLE患者免疫紊乱的结果导致自身抗体的产生。这些自身抗体是SLE发病机制和组织损伤的关键。目前已在SLE患者中发现上百种自身抗体,抗原包括:细胞核、细胞质、细胞膜、磷脂相关抗原、血细胞、内皮细胞、神经系统、血浆蛋白、基质蛋白以及混杂蛋白。部分抗体结合抗原后导致组织细胞损伤,一些则与疾病活动性相关或具有疾病特异性,另有抗体干扰免疫细胞功能参与疾病发生。

(三)临床表现

SLE可急性发作或隐匿发病,病程常缓解与复发交替。临床症状多样,患者之间临床表现差异较大,早期症状往往不典型。

1.全身症状

活动期患者大多数有全身症状。约90%患者在病程中出现各种热型的发热,尤以低、中度热为常见。此外尚可有疲倦、乏力、食欲缺乏、体重下降等。

2.皮肤黏膜

80%的患者在病程中出现皮疹,分为SLE特异性和非特异性皮疹,前者包括急性颧部蝶形红斑、亚急性环形红斑和慢性的盘状红斑狼疮。非特异性皮疹包括大泡性皮损、脂膜炎、血管炎、荨麻疹样皮疹等。其中以颧部蝶形红斑最具有特征性,为分布于面部颊、高出皮面、痒、痛性红斑。盘状红斑为斑疹或丘疹,其上黏附厚鳞屑,瘢痕形成并呈中心萎缩,伴有色素改变。40%的患者出现光过敏,后者为身体持续暴露部位的红色斑丘疹,在阳光暴露后皮损加重,并融合成片,伴灼热和痒痛。30%患者在急性期出现口腔溃疡,浅表皮肤血管炎可表现为网状青斑。40%患有脱发。30%患者有雷诺现象。与SLE相关的特殊皮肤类型有亚急性皮肤型红斑狼疮和深层脂膜炎型红斑狼疮。

3.关节、肌肉和骨骼

多发性关节疼痛或关节炎是SLE最常见(90%)的症状之一。全身所有关节均有可能累及,然而,SLE典型的关节病变表现为对称性双手小关节、腕关节和膝关节的疼痛和轻度肿胀,多呈短暂阵发性、游走性特点,但关节炎症体征如红肿者少见,并且关节侵蚀性破坏和严重畸形者也少见。40%~80%的SLE患者诉有肌痛、肌无力,但仅5%~10%的患者出现炎症性肌病。有小部分患者在病程中出现股骨头坏死,血管炎、高脂血症、激素治疗、抗磷脂抗体、活性维生素D水平降低等均为可能病因。SLE患者常出现骨质疏松,多和激素治疗有关。

4.狼疮肾炎

肾受累是SLE常见的临床表现,50%～70%的患者病程中会出现肾受累的临床表现,肾活检显示几乎所有SLE均有肾病理学改变,是影响SLE远期预后的主要因素。WHO将LN分为6型,几乎所有患者的肾组织有病理变化,但有临床表现者仅约75%,可表现为蛋白尿、血尿、管型尿、肾性高血压、肾功能不全等。早期患者以蛋白尿和尿中出现多量肾小球源性红细胞(尿红细胞形态为非均一型)为常见。大部分患者在病程较早阶段,其肾损害经合理治疗后症状可以消失或缓解,也有一部分呈进行性发展为肾衰竭。

5.心血管系统

约30%的SLE患者有心血管表现,心脏受累包括心包炎、心肌炎、心内膜炎、冠状动脉病变,其中以心包炎最常见。后者可为纤维性心包炎或渗出性心包积液,超声心动图对诊断有很大的帮助。约10%患者有心肌损害,多数临床症状不明显,但严重者可发生心力衰竭导致死亡。典型的SLE心内膜受累是Libman-Sscks非细菌性疣状心内膜炎,多见于二尖瓣和主动脉瓣。SLE患者发生冠状动脉病变的概率为健康者的50倍,尤其是30～40岁的女性。心血管受累的另一临床表现为高血压。心血管事件为影响SLE患者寿命的危险因素。血管炎是SLE的基本病变,可累及大、中、小血管,以小血管多见。抗磷脂抗体阳性患者可出现抗磷脂抗体综合征如动、静脉血栓形成的表现。

6.肺

胸膜炎是SLE最常见的肺部表现,约35%患者有胸腔积液,多数为少量至中量(400～1 000 mL),呈双侧性,胸腔积液性质为渗出性,临床表现为咳嗽、胸痛和呼吸困难。浸润性肺部病变包括急性狼疮性肺炎和慢性肺间质病变,后者较少见。急性狼疮性肺炎表现为发热、干咳、气促、发绀等。肺部X线可见片状浸润阴影,多见于双下肺,有时与肺部继发感染很难鉴别,血气分析均显示低氧血症。肺动脉高压多出现在有肺血管炎或有雷诺现象患者。其他少见的肺部表现有肺栓塞、肺泡出血、气胸、“挛缩肺”现象。

7.神经、精神系统

20%～70%的患者累及神经精神系统,包括中枢神经、脊髓、颅神经、周围神经和精神表现,尤以累及脑为多见,故称有此器官受累者为神经精神狼疮。这类患者表现为癫痫、头痛、呕吐、偏瘫、意识障碍;或为幻觉、妄想、猜疑等各种精神障碍症状。癫痫和精神症状为SLE神经系统受累最常见最主要的表现。中枢神经受累者腰椎穿刺检查除颅内压升高外,部分患者的脑积液尚出现蛋白量增高，白细胞计数增高和葡萄糖量减少（少数）。脑脊液检查另外一个非常重要的作用是除外各种颅内感染。影像学检查对神经精神性狼疮（NPLE）的诊断有非常大的作用。神经精神性狼疮（NPLE）的发病机制主要与脑部血管炎、抗神经元抗体、抗抗核糖体 P 蛋白抗体和抗心磷脂抗体有关。

8.消化系统

约 30%的患者有消化系统病变，包括弥漫性腹膜炎、肠系膜血管炎、胰腺炎、免疫性肝炎等。弥漫性腹膜炎常表现为腹痛、全腹压痛，少数患者出现腹水征。肠系膜血管炎常表现为隐匿性或剧烈的腹痛。血转氨酶升高应首先考虑免疫性肝炎。其中部分患者以上述症状为首发，若不警惕，易于误诊。少数可并发急腹症，如胰腺炎，肠坏死，肠梗阻。

9.血液系统

约 60%的活动性 SLE 患者伴有贫血，多为正色素、正细胞性贫血，多与疾病活动有关，原因有非免疫性贫血和免疫性贫血两类，后者多为 Coomb 试验阳性溶血性贫血。约 40%的患者白细胞减少或淋巴细胞绝对数减少，后者是因为淋巴细胞凋亡增加所致。约 20%的患者有血小板减少，有的患者因血小板减少明显而发生各系统出血。血小板减少主要与抗小板抗体、抗磷脂抗体有关。约 20%的患者有无痛性轻或中度淋巴结肿大，以颈部和腋下为多见。淋巴结病理往往表现为淋巴结组织反应性增生，少数为坏死性淋巴结炎。约 15%的患者有脾大。

10.内分泌系统

大多数 SLE 患者雌激素增多、雄激素减少，女性患者多有月经不调。SLE 患者发生甲状腺疾病如甲状腺功能亢进、甲状腺功能低下、免疫性甲状腺炎，以及胰岛素依赖性糖尿病的概率增大。医源性内分泌紊乱也比较常见，如糖皮质激素应用后发生糖尿病。突然停用激素后导致肾上腺功能不全。狼疮肾炎透析患者出现甲状旁腺功能亢进等。

11.抗磷脂抗体综合征

抗磷脂抗体综合征可以出现在 SLE 的活动期。其临床表现为动脉和（或）静脉的血栓形成，异常妊娠（包括习惯性自发性流产、早产或死胎），血小板减少，患者血清 2 次间隔 12 周检测到抗磷脂抗体（抗心磷脂抗体、抗 β_2GP1 抗体或狼疮抗凝物）。SLE 患者血清中可以出现抗磷脂抗体而不一定有 APS。APS 出现在 SLE 者为继发性 APS。

12.干燥综合征

约30%的SLE与继发性干燥综合征并存。有唾液腺和泪腺功能不全，表现为口干、眼干。

13.眼、耳、鼻、喉

约15%的患者有眼底变化，如出血、视盘水肿、视网膜渗出物等，其原因是视网膜血管炎。另外血管炎可累及视神经，两者均影响视力。听觉器官受累在SLE少见，偶有浆液性中耳炎、前庭炎及听神经受累导致耳鸣、耳聋的报道。

(四)病理

SLE的基本病理改变为血管炎(血管壁炎症、坏死)。组织受损的特征性病理改变有以下几种。

1.皮肤病理及狼疮带现象

直接免疫荧光检查可见狼疮患者皮肤表皮和真皮交界处有免疫球蛋白和补体沉积，荧光显微镜下呈现连续带状的荧光图形，病理显示表皮和真皮交界处、基底层和生发层炎性细胞浸润。在SLE皮损区和非皮损区皮肤狼疮试验均阳性，非皮损区以阳光暴露部位阳性率高。

2.淋巴结病理

SLE患者的淋巴结病理显示为弥漫性反应性增生，免疫性疾病特征类似坏死性淋巴结炎。

3.肾病理

WHO将LN分型分为如下几个方面：①正常或轻微病变型(Ⅰ型)；②系膜病变型(Ⅱ型)；③局灶增殖型(Ⅲ型)；④弥漫增殖型(Ⅳ型)；⑤膜性病变型(Ⅴ型)；⑥肾小球硬化型(Ⅵ型)。肾免疫荧光特征性表现为各种免疫球蛋白及补体均为阳性，即所谓的“满堂红”现象。LN肾受累活动性病理改变包括肾小球增生性改变、白金耳、白细胞核碎裂、纤维素样坏死、细胞性新月体、透明栓子、间质炎症。慢性病理改变包括肾小球硬化、纤维新月体、肾小管萎缩和间质纤维化。

(五)诊断和鉴别诊断

系统性红斑狼疮国际临床合作组(SLICC)2012年的SLE分类标准(表4-1)，对诊断SLE很有价值。

表 4-1 2012 年的 SLE 分类标准

临床标准	注释
1.急性/亚急性皮肤狼疮	颧部红斑、大疱型、中毒性表皮松解坏死型、斑丘疹型、光过敏(非皮肌炎) 环形或非硬结型银屑病样皮损，不留瘢痕，可遗留色素层着异常或毛细血管扩张
2.慢性皮肤狼疮	局灶(限于颈部以上)或泛发盘状红斑、肥厚型(疣状)狼疮、狼疮性脂膜炎、冻疮样皮疹、黏膜狼疮、盘状红斑/扁平苔藓
3.口腔/鼻溃疡	上腭、颊部、舌、鼻部溃疡，除外原发性血管炎、白塞病、感染(疱疹病毒)、炎症性肠病、反应性关节炎、酸性食物等影响因素
4.非瘢痕型脱发	弥漫性头发稀疏、头发脆性增加引起的断发，除外其他引起脱发的病因，如斑秃、药物、缺铁、雄激素性脱发
5.炎性关节炎	关节肿胀或积液，或≥2 个外周关节压痛伴晨僵≥30 分钟
6.浆膜炎	胸膜炎或心包炎，持续>1 天，无其他病因，如感染、尿毒症、心肌梗死、继发心包炎等
7.肾病变	蛋白尿>0.5 g/d，或红细胞管型
8.神经系统病变	癫痫发作、精神症状、多发性单神经炎、脊髓炎、周围或颅神经病变，除外原发性血管炎、药物或已知的代谢紊乱
9.溶血性贫血	
10.白细胞减少	至少 1 次白细胞$<4\times10^9$/L，或淋巴细胞$<1\times10^9$/L，除外 Felty 综合征、药物、门静脉高压等因素
11.血小板减少	血小板$<1\times10^{11}$/L，除外 Felty 综合征、药物、门静脉高压等因素
免疫标准	
1.抗核抗体	高于实验室参考范围
2.抗 ds-DNA	高于实验室参考范围(另外，用 ELISA 检测，需两次高于实验室参考范围)
3.抗 Sm 阳性	抗 Sm 核抗原
4.抗磷脂抗体	狼疮抗凝物阳性 梅毒血清学试验假阳性 抗心磷脂抗体至少 2 倍正常值或中高滴度 抗 β_2 糖蛋白 1 阳性
5.低补体	低 C3、低 C4、低 CH50
6.在无溶血性贫血者，直接 coombs 试验阳性	

1.确诊条件

(1)肾病理证实为狼疮肾炎并伴 ANA 或抗 ds-DNA 阳性。

(2)在上述临床及免疫指标中,如果有≥4项(至少包含1项临床指标和1项免疫学指标),则可诊断为SLE,其特异性为92%,敏感性为94%。

SLE早期可不典型,如有6%可仅表现为肾损害,易被误诊为原发性肾小球疾病,故在育龄妇女,应警惕SLE的可能性,如有可疑,应作抗核抗体,抗ds-DNA抗体等检查,以便早期诊断。

2.SLE应与下述疾病鉴别

类风湿关节炎,各种皮炎,癫痫病,精神病,特发性血小板减少性紫癜和原发性肾小球肾炎等。也需与其他结缔组织病相鉴别。有些药物如肼屈嗪、甲基多巴、异烟肼等,如长期服用,可引起类似SLE表现(药物狼疮)。但其极少有神经系统症状和肾炎,抗ds-DNA和抗Sm抗体阴性,血清补体常正常,可资鉴别。

(六)病情判断

诊断明确后则要判断患者的病情以便采取相应的治疗。可以根据以下3个方面来判定。

1.疾病的活动性

有多种标准来做这方面的评估。现用的标准有SLEDAI、SLAM、SIS、BILAG等。较为简明实用的为SLEDAI,内容如下:癫痫发作(8分),精神异常(8分),脑器质性脑病(8分),视觉障碍(8分),颅神经病变(8分),脑血管意外(8分),狼疮性头痛(4分),血管炎(8分),关节炎(4分),肌炎(4分),管型尿(4分),血尿(4分),蛋白尿(4分),脓尿(4分),新出皮疹(2分),脱发(2分),黏膜溃疡(2分),胸膜炎(2分),心包炎(2分),低补体(2分)、抗ds-DNA抗体增高(2分),发热(1分),血小板减少(1分),白细胞减少(1分)。根据患者前10天内是否出现上述症状而定分,凡总分在0～4分为基本无活动;5～9分为轻度活动;10～14分为中度活动;≥15分为重度活动。

2.疾病的严重性

(1)轻型SLE:病情临床稳定,非致命性。症状轻微,无明显内脏损害者。可累及的靶器官功能正常或稳定。

(2)重型SLE:重要脏器包括神经系统、肾、心血管、肺、血液、消化系统明显受累,或有高热,严重皮损、肌炎。

(3)狼疮危象:是指急性的危及生命的重症SLE。包括急进性狼疮性肾炎、严重中枢神经系统损害、严重溶血性贫血、血小板减少性紫癜、粒细胞缺乏症、严重心脏损害、严重狼疮性肺炎、严重狼疮性肝炎、严重血管炎。系统性红斑狼疮的活动性和严重性的评估是治疗方案拟订的先决条件。

二、检验诊断

SLE 的诊断主要依赖于临床表现和实验室检查。抗 ds-DNA 抗体是 SLE 最重要的诊断标志之一，ds-DNA 与相应自身抗体形成的免疫复合物可导致皮下、肾和其他器官的组织损伤，该抗体滴度与疾病的活动性相关。另外，抗 Sm 抗体也是 SLE 的特异性标志。SLE 患者中还可检出其他抗体，如抗核糖核酸、组蛋白以及其他核抗体。而药物诱导的狼疮中常可检出抗组蛋白抗体。

(一)主要检验项目

1.抗核抗体

抗核抗体(ANA)是风湿性疾病的筛选性试验，未经治疗的 SLE 患者几乎 95%以上都能检出抗核抗体，且滴度较高，ANA 阴性基本可排除 SLE。但 ANA 并非 SLE 特异的自身抗体，也见于药物性狼疮、混合性结缔组织病等其他风湿性疾病。特别是低滴度的 ANA 可出现在感染、肿瘤及正常人中。未加稀释的正常人血清约有 1/3 呈阳性结果，因此实验室一般将血清进行 1∶100 稀释后进行检测。ANA 滴度与疾病的活动性无相关性，高滴度 ANA 阳性也不一定预示病情严重程度。

2.抗 ds-DNA 抗体

抗 ds-DNA 抗体对 SLE 有较高的特异性，70%～90%的活动期 SLE 患者该抗体阳性，且抗体滴度的消长与 SLE 疾病的活动程度性相平行，随着疾病活动的控制，抗体滴度可以下降或消失，可作为治疗和预后的指标。抗 ds-DNA 抗体被认为是参与 SLE 发病机制的主要自身抗体，它与细胞外以核小体形式存在的 DNA 形成免疫复合物，沉积在毛细血管导致器官的损伤。该抗体常与肾病和中枢神经系统的累及有关，且抗体滴度是 LN 活动性的重要指标。

3.抗 Sm 抗体

抗 Sm 抗体是 SLE 的标记性抗体之一，特异性达 99%，但灵敏度仅为 20%～30%。抗 Sm 抗体水平不与 SLE 的活动性相关，治疗后的 SLE 患者也可存在抗 Sm 抗体阳性。抗 Sm 抗体的检测对早期、不典型的 SLE 或治疗后的回顾性诊断有很大帮助。

4.抗组蛋白抗体

SLE 患者中抗组蛋白抗体的阳性率为 30%～80%，并且常伴有抗 ds-DNA 抗体阳性，在 SLE 患者中主要以抗 H2A、抗 H2A-2B 和抗 H1 的 IgG 型抗体为主。95%以上的药物诱导性狼疮可出现抗组蛋白抗体，常见的药物有肼苯达嗪、异烟肼及氯丙嗪，但不同的药物可诱导出针对不同组蛋白的抗体，其最主要的靶抗原是 H2A-2B。药物性狼疮患者通常抗 ds-DNA 抗体阴性。

5.抗核糖体 P 蛋白抗体

抗核糖体 P 蛋白抗体又称抗 rRNP 抗体，几乎只对 SLE 特异，为 SLE 另一标记性抗体，但对 SLE 患者的诊断敏感度仅为 10%～20%，有报道该抗体主要与伴有精神症状的中枢神经损伤型 SLE 相关，与抗 ds-DNA 抗体不相关。广泛存在于狼疮脑病(NPSLE)患者血清和脑脊液中，在精神症状发作前及发作期抗 rRNP 抗体效价显著升高。具有脑炎和神经病的 SLE 患者中，抗 rRNP 抗体敏感性达 56%～90%。另外，该抗体与小儿 SLE 的相关性也已被证实。

6.抗增殖细胞核抗原抗体

抗增殖细胞核抗原(抗 PC-NA)抗体对 SLE 有很高的特异性，为 SLE 又一标记性抗体，但其对 SLE 的灵敏度仅为 3%～6%，该抗体很少见于其他疾病。另据文献报道，抗 PCNA 抗体可能与 SLE 患者发生弥漫性增殖性肾小球肾炎相关。抗 PCNA 抗体已成为分子学家和细胞学家研究 DNA 合成、修复和调节的自身抗体，因此它对了解一个重要的细胞过程有其重大作用。

7.抗核小体抗体

抗核小体抗体(AnuA)在 SLE 诊断中的意义已被许多临床研究肯定。最近研究发现，AnuA 在 SLE 患者中的诊断敏感性为 69%～74%，特异性为 94.6%～100%，说明该抗体是诊断 SLE 敏感性和特异性均较高的自身抗体。AnuA 在狼疮肾炎患者中的阳性率明显高于无狼疮肾炎的 SLE 患者，提示 AnuA 与狼疮肾炎的发生、发展有关。AnuA 分别与抗核蛋白(DNP)抗体、抗双链 DNA(ds-DNA)抗体联合检测对 SLE 诊断的敏感性可提高到 75%和 70%以上，因此该抗体在评价 SLE 疾病和狼疮肾炎的进展有重要意义。

8.抗神经元抗体

采用神经母细胞瘤细胞为抗原建立 ELISA 来检测患者血清中的抗神经元抗体，此抗体对诊断 SLE 的特异性较高，尤其当患者脑脊液中的抗神经元抗体阳性时，是诊断中枢神经系统狼疮的敏感而特异的指标，且抗体水平与神经系统病变的病情活动呈正相关。

9.补体

与低补体血症有关的风湿免疫性疾病主要是 SLE，75%～90%SLE 患者血清补体减少，尤其在活动性狼疮肾炎、中枢神经型狼疮等，以 CH50 及 C3 变化最为敏感，其原因主要是由于 SLE 患者体内循环免疫复合物水平的增加和抗 C1q

抗体结合补体而造成补体消耗增加。当SLE患者病情控制后补体可逐步回复到正常水平，因此补体降低也被认为是SLE疾病活动重要指标之一。

10.抗C1q抗体

抗C1q抗体存在于SLE患者血清中，与C1q分子结合，使后者不能发挥清除作用。抗C1q抗体增高水平与SLE疾病活动及肾损害有关，该抗体在狼疮肾炎的SLE患者中阳性率高达95%以上，因此，血清中抗C1q抗体的检测对于狼疮肾炎的早期诊断和活动性判断有重要意义。

11.抗心磷脂抗体

抗心磷脂抗体(ACA)是抗磷脂抗体中最具代表性的一种抗体，因ACA的特异性最强，与各种疾病关系的研究也最多。该抗体在SLE患者中阳性检出率也较高，阳性率可达20%～50%，主要是IgG型和IgM型，血栓形成、习惯性流产和血小板减少主要与IgG型的抗体有关，而IgM型与溶血性贫血和中性粒细胞减少有关。血清及脑脊液中ACA的检测更有助于神经精神性狼疮(NPSLE)患者的诊断。ACA阳性SLE患者发生血管炎、溶血性贫血、心脏及中枢神经系统损害的概率明显高于ACA阴性者，ACA阳性的SLE女性患者因血小板凝集功能增强，血栓素增加，更易形成血栓，妊娠时易发生流产。

12.抗β_2-糖蛋白1抗体

抗β_2-糖蛋白1抗体(抗β_2-GP1抗体)的主要抗原是β_2GP1，无论是抗心磷脂抗体还是狼疮抗凝物质与带负电荷的磷脂结合时，都需要辅助因子β_2GP1的参与。β_2GP1是一种能结合阴离子磷脂的Apo，当磷脂与β_2GP1结合，使β_2GP1表面结构改变而出现被ACA识别的表位，从而发生反应。有研究显示，ACA似乎是直接针对含有β_2GP1的阴离子磷脂复合物，或是针对β_2GP1与磷脂结合中暴露的抗原决定簇的，而与不含β_2GP1的磷脂无反应，因此，有学者认为检测抗β_2GP1抗体可能比ACA更有意义。

13.狼疮抗凝物质

狼疮抗凝物质是一种磷脂依赖性的病理性循环抗凝物质，为免疫球蛋白IgG、IgM或两者混合型的抗磷脂抗体，主要存在于系统性红斑狼疮等自身免疫性疾病、肿瘤，还可见于动、静脉血栓形成及习惯性流产患者，因其首先在SLE患者中发现而得名。LAC由于抑制磷脂的生物学特性，其对血液凝血系统除具有“抗凝”作用外，在临床上更为重要的是它的“促凝”作用，在机体内可抑制抗凝血过程，促进血栓形成。

14.抗 U_1nRNP 抗体

抗 U_1nRNP 抗体是混合性结缔组织病(MCTD)的标志性抗体,在 SLE 中的发生率为 30%~50%,对 SLE 的诊断特异性不高,往往与 SLE 的雷诺现象和肌炎相关,但阳性患者大多不发生肾炎。

15.抗 Ku 抗体

抗 Ku 抗体在全身性硬化症、多发性肌炎中有较高的阳性率和特异性,也可在 SLE 患者中检出,但阳性率约为 10%。

16.抗 SS-A 抗体

抗 SS-A(Ro)抗体在 SLE 中的发生率为 25%~60%,52 000 的多肽条带多见于干燥综合征,而 60 kD 的多肽条带多见于 SLE 患者,干燥综合征患者抗 SS-A常与抗 SS-B 抗体同时存在,而 SLE 患者抗 SS-A 可单独存在,常有皮肤光敏感和肾受累。抗 SS-A 抗体阳性母亲可通过胎盘途径引起新生儿狼疮综合征,在新生儿狼疮中此抗体阳性率达 95%~100%。

17.抗 SS-B 抗体

抗 SS-B(La)抗体是干燥综合征的相关抗体,在干燥综合征的诊断中较抗 SS-A 有更高的特异性。该抗体在 SLE 中的发生率为 10%~35%。

18.抗红细胞膜抗体

活动性 SLE 患者中约有 60%有贫血,约 10%为溶血性贫血,若本试验阳性,在临床上有较大意义。说明患者红细胞表面存在不完全抗体,可导致补体的激活而引起红细胞的减少。

19.抗血小板相关抗体

抗血小板相关抗体(PAIgA、PAIgG、PAIgM)测定是诊断血小板减少性紫癜的指标之一,在 SLE 患者中约有 20%有血小板的减少,若患者血清或血小板上存在抗血小板相关抗体说明可通过抗原抗体复合物激活补体而引起血小板的减少,在临床上有较大诊断价值。

20.抗中性粒细胞胞质抗体

抗中性粒细胞胞质抗体(ANCA)是血管炎的标志性抗体,核周型 ANCA (p-ANCA)在 10%~15%SLE 中存在,该抗体可能参与狼疮肾炎的致病过程,在狼疮肾炎中的表达可能与肾小球肾炎相关,是判断狼疮肾炎的参考方法之一。虽然该抗体阳性的 SLE 是否代表以血管炎为特征的独立病种有待进一步研究,但 SLE 中 ANCA 阳性可能与狼疮肾炎有关。

21.抗 MAP2 抗体

抗 MAP2 抗体是新发现的自身抗体之一。微管相关蛋白(MAPs)是一种细胞骨架蛋白,对神经细胞起到支持和营养的作用。MAPs 亚型有不同的细胞组织器官特异性。微管相关蛋白 2(MAP2)特异性存在于神经元,主要集中在树突等亚细胞部位。有报道,抗 MAP2 抗体在 SLE 患者中的阳性率为 17%,在 NPSLE 患者中阳性率达 70%以上,提示其可能作为 NPSLE 的血清标志物。

22.抗内皮细胞抗体

抗内皮细胞抗体(AECA)是血管炎发生的活性免疫介质,是狼疮肾病和(或)狼疮系统性血管表现活动期病变的指标。在系统性血管炎和 SLE 患者中可能存在共同的靶抗原 α-烯醇化酶。早期 SLE 患者血清中 AECA 水平明显增高,且与 SLE 的发病进程相关,所以血清中 AE-CA 的水平可作为 SLE 早期诊断和活动性指标之一。另外,由于肾组织中高表达靶抗原 α-烯醇化酶,所以抗 α-烯醇化酶抗体可引起肾血管改变,狼疮性肾炎患者其阳性率为 36.2%,提示该抗体可作用于 SLE 肾损害过程。

23.抗端粒抗体

端粒作为一种新发现的 SLE 相关抗原成分受到关注。抗端粒抗体在 SLE 中的阳性率约为 60%,特异性约为 91%,在其他自身免疫性疾病中的阳性率约为 18%。该抗体与抗双链 DNA(ds-DNA)抗体的产生具有相关性,可能是一种新的高特异性 SLE 相关抗体。

(二)相关检验项目

1.血常规

SLE 患者血常规检查常会出现白细胞、血小板、血红蛋白低于正常水平,特别在疾病活动期下降更明显,约 5%的 SLE 患者血小板低于 50×10^9/L,当低于 20×10^9/L 时,易导致出血和紫癜,以颅内出血最为危险。

2.红细胞沉降率

SLE 患者红细胞沉降率常增快,对判断疾病是否活动有一定参考价值。但部分患者疾病活动虽已得到控制,ESR 仍可维持增快,可能是由于 SLE 患者持续存在高多克隆丙种球蛋白血症而导致红细胞沉降率测定结果的偏高。

3.尿常规

SLE 患者常出现肾受累,尿常规检查可出现蛋白、红细胞及管型,有时还出现白细胞。定期检查尿常规可以监视 SLE 是否引起肾功能损害。

4.血清免疫球蛋白

SLE患者血清免疫球蛋白定量可发现免疫球蛋白多克隆性增高，即IgG、IgM、IgA均增高，蛋白电泳也显示γ球蛋白升高。但免疫球蛋白升高也可发生于慢性感染、慢性肝病、肝癌、淋巴瘤，以及类风湿关节炎等自身免疫性疾病。

5.CRP

SLE患者大多CRP轻度升高，对判断SLE有无活动没有帮助。但当CRP明显升高时要考虑是否合并感染或全身血管炎。

6.类风湿因子

类风湿因子是类风湿关节炎患者的主要诊断指标，也可出现在SLE患者血清中，特别在活动性SLE中有较高的阳性率。

(三)综合评价

具体见表4-2。

表4-2 SLE患者常见的自身抗体及其临床意义

自身抗体	靶抗原	临床价值
抗ds-DNA抗体	天然、双链DNA	诊断SIE有高度的特异性，与疾病活动程度相关，特别是狼疮性肾炎
抗ss-DNA抗体	单链DNA	诊断SLE特异性低
抗组蛋白抗体	H1、H2a、H2b、H3、H4及其复合物	与药物性狼疮密切相关
抗Sm抗体	细胞核核糖核蛋白颗粒U1、U2、U4/U6和U5中的蛋白B、B'、D	诊断SLE有高度的特异性，与疾病活动程度无关
抗UIRNP抗体	细胞核核糖核蛋白颗粒U1中的蛋白(A、C，70 000)	往往与SLE的雷诺现象和肌炎相关
抗核糖体P蛋白抗体	核糖体大亚基的3种相关的含磷蛋白(38 000、16 000、15 000)	诊断SLE有高度的特异性，并与SLE精神症状有关
抗增殖细胞核抗原抗体	DNA-聚合酶δ辅助蛋白	诊断SLE有高度的特异性
抗Ku抗体	*D*-二聚体(70 000、80 000)	诊断SLE特异性较高
抗SS-A抗体	细胞质核糖核蛋白颗粒中的蛋白(60 000、52 000)	亚急性皮肤型狼疮，光敏感
抗SS-B抗体	与RNA多聚酶Ⅲ转录子结合的含磷蛋白	新生儿狼疮
抗神经元抗体	神经元	与中枢神经系统狼疮相关
抗磷脂抗体	磷脂	与SLE患者血栓形成等症状有关

(四)应用建议

(1)临床症状支持 SLE 的患者,建议首先检查 ANA,ANA 阳性不能肯定是 SLE,ANA 阴性也不能完全排除 SLE,大约 5%的 SLE 患者可出现 ANA 阴性,还应进一步检查抗 ds-DNA 抗体、抗 Sm 抗体及抗磷脂抗体等指标加以辅助诊断。

(2)与 SLE 某些特殊病理变化相关的指标主要有:抗 ds-DNA 与狼疮性肾炎有关;抗 SS-A 抗体、抗 SS-B 抗体与继发干燥综合征、新生儿狼疮密切相关;抗 rRNP 抗体与 SLE 的精神症状有关;抗 U1RNP 抗体与雷诺现象有关;血常规检查还可了解 SLE 的血液系统累及情况;定期的尿常规检查可了解肾功能的损伤情况。

(3)判断 SLE 治疗效果时主要选用补体、红细胞沉降率以及抗 ds-DNA 抗体,还应检测免疫球蛋白、尿常规和血常规。

第二节 类风湿关节炎

一、疾病概述

类风湿关节炎(RA)是一种以侵蚀性关节炎为主要表现的全身性自身免疫性疾病,其特征是以双手和腕关节等小关节受累为主的对称性、持续性多关节炎,可伴有全身多个系统受累。未经系统治疗,可反复迁延多年,最终导致关节畸形、功能丧失。

(一)流行病学

RA 呈全球性分布,在世界各地的各个种族均有发病,无明显地域性差异。本病可发生在任何年龄,但在 40～50 岁更为常见,女性多发,男女发病比例约为 1∶3。我国大陆患病率为 0.2%～0.4%,是造成我国人群丧失劳动力和致残的主要病因之一。

(二)病因和发病机制

RA 的确切病因尚不清楚,可能是一个受抗原驱动的“激发-链锁反应”式的病理过程。感染、分子模拟及自身免疫反应是 RA 发病及迁延的中心环节。而遗传、内分泌及环境因素等则增加了 RA 的易感性。

1.感染因素

RA 的发病和分布不具有典型的感染性疾病的流行病学特征。许多微生物被认为是诱发慢性滑膜炎的病原体，包括细菌、支原体、衣原体、病毒等。但到目前为止，还没有找到一个明确的感染因子。

(1)细菌：细菌感染与 RA 的研究方面，相关证据最多的是变异变形杆菌和结核分枝杆菌，而"分子模拟学说"为此提供了理论基础，前者的菌体表面抗原与 HLA-DR4，以及Ⅱ型胶原 α1 链有相同序列，存在高滴度抗奇异变形菌抗体的血清可以诱发补体和自然杀伤细胞产生细胞毒反应，以致造成滑膜和软骨的损伤。后者中的热休克蛋白(HSP)65 含一段与软骨中一种糖蛋白同序的氨基酸，热休克蛋白特异性淋巴细胞，可以与热休克蛋白分子相似的关节软骨蛋白聚糖起反应，通过分子模拟机制引起关节炎。

(2)病毒：多年的研究和观察显示，病毒感染与 RA 的关系密切，病毒可以持续性感染，受感染者多表现出自身免疫应答，或形成免疫复合物型病变，EB 病毒是迄今为止研究最多的病毒之一。证据包括 RA 患者血清中可检出较高滴度的多种 EB 病毒抗体，EB 病毒裂解期蛋白多肽特异性 $CD8^+$ T 细胞比例增加。关节滑膜细胞及部分滑膜上的淋巴细胞存在 EB 病毒相关的抗体等。

2.免疫遗传因素

RA 患者家系以及同卵和异卵双生子的研究结果表明遗传因素在 RA 的发病中起重要作用。对同卵双胞胎的调查发现，RA 的遗传率高达 30%～50%。主要组织相容性复合体在遗传效应中的作用估计约占 30%。

(1)HLA 复合体及其产物：自 1996 年 Stastny 发现 HLA 与 RA 的关系以来，已经证明 HLA-DRB1 的多个亚型(血清分型上多为 DR4、DR1)与 RA 有关。不同种族的 DRB1 亚型与 RA 关系不尽相同，70%～90%的 RA 患者为 DR4 和(或)DR1 阳性。明显高于在正常人，且与关节损害程度、关节外表现及病程有关。还有学者研究发现，*HLA -DQB* 1-0301 也是 RA 中一种重要的标志基因。TCR 在这一免疫过程中发挥着识别抗原并将信号传入细胞内的作用。研究表明，RA 滑膜中有大量 T 细胞浸润及明显的 *HLA -DR* 4/*DR* 1 表达增强，提示 HLA-抗原-TCR 分子复合物可能是诱发 RA 的关键。

(2)非 HLA 相关的致病基因：近年来，人们逐渐把研究的重点转移到有关非 HLA 基因上，目前已有越来越多的证据表明它们在 RA 的发病中有着不可忽视的作用。有报道，肿瘤坏死因子(TNF)基因是 RA 发病的独立危险因素。

TNF 位于人类 6 号染色体 HLA 基因位点上。研究发现，TNF-α6、β6 单体型和 +489 位置的多态性与 RA 的易感性之间有密切的相关性。近几年来相继发现 30 余种其他易感基因如*LCE 3B*、*MMLE* 1、*CTLA* 4、*NLRP* 1、*PRDM* 1 等。

(3)自身抗体类风湿因子(RF)：是 RA 患者最常见的一种自身抗体，包括 IgM、IgG、IgA、IgE4 型。RA 的一个重要特征是 IgM 和 IgMRF 同时升高，而这种情况在其他风湿性疾病中很少见到。用 ELISA 发现，90%以上的 RA 患者 IgMRF 阳性。60%～70%的患者 IgA、IgG 和 IgERF 阳性。RF 与 RA 的滑膜炎症及关节外病变有关。近年来，瓜氨酸化现象与 RA 有密切相关，瓜氨酸为人体内的一种非编码氨基酸，在肽基精氨酸脱亚胺酶的催化下，蛋白中的精氨酸转化为瓜氨酸。最近的研究发现，瓜氨酸化多肽比非瓜氨酸肽更易与 DR4 分子结合，并且在 RA 患者中，HLA-DR4 与抗 CCP 抗体阳性具有显著的相关性。具有某一种*PADI* 4 基因亚型的人更易患 RA。以上研究说明，瓜氨酸化蛋白可能在 HLA-DR、PAD 等遗传因素的参与下介导了 RA 的发病。RA 患者关节内存在瓜氨酸化的纤维蛋白原，血清内可以检测到瓜氨酸化的纤维蛋白原抗体，提示瓜氨酸化的纤维蛋白原可能是 RA 的致病抗原之一，抗 SA 抗体针对的靶抗原是瓜氨酸化波形蛋白，波形蛋白存在于胎盘和关节滑膜中，在即将死亡的巨噬细胞中波形蛋白被瓜氨酸化。这些现象均提示瓜氨酸化波形蛋白可能是 RA 的致病抗原之一。目前已有研究的相关抗瓜氨酸化蛋白抗体(ACPA)包括抗角蛋白抗体(AKA)；抗聚角蛋白微丝蛋白抗体(AFA)；抗环瓜氨酸多肽抗体 1 代和 2 代(抗 CCP 抗体 1,2)；抗瓜氨酸化纤维蛋白原抗体(ACF)。

(4)细胞凋亡：RA 滑膜中 T 细胞的积聚可能与渗出、局部增殖及 T 细胞凋亡减低有关。然而，有的研究发现 RA 滑膜有 Fas 介导的细胞凋亡增强的表现。RA 滑膜 T 细胞表达高水平的 Fas 和低水平 bcl-2，但是，对 RA 滑膜液的研究并未发现细胞凋亡增强。一般认为，这种关节内无 T 细胞凋亡增强的情况可能与滑膜内 T 细胞表达 Fas-L 降低有关。

3.内分泌因素

RA 的发病因素除环境影响和体内免疫功能紊乱外，内分泌在发病机制中起重要作用，RA 患者体内可出现雌激素多增高、雄激素多减低、PRL 升高和调节异常、ACTH 降低、皮质醇降低等表现，RA 在女性患者中多见，男女比例为 1∶(2～4)，人们对各种性激素的研究表明，RA 患者性腺和交感肾上腺激素介体的产生和作用异常，说明它们对 RA 的发生、发展有重要作用。

4.随机因素

RA是一种多因素疾病，在易感基因的背景下，由一种或多种环境因素共同而产生，近年来的研究发现随机因素对RA发病的重要作用。主要从3个方面体现其在RA发病中的作用：体细胞遗传突变、后生效应和与生理过程相关的随机变化。

（三）病理

滑膜炎是RA的显著特点之一。主要表现为滑膜的水肿、肥厚和增生，这些变化的轻重依病程而异。滑膜水肿和纤维蛋白原沉积是RA的最早期变化。在RA的慢性阶段，滑膜以增生为主。A型（类巨噬细胞）及B型（类成纤维细胞）滑膜细胞均有增生，但前者尤为明显。RA的滑膜下层可有大量的T细胞（$CD4^+$细胞为主）、B细胞，巨噬细胞及浆细胞浸润。滑膜也可有局灶性类肉芽肿样病变，并有多核巨细胞。

RA滑膜的另一个病理特征是血管翳的形成。在组织学上，血管翳是一种以血管增生，炎性细胞浸润为特征的肉芽组织。研究发现，血管翳和软骨交界处可有血管。随病变进展，血管翳可逐渐覆盖软骨，导致其变性、降解，其早期多为细胞浸润、血管增生；晚期则以纤维化为主。有学者称，血管翳的这种侵入特点为类肿瘤样病变。

（四）临床表现

RA是一种以关节滑膜炎及系统性血管炎为特征的全身性疾病。其临床表现多种多样，发病方式也各不相同。RA的诊断主要依据临床特点，免疫学指标以及影像学检查。

(1)起病方式与病程进展 RA的发病可急可缓，但多数患者为缓慢发病。常见的发病形式及特点如下。①隐匿发病型：超过半数的RA患者呈隐匿性发病。一般历时数月至数年，表现为多发性、对称性外周小关节肿胀、疼痛及僵硬，部分可以少关节或关节外为首发表现。②急性发病型：8%～15%的RA患者属急性发病型，往往在应激、感染等诱因下出现，可伴有发热、淋巴结肿大等全身症状，非对称性关节炎相对较多，诊断该类患者需慎重，需排除败血症等感染性疾病或血管炎等其他结缔组织疾病。③亚急性发病型：介于隐匿和急性之间，该型占RA的15%～20%，其关节受累特点与急性型类似，全身表现相对隐匿起病者较重。

RA的病程一般可分为以下3种类型。①进展型：占患者总数的65%～

70%。急性或慢性起病,病情逐渐进展,没有明显的自发缓解期,需要长期持续治疗;②间歇型:占15%~20%,起病较缓和,通常少数关节受累,可以自行缓解。复发时受累关节数可能增多,病情缓解期往往长于活动期;③长期临床缓解型:占10%左右,表现为较长时间内保持缓解。

(2)关节受累的特点本病以多发性对称性外周关节受累为特征,受累的关节数可以是单关节炎、少关节炎或多关节炎。RA最初受累、最有诊断价值的关节为近端指间关节,掌指关节或腕关节,但是膝、踝和趾关节累及也相当多见。

(3)典型的关节表现。①关节疼痛及触痛:关节的疼痛和触痛是RA的典型关节表现,也是患者就诊的主要原因。严重性与关节炎程度和部位、积液形成速度及积液量有关,当然,患者的情绪状态和先前体验也可能产生一定影响。合并腱鞘炎、腕管综合征或跗管综合征还可以出现关节周围的疼痛和触痛。②关节肿胀:是RA的另一典型关节表现,也是区别关节炎和关节痛的重要区别之一。其主要原因是由于关节腔积液、滑膜增生及组织间水肿而致。在炎症早期以滑膜关节周围组织的水肿及炎性细胞渗出为主,在病变中后期则主要表现为滑膜的增生和肥厚。临床表现为关节周围的囊性感或"面团样"感觉。③晨僵:晨僵是指患者清晨醒后关节部位出现的发僵和发紧感,活动后这种感觉可得到明显改善。晨僵是许多关节炎乃至风湿性多肌痛的表现之一,但是,在RA晨僵最为突出,可持续1小时以上甚至整个上午,而且程度较重。持续1个小时以上的晨僵被认为对RA具有诊断意义,同时也提示病变的活动性。④关节活动受限:早期是由于关节的炎症引起,经过有效的治疗后,症状可以缓解,而晚期则由于关节融合和畸形引起。⑤关节畸形:本病早期未得到及时而合理治疗的患者大多数最终会发展为关节破坏和畸形。由于关节软骨破坏,关节周围支持性肌肉的萎缩及韧带牵拉的综合作用可引起关节半脱位或脱位,导致关节畸形。最常见于近端指间关节,掌指关节及腕关节,肘及足关节亦可出现畸形性改变。临床上常见的关节畸形有手指的"纽扣花"样畸形、"天鹅颈"样畸形、足趾外翻畸形、掌指关节尺偏伴脱位及膝外翻畸形等。⑥骨质疏松:RA患者的骨质疏松相当常见,包括病变关节端骨质疏松和全身性骨质疏松,而且随病程延长发生率上升。研究发现,在非激素治疗的RA者,骨量减低普遍存在。RA患者的脊柱及股骨骨量减低主要与活动减少及体重增加有关,而小剂量激素的影响甚微。

(4)关节外病变。①类风湿结节:类风湿结节见于5%~15%的RA患者,是RA最具特征性的皮肤表现,其发生于类风湿因子(RF)的滴度相关,多在活动性RA的晚期出现,也可出现在关节病变前。类风湿结节多发于尺骨鹰嘴下方、膝关节及跟腱附近等易受摩擦的骨突起部位，直径在数毫米至数厘米的硬性结节，多紧贴骨面，不易活动，一般无疼痛或触痛。类风湿结节也可发生于肺部、胸膜、心脏等组织。②血管炎：血管炎是重症 RA 的表现之一，发生率低于 1%，多见于高滴度的 RF 阳性、低补体血症、冷球蛋白血症以及血清中含有大量免疫复合物者。皮肤表现是血管炎关节外表现，包括下肢皮肤溃疡、瘀点或紫癜、指(趾)端坏疽或梗死。有脏器受累的本病患者，可导致内脏血管栓塞，甚至危及生命。③胸膜和肺包括以下几个方面。a.肺间质病变是 RA 最常见也是最严重的肺部病变，也是引起 RA 患者死亡的主要原因之一。RA 相关性间质性肺炎发病年龄多在 50～60 岁，男性多于女性，其危险因素为 RA 病情活动和大量吸烟史，通常起病隐匿，表现为活动后气短、干咳、发热和胸痛，也可急性起病。早期是以纤维渗出为特征，后期肺泡进行性重构和间质纤维化，直至不可逆的"蜂窝肺"。高分辨率 CT 对间质性肺炎具有极大的诊断帮助，肺功能测定是一项敏感的方法，主要表现为肺弥散功能下降。b.RA 的胸膜病变很常见，发生率为 38%～73%，男性多见，常见于 RA 活动期。此种胸膜炎多无疼痛等症状，一般胸腔积液为少量，偶有中量或大量积液者，胸腔积液的性质为渗出性。c.肺类风湿结节见于 5%～10%的患者，可在病程的任何阶段出现，是 RA 唯一特异的肺部表现，多见于中年男性。胸片上结节阴影直径为 0.3～5.0 cm，以肺上野受累为主，一般为多发，偶见单发者。肺内类风湿结节多见于重症 RA，或伴有皮下结节及 RF 阳性者，其消长与 RA 的活动性一致。需注意与肺内肿瘤、结节病、韦格纳肉芽肿及结核病鉴别。d.其他肺部表现有 Caplan 综合征和肺动脉高压。前者是矽肺患者合并 RA 时易出现大量肺结节。肺动脉高压一部分由肺内动脉病变所致，另一部分由肺间质病变引起。④肾：RA 患者的肾损害见于两方面原因，与 RA 相关的原发性肾损害和与药物等有关的继发性肾损害。前者较少发生，而后者则相当常见。RA 相关的原发性肾损害主要有肾内小血管炎、膜性肾病、肾小球肾炎和肾淀粉样变。导致继发性肾损害最常见的药物是非甾体抗炎药。⑤血液系统：活动性 RA 患者常有持续性、进行性贫血，多为正细胞正色素性贫血。贫血也可因服用非甾体抗炎药而造成胃肠道长期少量出血所致。RA 活动期血小板增高，白细胞及分类多数正常。Felty 综合征是指 RA 患者伴有脾大、中性粒细胞减少，有时可伴有贫血、血小板减少和血管炎的表现。⑥神经系统：较为少见，RA 患者的神经病变多因免疫复合物和补体等致炎因子引起的血管炎或神经末梢变性及脱髓鞘而致，可累及中枢和周围神经系统。⑦淋巴结病：30%的 RA 患者可有淋巴结肿大，患者多同时伴有活动性关节病变及血清 RF 阳性和红细胞沉降率增快，在男性相对多见。临床上，表浅及深部淋巴结均可受累。淋巴滤泡散在均匀性增生是RA的特点，该特征有助于同淋巴瘤的鉴别。⑧其他关节外表现：RA患者可出现眼部受累，主要包括巩膜炎、角膜炎及继发性干燥综合征。虹膜炎也可见于RA，但是在RA的发生率是否高于正常人群尚无定论。

（五）影像学检查

1.X线检查

RA患者由于关节滑膜炎症引起软骨，甚至软骨下骨破坏，故可出现相应的X线征象，对本病的诊断有重要意义。早期X线表现为关节周围软组织肿胀及关节附近骨质疏松；随病情进展可出现关节面破坏、关节间隙狭窄、关节融合或脱位。

2.CT检查

CT检查的优点是对关节间隙的分辨能力优于MRI。CT对软组织的分辨能力虽不如MRI，但远高于常规X线片。因此，对需要分辨关节间隙、椎间盘、椎管及椎间孔的RA患者可选用CT检查。

3.MRI检查

在显示关节病变方面优于X线检查，近年已越来越多地应用到RA的诊断中。MRI可以显示关节炎性反应初期出现的滑膜增厚、骨髓水肿和关节面的骨侵蚀，有益于RA的早期诊断。

4.超声检查

超声检查已广泛应用于肌肉骨骼系统，能做出及时、迅速、整体、动态的评估。可显示关节软骨、骨皮质的病变及关节腔积液、滑膜炎症的情况。因超声具有无创性及其价格的优势，不仅在诊断方面，还在活动度的评估以及随访中都能方便的应用，在引导关节液穿刺中也能起到很大的帮助。

（六）诊断和鉴别诊断

1.诊断

RA的诊断主要依靠患者的临床表现、实验室检查及影像学检查。按1987年美国风湿性疾病学会（ACR）的分类标准（表4-3），对典型病例诊断并不困难，但对早期RA及不典型病例易产生误诊和漏诊。所以ACR和欧洲风湿性疾病联盟（EULAR）提出了新的RA分类标准和评分系统（表4-4），标准提出：至少1个关节肿痛，并有滑膜炎的证据（临床或超声或MRI）；同时排除了其他疾病引起的关节炎，并有典型的常规放射学RA骨破坏的改变，可诊断为RA。另外，该标准对关节受累情况、血清学标准、滑膜炎持续时间和急性时相反应物 4 个部分进行评分，总分达 6 分以上也可诊断 RA。

表 4-3　ACRRA 分类标准

项目	说明
晨僵	关节内或关节周围，晨僵持续至少 1 小时，持续至少 6 周
3 个或 3 个以上关节炎	14 个关节区中至少有 3 个同时出现肿胀或积液，持续至少 6 周。这 14 个关节区是：双侧近端指间关节、掌指关节、腕关节以及肘、膝、踝和跖趾关节
手关节炎	近端指间关节、掌指关节、腕关节至少 1 处关节肿胀，持续至少 6 周
对称性关节炎	身体双侧相同关节区同时受累（近端指间关节和掌指关节受累时可不完全对称）
类风湿结节	关节周围或骨突出部位的皮下结节
类风湿因子	阳性
影像学改变	手及腕部前后位摄片有骨质侵蚀或骨质疏松

注：以上 7 项满足 4 项者或 4 项以上并排除其他关节炎可诊断 RA。

表 4-4　ACR/EULAR RA 分类标准和评分系统

关节受累情况	受累关节数	得分（0～5 分）
中大关节	1	0
	2～10	1
小关节	1～3	2
	4～10	3
	＞10（至少 1 个为小关节）	5
血清学		得分（0～3 分）
RF 或抗 CCP 抗体均阴性		0
RF 或抗 CCP 抗体至少 1 项低滴度阳性		2
RF 或抗 CCP 抗体至少 1 项高滴度（＞正常上限 3 倍）阳性		3
滑膜炎持续时间		得分（0～1 分）
＜6 周		0
＞6 周		1
急性时相反应物		得分（0～1 分）
CRP 或 ESR 均正常		0
CRP 或 ESR 增高		1

2.鉴别诊断

RA 需与以下疾病进行鉴别。①强直性脊柱炎：强直性脊柱炎多见于青壮年男性、以非对称性的下肢大关节炎为主，较少累及手关节。骶髂关节炎具典型的X线改变。有家族史，90%以上患者HLA-B27阳性。血清RF常为阴性。②银屑病关节炎：本病多发于皮肤银屑病变之后，其中30%～50%的患者表现为对称性多关节炎，与RA极为相似。其不同点为本病累及远端指间关节更明显，且表现为该关节的附着端炎和手指炎。同时可有骶髂关节炎和脊柱炎，血清RF常为阴性，约半数HLA-B27阳性。③骨关节炎：本病多见于50岁以上者，是一种关节软骨进行性破坏，可伴有关节肿痛和活动受限，需与不典型的RA鉴别。关节痛不如RA明显，且以运动后痛、休息后缓解为特点。累及负重关节如膝、髋为主，手指则以远端指间关节出现骨性增生和结节为特点。红细胞沉降率增快多不明显，RF和抗CCP抗体多为阴性。④系统性红斑狼疮：有部分患者因手指关节肿痛为首发症状而被误诊为RA。然而本病的关节病变较类风湿的关节炎症为轻，且关节外的系统性症状如蝶形红斑、脱发、蛋白尿等较突出。血清抗核抗体，抗双链DNA抗体多阳性，补体降低则在早期就出现。但需注意少数RA可与系统性红斑狼疮重叠。⑤其他病因的关节炎：风湿热的关节炎，肠道感染后或结核感染后反应性关节炎，均各有其原发病特点。如风湿热多见于青少年，其关节炎的特点为四肢大关节游走性肿痛，很少出现关节畸形。关节外症状包括有明确链球菌感染史，发热、心肌炎、皮下结节、环形红斑等。血清抗链球菌溶血素O滴度升高等。

二、检验诊断

RA的诊断主要依靠患者的临床表现，X线和自身抗体检查对疾病的诊断有很好的参考价值。特别是类风湿因子、抗CCP抗体、抗角蛋白抗体和抗Sa抗体等自身抗体对RA的诊断特异性和敏感性均较高，有助于RA的早期诊断。

(一)主要检验项目

1.类风湿因子

(1)类风湿因子(RF)是RA患者重要的检验指标，但该指标特异性不强，在许多结缔组织病及非结缔组织病也可出现低滴度阳性，正常人群也可出现低阳性率，且随年龄增大而阳性率增加。

(2)RA的RF效价往往都很高，常在1∶80以上，阳性率达70%～80%。效价的高低与疾病严重程度并不呈比例关系，但高效价往往说明病情处于活动期。RF是RA的诊断标准之一，但阴性并不能排除RA，必需结合临床综合考虑。

(3)IgG类的RF与RA患者的滑膜炎、血管炎和关节外症状有关，IgA类的

RF 是 RA 患者临床活动性的指标，亦见于硬皮病、Felty 综合征和系统性红斑狼疮。

2.抗环瓜氨酸抗体

(1)抗环瓜氨酸抗体(抗 CCP 抗体)是一种对 RA 有较高特异性的新诊断指标，其阳性预测值高，有利于 RA 的早期诊断。同时，联合其他 RA 的血清标志物如抗 Sa 抗体，RF 等，可提高诊断的灵敏度和特异性。

(2)抗 CCP 抗体阳性与 RA 的进展存在一定的关系，阳性者 RA 的进展率显著高于阴性者，但关节外表现与抗 CCP 抗体的阳性与否无关。最近研究发现，抗 CCP 抗体阳性的 RA 患者骨破坏较抗体阴性者严重，因此抗 CCP 抗体与 RA 的骨侵蚀可能有一定的关系。有学者认为，RA 患者就诊时检测抗 CCP 抗体可预测 2 年后是否发生骨侵蚀。

3.抗 Sa 抗体

抗 Sa 抗体在 RA 中诊断敏感性约为 44%，特异性约为 89%，它可在疾病的早期检出，且其滴度随疾病活动性变化而消长。因此，该抗体可用于 RA 早期诊断外，还可以作为 RA 活动的监测指标。

4.抗异质性胞核核糖核蛋白(RA33)抗体

约 30%的 RA 患者有抗 RA33/36 抗体。最初报道该抗体对 RA 诊断具高度特异性，但以后发现系统性红斑狼疮亦可阳性。RA33/36 可以出现在疾病的起病阶段，所以有早期诊断价值。

5.抗核周因子抗体

约 50%的 RA 患者抗核周因子(APF)抗体阳性，在类风湿因子阴性的 RA 患者中仍有较高阳性率，故对 RA 的辅助诊断有一定价值。APF 对 RA 的诊断特异性随抗体滴度升高而增加。APF 可以在 RA 发病前出现，所以有早期诊断价值。

6.抗角蛋白抗体

抗角化上皮抗体 IgM 型抗体阳性对 RA 诊断无特异性，但 IgG 型抗体特异性很高，30%～60%的 RA 患者可阳性，特异性达 95%～100%。另外，约有 30%的类风湿因子阴性的 RA 患者抗角蛋白抗体(AKA)阳性，故该抗体有助于 RA 的诊断。有文献报道，AKA 可以在 RA 发病以前若干年出现，所以有早期诊断价值。

7.抗 RA 相关核抗原抗体

抗 RA 相关核抗原(RANA)抗体的抗原是受 EB 病毒诱导与 RA 发病有关

的一种酸性可溶性蛋白。抗 RANA 抗体在 RA 患者中的阳性率(62%~95%)显著高于其他风湿性疾病及正常人，也高于其他与 EB 病毒感染有关的疾病(如鼻咽癌)，抗 RANA 抗体阳性的患者多有关节损害，对诊断类风湿关节炎和伴有干燥综合征的患者有参考意义。抗 RANA 抗体在 RF 阴性的 RA 患者中有 38.5%的阳性率。近年发现其他结缔组织病和正常人检出率也较高，故对其特异性有待深入研究。

8.关节腔穿刺液

(1)常规检查：为不透明草黄色渗出液，中性粒细胞计数升高。在急性 RA 时，白细胞数可达 $20\times10^9/L$，疾病活动可见细胞质中含有类风湿因子和 IgG 补体复合物形成的包涵体吞噬细胞，称类风湿细胞。

(2)细菌培养：RA 时，关节腔液培养无细菌生长。此指标可用于与化脓性关节炎相鉴别。

(二)相关检验项目

1.血常规

(1)RA 患者可有轻至中度贫血。80%病例可有正色素性(或轻度低色素性)正细胞性贫血，为所有其他慢性疾病的典型变化。血红蛋白一般>100 g/L，极少数患者可低于 80 g/L。如果血红蛋白低于 10 g/L，则应查找过度缺铁或贫血的其他原因。贫血与疾病的活动相关。

(2)RA 患者血小板可升高，且血小板增多与疾病的活动相关。Felty 综合征时血小板往往降低，同时有贫血及白细胞减少。

(3)RA 白细胞计数及分类多正常。1%~2%的患者中性粒细胞减少，常伴脾大(Felty 综合征)。白细胞数大多正常，在活动期可略有增高，偶见嗜酸性粒细胞增多。嗜酸性粒细胞增多是 RA 伴严重全身性并发症的征象。

2.红细胞沉降率

红细胞沉降率是观察滑膜炎症活动性和严重性的指标，但是本身无特异性。80%左右的 RA 患者，在活动期红细胞沉降率增快，病情恢复时，红细胞沉降率可以下降，因此，红细胞沉降率可作为 RA 活动性的实验室指标之一，但需排除感染等其他引起红细胞沉降率升高的原因。此外，部分 RA 患者，在关节疼痛、肿胀及晨僵等症状和体征改善时，而红细胞沉降率仍不降，并一直持续在较高水平。这种现象可能与各个患者不同的临床情况、不同的并发症及不同的药物治疗等因素有关，因此不能简单认为红细胞沉降率增快的 RA 患者，病情一定处于活动期，或红细胞沉降率正常的患者绝对没有病情活动。

3.CRP

CRP是炎症过程中出现的急性时相蛋白。国内外的研究均证明CRP是反映RA病情的很好指标。CRP与病情活动指数、晨僵时间、握力、关节疼痛及肿胀指数等水平密切相关。患者病情缓解时，CRP下降，反之上升，但是，需排除患者有无合并感染等情况。

4.血清免疫球蛋白

RA患者可出现免疫球蛋白多克隆性增高，即IgG、IgM、IgA均增高。蛋白电泳或采用免疫比浊法定量检测免疫球蛋白均显示IgG、IgA及IgM增多。

5.补体

RA患者补体大多正常。在急性期和活动期，患者血清补体可升高，但伴有明显的血管炎患者C3可降低。

6.血清铁和总铁结合率

RA患者血清铁和总铁结合率常减低。

7.抗核抗体

抗核抗体在RA的阳性率为约10%～20%。ANA还可见于其他多种风湿免疫性疾病及一些慢性活动性肝炎等患者血清中。

8.抗Ⅱ型胶原抗体

Ⅱ型胶原是关节软骨的主要成分，目前抗Ⅱ型胶原抗体对RA的敏感性和特异性尚有争议。多数研究显示，30%～42%的RA患者血清及滑液均可测出抗Ⅱ型胶原抗体，抗Ⅱ型胶原抗体可能在诱发RA的发生及病变演变中发挥了作用。因此，抗Ⅱ型胶原抗体不仅有助于RA的诊断，而且，对研究RA的发病机制及治疗很有意义。

9.抗钙蛋白酶抑素抗体

抗钙蛋白酶抑素抗体是钙激活的中性蛋白酶内源性抑制物，有IgG、IgM和IgA3种类型，对RA诊断无特殊意义，多用于对其发病机制的研究。

10.抗心磷脂抗体

RA患者血清中抗心磷脂抗体(ACA)阳性率可达20%～25%。

11.基质金属蛋白酶

基质金属蛋白酶(MMPs)是一类含锌原子的蛋白酶，在RA发病中起重要的作用。金属蛋白酶的特征之一是引起细胞外基质降解及最终导致软骨、韧带及骨的破坏。迄今发现的基质金属蛋白酶已达到20余种。RA患者血清中MMPs水平显著增高，并且与关节指征密切相关，故可作为RA患者滑膜损害和预后的指标。因此,对 MMPs 的研究有利于 RA 的早期诊断和活动性监测。

12.血管内皮生长因子

炎性细胞关节浸润和血管翳形成是 RA 病理改变的重要组成部分。研究发现,血管内皮生长因子(VEGF)在 RA 滑膜血管翳的形成过程中起关键作用,它直接促进滑膜组织新血管形成,增强血管通透性,不同病期 RA 患者血清及关节滑液中 VEGF 水平可直接反映疾病的活动程度。

13.尿激酶型纤溶酶原激活物及其受体

尿激酶型纤溶酶原激活物(uPA)是一种丝氨酸蛋白酶,它不仅激活纤溶酶原、基质金属蛋白酶的活性,而且能直接降解细胞外基质和基底膜。在 RA 滑膜组织中其表达水平明显高于骨关节炎,其中 RA 滑膜衬里细胞呈明显的强阳性表达。滑膜组织中 uPA 与其受体的表达具有良好的协同性,其可增强滑膜细胞对软骨的破坏。RA 滑液和血浆中 uPA 及其受体的表达水平可作为反映患者病情活动的有效指标。

(三)应用建议

(1)目前,类风湿因子、抗 CCP 抗体是大多实验室用于诊断 RA 的主要指标,而 AKA、APF 等项目由于检测方法不够成熟,仅在个别实验室开展。

(2)用于 RA 治疗过程中疗效观察的主要指标有血常规、红细胞沉降率及 CRP 等,经有效治疗后,RF 滴度也可下降或转阴性。另外由于 RA 的治疗药物如非甾体抗炎药和慢作用抗风湿药常会引起肝、肾损伤和骨髓抑制,因此还应定期检查肝功能、血常规和尿常规。

第三节　强直性脊柱炎

一、疾病概述

强直性脊柱炎(AS)是以骶髂关节和脊柱慢性炎症为主,也可累及内脏及其他组织的慢性炎症性疾病。其特征病理变化为骶髂关节炎和肌腱端炎。常见的症状为腰背部疼痛或僵硬,活动后可以缓解。晚期可发生脊柱强直、畸形以致严重功能受损。本病多见于青壮年男性,有明显家族聚集性,和 HLA-B27 强相关,但病因尚不清楚。

(一)病因和发病机制

AS的确切病因还尚不是清楚,但目前认为其发病机制与遗传、细菌感染、免疫、环境等因素有关。一般认为和HLA-B27有直接关系,但B位点上某些等位基因可能也起作用。

1.遗传因素

在AS的发病中遗传因素具有十分重要的作用。AS与HLA-B27相关性最强。据流行病学调查,AS患者HLA-B27阳性率高达90%,而普通人群HLA-B27阳性率仅为4%～9%。HLA-B27阳性者AS发病率为10%～20%,而普通人群发病率为1‰～2‰,相差约100倍。AS在一个种族群的发病率与HLA-B27的表达相平行。最近关于AS的家系和孪生研究显示在患AS孪生子中,单孪生子AS患病一致率为63%,而双孪生子为12.5%。根据这些数据估算,遗传因素在AS的病因中约占90%,这个数值高于类风湿关节炎和系统性红斑狼疮。故HLA-B27在AS的发病中是一个重要因素。

HLA-B27在AS致病机制中几种假说。第一种假说为免疫应答基因假说,认为免疫应答基因就是强直性脊柱炎的发病基因。第二种假说为致关节炎多肽假说,认为此肽只存在于关节组织中,特异性地由HLA-B27分子呈递,正常情况下呈低水平,不能激发免疫应答。当带有某些具有结构同源性蛋白的病毒或细菌感染时,则可致敏耐受的T细胞,引起自身免疫损伤。第三种假说为T细胞抗原受体学说,发病取决于T细胞受体接纳HLA-多肽复合物,而引起脊柱关节病的T细胞受限于某种HLA分子即B27。第四种假说为分子模拟学说,即微生物产生的多肽,免疫学上与HLA-B27相似,此多肽被视为异物引起剧烈免疫反应,但同时与自身组织交叉反应引起发病。

HLA-B27阳性与AS并非绝对相关,因HLA-B27阴性者也可发生AS,而AS患者检测HLA-B27也可为阴性。这提示除遗传因子HLA-B27外,还有其他因素参与AS的发病。

2.感染因素

近年来研究提示,AS的发病率可能与感染有关。Ebringer等发现AS患者大便中肺炎克雷伯杆菌检出率为79%,而在其他对照组不足30%,且细菌的检出率与AS的病情活动呈正相关。还有关于AS患者血清中抗肺炎克雷伯杆菌的IgA抗体和脂多糖的IgA抗体水平升高的报道,而抗肺炎克雷伯杆菌抗体与AS患者的肠道损害是密切相关的。实验表明,肠道肺炎克雷伯杆菌感染与AS发病密切相关,推测肺炎克雷伯杆菌可能通过分子模拟机制诱发了针对HLA-B27

和 HLA-B27 相关结构的自身免疫反应,并由此导致发生 AS。

其他与关节炎之间相关的微生物有衣原体、沙门菌、志贺菌、耶尔森菌和弯曲菌,很多 AS 患者的血清中持续存在着高滴度的诱发微生物的某种免疫球蛋白或其亚型,这说明感染原或其成分是持续存在的,沙门菌、耶尔森菌等肠病性的细菌很可能就潜伏在肠道黏膜内。到目前为止,尚未发现在肌腱端炎症部位检测到微生物或它们的抗原的报道。

3.免疫因素

有学者发现,60%AS 患者血清补体增高,血清中 C4 和 IgA 水平显著增高,血清中有循环免疫复合物(CIC),以上现象均提示免疫机制参与本病的发生。尽管已有大量的研究,但对该类疾病的免疫学机制仍未研究清楚。该类疾病是从抗原递呈细胞表面的 HLA-B27 分子将处理的多肽递呈给免疫活性 T 细胞后开始的。研究的关键是要了解 T 细胞与 HLA-B27 之间的相互关系。而所谓的“致关节炎多肽假说”是指外源性抗原或持续存在的细菌激活了自身反应性T 细胞而引起了脊柱关节病,这提示来源于细菌的或自身的抗原多肽首先是以一种限制性的 HLA-B27 形式呈递给效应器 $CD8^+$ 的 T 细胞。不过持续的细菌抗原引起的 T 细胞反应并不能完全解释所有 AS 的病因。B27 在所有的有核细胞中均表达,病变仅累及某些部位可能是由于关节/肌腱端部位的特殊结构抗原和免疫反应开始时感染的细菌存在着交叉免疫,从而导致局部自身免疫。

最近发现,Th17 细胞在 AS 的发病过程中起重要的作用,其高度表达IL-17,同时也产生 IL-6 和 TNF-α,引起炎性细胞的浸润和组织的损害。同时发现 IL-23 作为一种由树突细胞等分泌的促炎性细胞因子,对 Th17 细胞分化、维持其功能有重要的作用,说明 IL-23/Th17/IL-17 炎症轴可能是强直性脊柱炎发病机制中的一个重要组成部分。

4.其他因素

除感染外,某些环境因素或创伤、内分泌和代谢障碍等也被认为可能是发病因素。目前本病病因仍未明了,没有一种学说能完美解释 AS 的全部表现,很可能在遗传因素的基础上受环境因素(包括感染)等多方面的影响而致病。

(二)临床表现

本病多发生于 10～40 岁,以 20～30 岁为高峰。16 岁以前发病者称为幼年型 AS,45～50 岁以后发病者称晚起 AS,临床表现常不典型。本病以男性多见,一般男女比例为(2.5～5)∶1。

1.症状

症状大多缓慢而隐匿早期可有食欲缺乏、低热、乏力、消瘦和贫血等症状。

(1)骨骼关节表现可分为以下几个方面。①下腰部疼痛和晨僵:隐匿起病的慢性下腰部疼痛是本病最常见的症状,发生率高达80%。这种疼痛起初是感觉在臀部或骶髂区深部慢性的钝痛,难以定位,有时可放射至髂嵴、大转子或大腿后侧。下腰痛可因咳嗽、打喷嚏或其他牵扯腰背的动作而加重。疼痛开始可为单侧、间断性,数月后就慢慢进展变成双侧、持续性。这种腰部疼痛经常会伴有后背部僵硬,后者是AS第二个常见的早期表现。下腰部疼痛伴晨僵的表现以下半夜醒来、晨起及久坐后起立时尤为明显,持续时间可长达3小时,可以在冲热水澡,运动后得到缓解,它是疾病活动的指标之一。随着病变的进展,腰痛逐渐向上发展,相继出现上腰部、胸部和颈部的疼痛。②外周关节炎:以此首发症状者占43%,高达75%的患者在病程中出现外周关节炎症状。受累关节以下肢大关节如髋、膝、踝关节居多,常为非对称性,肩、肘关节也可受累,较少累及手、足小关节。一般不会出现关节骨质破坏。精确测量这些关节的运动范围非常重要,因为1/3的患者要到疾病的某个阶段才出现这种情况。在儿童或青少年起病的患者,髋关节受累更常见,其发生率为17%~36%,常为双侧隐袭起病,髋关节破坏和强直是AS致残的主要原因。③肌腱端炎:关节外或关节附近骨骼疼痛和触痛是本病早期的特点,也可以是部分患者的主要表现,这是由于肌腱附着点炎症(在肌腱插入骨骼处的炎症反应)引起。最常发生肌腱端炎的部位有:胸肋关节、脊柱棘突、肩胛、髂骨翼、股骨大转子、坐骨结节、胫骨粗隆、足跟或足底。胸椎受累,包括肋脊关节、横突关节、胸肋区和胸骨柄胸骨软骨关节的肌腱端炎可引起胸痛,并在咳嗽或打喷嚏时加重。部分患者可出现颈椎发僵、疼痛和棘突压痛。④脊柱强直:因肋脊和横突关节受累引起扩胸或呼吸受限,呼吸渐变成主要由膈肌运动维持,但很少出现肺通气功能受限。随着病变的发展,整个脊柱日益僵硬,逐渐出现腰椎变平、胸椎过度后突、颈部活动受到限制,且进行性加重,被迫俯屈。

(2)骨关节外的表现为以下几个方面。①眼炎:AS最常见的关节外表现是急性前葡萄膜炎或急性虹膜睫状体炎,在疾病的过程中25%~30%的患者会出现。典型为单侧急性发作,也可以为双眼轮流发作,主要症状包括眼痛、畏光、流泪和视物模糊。一次葡萄膜炎发作如果得到及时治疗常在4~8周后缓解,反复发作或治疗不及时可导致青光眼,并遗留视力障碍。在HLA-B27阳性患者急性前葡萄膜炎发生率更高。②心血管受累:心血管受累少见,病变主要包括升主动脉炎、主动脉瓣关闭不全、心脏传导障碍，近年来左室舒张功能异常受到重视。在大多情况下主动脉炎会发生在 AS 其他症状出现之后。AS 心脏受累的危险性随着年龄增高、病情延长和外周关节炎的出现而增加。③肺部病变：是少见的晚期关节外表现，以缓慢进展的肺上叶囊性纤维化为特点，平均在 AS 发病 15～20 年后出现。X 线检查见索条状或斑片状模糊影，逐渐出现囊性变。患者可出现咳嗽、呼吸困难，偶尔有咯血。胸廓连结的炎症性过程，胸壁的僵直和运动的限制，导致限制性通气功能障碍如肺活量下降和残气量增加。④神经系统病变：最常与脊柱骨折、脱位或马尾综合征导致神经受压相关。骨折常发生在颈椎，$C_{5\sim7}$ 水平是最常受累的部位，如果引起四肢瘫痪则病死率很高。马尾综合征在 AS 少见，但晚期患者可以出现明显症状，包括逐渐起病的大小便失禁、骶部疼痛、鞍区感觉异常等。⑤肾受累：AS 肾损害较少见，主要有 IgA 肾病和肾淀粉变。并发 IgA 肾病的患者可出现镜下血尿、蛋白尿、血清 IgA 水平升高和肾功能损害。淀粉样变性肾病（继发型）是罕见的并发症。非甾体抗炎药也可以引起肾损害。⑥骨质疏松症：早期 AS 就可见骨质疏松症，以腰椎和胸椎骨质疏松多见，且与疾病活动性相关。严重者脊柱压缩性骨折的发生率明显上升。疾病的早期和晚期，骨密度和骨折风险均需被评价。

2.体征

常见的体征为骶髂关节处压痛，脊柱前屈、后伸、侧弯和转动受限，胸廓活动度减低，枕墙距增大等。

(1)脊柱活动度检查有以下几个方面。①Schober 试验：患者直立，在背部正中线髂嵴水平作一标记为零，向下做 5 cm 标记，向上做 10 cm 标记。令患者尽量以最大程度向前下方向弯腰（保持双腿直立），测量上下两个标记间距离，增加少于 4 cm 者为阳性。改良 Schober 试验时，检查时患者直立，在背部正中髂后嵴水平做标记，向上 10 cm 再做另一标记，然后令患者在保持双膝伸直的状态下尽量向前下方弯腰，测量两个标记间的距离变化增加达到 5～10 cm 为正常，小于 4 cm 则提示腰椎活动度降低。②胸廓活动度检查：患者直立，用刻度软尺测其第 4 肋间隙水平（女性乳房下缘）深呼气与深吸气之胸围差，正常为 5 cm 以上，小于 2.5 cm 则提示胸廓活动度下降。③枕墙距检查：令患者靠墙直立，双腿伸直，双足跟、臀部和背部贴墙，收颌，眼平视，测量枕骨结节与墙之间的水平距离。正常枕骨结节可触及墙壁，枕部触不到墙为异常。④指地距检查：患者在保持双膝伸直的状态下尽量向下弯腰，伸臂，测量指尖与地面间的距离。通过测量可以了解总的适应性和髋部状态。

(2)附着点炎检查:由于韧带、肌腱与骨接触点炎症,可以发现坐骨结节、股骨大转子、脊柱棘突、肋胸关节,以及髂嵴、跟腱、胫骨粗隆和耻骨联合等部位触痛,如跟腱和跖底筋膜炎可有局部明显触痛,甚至肿胀。腊肠样指(趾)累及的指(趾)局部可呈明显红肿发亮并且有触痛。附着点有触痛提示病情活动。

(3)骶髂关节检查:常用"4"字试验。检查方法:患者仰卧位,一腿伸直,另一腿屈曲置直腿上(双腿呈"4"字状)。检查者一手压直腿侧髂嵴,另一手握屈腿膝上搬、下压。如骶髂部出现疼痛,提示屈腿侧存在骶髂关节病变。

(三)影像学检查

AS的特征性放射学改变主要见于中轴关节,尤其是骶髂关节。放射学骶髂关节炎是诊断的关键,因此提高其敏感性和可靠性均甚重要。

1.常规X线检查

骶髂关节炎的病变程度按X线检查结果通常分为5级:0级为正常;Ⅰ级为可疑异常,有骨质硫松,关节间隙增宽,关节面模糊;Ⅱ级为轻度异常,微小的关节面破坏,关节边缘模糊、硬化及囊性变,但关节间隙无变化;Ⅲ级为明显异常,关节破坏与重建的表现,关节间隙明显变窄,边缘模糊,明确的囊性变,关节面仍硬化,密度增高;Ⅳ级以硬化为主,关节间隙消失,关节融合或强直。在脊柱方面可见椎体方形变,椎小关节模糊,椎旁韧带钙化以及骨桥形成,晚期广泛而严重的骨化性骨桥表现称为"竹节样脊柱"。

2.骶髂关节CT检查

CT分辨率高,层面无干扰,能发现骶髂关节轻微的变化,有利于早期诊断,对常规X线片难以确诊的病例,有利于明确诊断。

3.骶髂关节MRI检查

对于没有X线变化的中轴型血清阴性脊柱关节炎,或称为放射学阴性中轴型脊柱关节炎的患者,需要通过MRI来发现和诊断。骶髂关节活动性炎症表现为:①骨髓水肿/骨炎;②滑膜炎;③附着点炎;④滑囊炎。结构破坏性损伤(慢性病变)可以表现为:①软骨下硬化;②骨侵蚀;③脂肪沉积;④骨桥/强直。目前,软骨下骨髓水肿/骨炎被视为定义脊柱关节炎相关MRI骶髂关节炎的关键。故通过MRI能更早的发现患者。

(四)诊断和鉴别诊断

1.诊断

近年来的AS诊断有不同标准,但现主要使用1984年修订的纽约标准。对一些不符合上述标准患者，可参考有关脊柱关节病的诊断分类标准，主要是2009年的AS诊断标准。

(1)临床标准：①腰痛、晨僵3个月以上，活动改善，休息无改善；②腰椎额状面和矢状面活动受限；③胸廓活动度低于相应年龄、性别正常人。

(2)放射学标准(骶髂关节炎分级同纽约标准)：双侧≥Ⅱ级或单侧Ⅲ～Ⅳ级骶髂关节

(3)分级。①肯定AS：符合放射学标准和1项(及以上)临床标准者。②可能AS：符合3项临床标准或者符合放射学标准而不伴任何临床标准者。

2.鉴别诊断

慢性腰痛、僵硬、不适是十分常见的临床症状，各个年龄均可发生，多种原因如外伤、脊柱侧弯、骨折、感染、骨质疏松、肿瘤等，皆可以引起，应注意鉴别。主要应与以下疾病进行鉴别。

(1)椎间盘突出：椎间盘突出或膨出是引起腰背痛的常见原因之一，该病为急性发病，多只限于脊柱，腰部疼痛活动后加重，休息后缓解。站立时常有侧曲，触诊在脊柱骨突有1～2个触痛扳机点，臀部坐骨神经压痛、直腿抬高试验阳性。ESR或CRP正常，腰部X线椎间隙狭窄或前窄后宽或前宽后窄，椎体缘后上或下角有唇样增生或有游离小骨块，无疲劳感、消瘦、发热等全身表现。它和AS的主要区别可通过CT、MRI或椎管造影检查得到确诊。

(2)类风湿关节炎：主要以女性多见，关节炎常对称性分布，累及小关节为主，可有骨质破坏，较少累及骶髂关节，实验室检查类风湿因子常阳性。

(3)机械性腰痛：青壮年从事各种体力劳动或体育活动的机会较多，腰外伤也较常见。由于AS发病隐匿，早期患者常不自觉或易忽视，如有外伤史，患者以及医师均易误将AS认为机械性损伤而贻误治疗。炎症性腰痛表现为运动后好转和休息时加重的特点，而机械性腰痛却相反，这两点最具有鉴别价值，当然病史也相当重要；另外，一般组织损伤在6周内修复，如症状持续6周以上或迁延不愈，应考虑炎症性腰痛。

(4)弥漫性特发性骨肥厚(DISH)综合征：该病发病多见于老年人，一般只累及胸腰段以上的脊柱，以前纵韧带肌腱、韧带附着处骨的层状骨肥厚为特征，而骶髂关节、椎间隙及椎小关节多正常。在X线表现上很容易和晚期AS相混淆。

二、检验诊断

AS的实验室检查无特异性或标记性指标，临床症状和放射学的骶髂关节炎是诊断关键。对于临床症状不明显者，实验室检查可作为参考项目，特别是HLA-B27阳性与AS有很强的关联性，红细胞沉降率及CRP等指标主要用于病情活动性的判定和疗效评估。

（一）主要检验项目

1.HLA-B27

HLA-B27等位基因与血清阴性脊柱关节病有高度相关性，在有肌肉关节症状的患者的诊断中有很重要作用。已证实AS的发病和HLA-B27密切相关，并有家族发病倾向。而AS由于其症状与许多疾病相似而难以确诊，因此HLA-B27的检测在病情诊断中有重要意义。正常人群的HLA-B27阳性率因种族和地区的不同差异很大，在我国超过90%的AS患者HLA-B27抗原表达为阳性，正常人群的阳性率为6%～8%。大约80%的HLA-B27阳性者并不发生AS，大约10%的AS患者为HLA-B27阴性。有资料研究显示，HLA-B27阳性者，或有AS家族史者，患AS的可能性和危险性明显增加。因此HLA-B27检查对疾病诊断有参考价值，尤其对临床高度疑似病例。临床表现很典型的病例不需要查此项目。HLA-B27不能作为随机选择人群AS的筛选指标。

2.类风湿因子

AS患者类风湿因子一般为阴性。

（二）相关检验项目

1.血常规

在AS患者的疾病活动期，可有轻度贫血，红细胞和血红蛋白含量降低。

2.血清碱性磷酸酶

约50%的AS患者ALP可轻度或中度升高，往往提示病变较广泛或有骨骼浸润，但并不足以说明病变处于活动期。

3.血清补体C3裂解片段和C4

AS患者伴外周关节受累者，往往血清补体C3裂解片段和C4会有不同程度地升高。

4.红细胞沉降率和CRP

红细胞沉降率和CRP是非特异性的诊断指标，AS活动期红细胞沉降率常加快，CRP可增高。

5.免疫球蛋白

AS患者免疫球蛋白常增高，以IgA升高为主。

6.其他

AS患者还可以做关节液检查，其滑液检查结果和一般的炎症性关节炎相似。应与类风湿滑液相鉴别：①补体一般正常；②部分病例可检出CPM细胞，即吞噬了变性多核白细胞的巨噬细胞；③类风湿细胞，即吞噬了免疫球蛋白和补体的巨噬细胞，在本病较少见。

第四节 银屑病关节炎

一、疾病概述

银屑病关节炎（PsA）是与银屑病相关的炎性脊柱关节病，表现为银屑病皮疹和关节肿胀、疼痛、活动受限、畸形，可同时伴有骶髂关节炎、指（趾）炎、腱鞘滑囊炎以及附着点炎，可为隐匿起病或急性发作，大多呈慢性进展病程，晚期导致关节破坏、强直，甚至残废。

（一）流行病学

在一般人群中，PsA的患病率为0.03%～0.10%，而在银屑病患者中约为26%，在我国患病率为0.1%。本病可发生于任何年龄，发病高峰为30～50岁，无性别差异，但脊柱受累以男性为多。

（二）病因和发病机制

确切病因还不清楚，但目前认为其发病机制与遗传、感染、创伤、环境等因素有关。

1.遗传因素

患者多有银屑病家族史，并且群体和双胞胎研究也支持遗传因素在银屑病和银屑病关节炎表现中的作用。人类白细胞分化抗原研究发现，HLA-B27和HLA-B7、B3、B17、HLA-DR4、DR7等均与PsA相关，HLA-B27与中轴关节受累有关，对称多关节炎型患者HLA-DR4阳性率更高，HLA-B38、HLAB-39更多见于外周关节炎患者。6号染色体上编码TNF-α和其启动子的基因也与PsA的发病相关。

2.感染因素

近年研究提示，PsA的发病可能与感染有关。儿童患者在起病前有链球菌性咽炎和扁桃体炎史。而成人患者血清，抗微生物肽聚糖抗体和链球菌16SRNA水平较正常人明显升高，提示感染在PsA发病中起到一定作用。

3.免疫因素

近年研究发现，固有免疫可能在诱发PsA早期炎症起作用，固有免疫细胞，如角细胞、树突状细胞、自然杀伤细胞、中性粒细胞、单核细胞/巨噬细胞均参与其中。同时清除角细胞中JunB和c-Jun的小鼠出现银屑病皮疹和破坏性关节炎，提示角细胞功能异常，通过T细胞和TNF途径，引起皮肤炎症和关节病变。除固有免疫细胞参与PsA病变外，IL-1、IL-8、IL-15和TNF-α等固有免疫的细胞因子在PsA发病机制中起重要作用。TNF-α在PsA患者关节液、滑膜上清液、滑膜组织明显升高，接受抗TNF-α制剂治疗的患者血管增生、滑膜增厚、单核细胞浸润明显减少，同时TNF-α拮抗剂还能改善附着点炎、腱鞘炎、中轴关节炎。

获得性免疫在PsA中的确切作用机制未明，但各种研究均提示参与该病致病机制中起作用。MHCI分子与PsA的强相关性提示$CD8^+$ T细胞参与病理改变。免疫组化发现，$CD45RO^+$记忆T细胞浸润滑膜单核细胞，而$CD8^+$ T细胞是滑膜液中的主要淋巴细胞，部分患者关节液中有单克隆扩增的TCR的B细胞系，提示抗原筛选作用。PsA关节滑膜提取物较来自类风湿关节炎和骨关节炎的同样组织合成更多Th1细胞因子IL-2和INF-γ，也提示T细胞在PsA中起一定作用。

4.创伤

25%的患者在关节炎发生前经历过关节的创伤，15%～50%的银屑病患者皮损发生于创面，称为Koebner现象，可能与外周神经释放的P物质有关。

(三)病理

1.中轴关节炎

中轴关节炎至今无直接病理依据，影像学表现为临近附着点的骨炎以及骨性强直。

2.指(趾)炎

指(趾)炎为伸肌腱鞘滑膜炎。

3.外周关节炎

病理改变与类风湿关节炎相似，表现为滑膜增生。炎症性滑膜由成纤维样细胞、活化的巨噬细胞和位于血管翳交界处的破骨细胞构成，与RA相比炎症性滑膜更具有破坏性或侵蚀性。

4.肌腱端炎

附着点炎病变部位活检可见软骨下骨 $CD8^+$ T 细胞浸润和腱鞘处巨噬细胞浸润。

(四)临床表现

1.关节表现

(1)单关节炎或少关节炎型:约占 70%,可累及手、足远端、近端指(趾)间和掌指关节,少数发生于膝、踝、髋、腕关节等大关节,由于受累关节数量少,所以呈不对称分布,当合并有附着点炎引起的足跟痛、腊肠指(趾)时,为 PsA 的典型表现,常伴有指(趾)甲病变,1/3~1/2 的此型患者可演变为多关节炎类型。

(2)远端指间关节炎型:占 5%~10%,为典型的 PsA,病变累及远端指间关节,通常与银屑病指甲病变相关,可有远端指节破坏和溶骨改变。

(3)残毁性关节炎型:占 5%,是 PsA 的严重类型,好发年龄为 20~30 岁,受累指、掌、跖骨,可有骨溶解,指节为望远镜式的套叠状,关节可强直、畸形。常伴发热和骶髂关节炎,皮肤病变严重。

(4)对称性多关节炎型:占 15%,与类风湿关节炎表现相似,呈对称性分布,病变以近端指(趾)间关节为主,也可累及远端指(趾)间关节及大关节如腕、肘、膝和踝关节等。

(5)脊柱关节病型约 5%,男性多见,可无症状,下背痛或胸壁痛等症状可缺如或很轻,以脊柱和骶髂关节病变为主,常为单侧骶髂关节受累,脊柱炎表现为韧带骨赘形成,严重时可引起脊柱融合,骶髂关节模糊,关节间隙狭窄甚至融合,颈椎受累较其他脊柱关节病多见。

GRAPPA 协作组建议按照 CASPAR 将 PsA 分为 5 种主要临床表现类型:即皮肤及指甲改变型、周围关节炎型、脊柱炎型、指(趾)炎型和附着点炎型,同时根据疾病的严重程度将各个临床亚型分为轻、中、重 3 级。

2.皮肤表现

根据银屑病可分为寻常型、脓疱型、关节病型和红皮病型 4 种类型。皮肤病变好发于头皮和四肢伸侧,尤其肘、膝部位,呈散在或泛发分布,隐藏部位的皮损如头发、会阴、臀、脐等也多见;表现为丘疹或斑块,呈圆形或不规则形,表面有银白色鳞屑、去除鳞屑后可见发亮的薄膜、薄膜下可见点状出血(Auspitz 征),该特征对银屑病具有诊断意义。银屑病是与其他炎性关节病的重要区别,皮肤病变严重性和关节炎症程度无直接相关性。

3.指(趾)甲表现

指(趾)病变与关节炎相关,约 80%PsA 患者有指(趾)甲病变,而无关节炎的银屑病患者指甲病变为 20%,指(趾)甲病变是 PsA 的特征。常见表现为顶针样凹陷,炎症远端指间关节的指甲有多发性凹陷(>20 个)是 PsA 的特征性变化,其他有甲板增厚、浑浊、色泽发乌或有白甲、表面高低不平、有横沟及纵嵴,常有甲下角质增生,重者可有甲剥离。有时形成匙形甲。

4.其他表现

1/3 患者有眼部病变,如结膜炎、葡萄膜炎、虹膜炎和干燥性角膜炎等,较强直性脊柱炎少见。<4%患者出现主动脉瓣关闭不全,常见于疾病晚期,另有心脏肥大和传导阻滞等。肺部可见上肺纤维化;胃肠道可有炎性肠病,罕见淀粉样变。跟腱和跖腱膜有附着点炎。

(五)影像学检查

1.周围关节炎

周围关节骨质有破坏和增生表现。末节指(趾)骨远端有骨质溶解、吸收而基底有骨质增生。可有中间指骨远端因侵蚀破坏变尖和远端指骨骨质增生,两者造成“铅笔帽(pencil-in-cup)”样畸形,或“望远镜”样畸形。受累指间关节间隙变窄、融合、强直和畸形。长骨骨干绒毛状骨膜炎。

2.中轴关节炎

表现为不对称骶髂关节炎,关节间隙模糊、变窄、融合。椎间隙变窄、强直,不对称性韧带骨赘形成,椎旁骨化,其特点是相邻椎体的中部之间的韧带骨化形成骨桥,并呈不对称分布。

(六)诊断和鉴别诊断

1.诊断

银屑病患者有上述炎性关节炎表现即可诊断 PsA。但有部分患者银屑病皮肤损害出现关节炎之后,此时 PsA 诊断比较困难。目前 PsA 的标准一般采用 2006 年 CASPAR 制订的诊断标准,炎性关节病(包括关节、脊柱或附着点)同时 CASPAR 得分≥3 分,即符合 CASPAR 分类标准:现发银屑病得 2 分;既往银屑病史得 1 分;银屑病家族史得 1 分;典型的银屑病指甲改变得 1 分;类风湿因子阴性得 1 分;现发指(趾)炎得 1 分;既往指(趾)炎病史得 1 分;影像学检查关节周围新骨形成,手足 X 线可见关节周围异常骨化(非骨赘形成)得 1 分。

2.鉴别诊断

(1)类风湿关节炎:两者均有小关节炎,但 PsA 有银屑病皮损和特殊指甲病变、指(趾)炎、附着点炎,常侵犯远端指间关节,类风湿因子阴性,特殊的X表现如笔帽样改变,部分患者有脊柱和骶髂关节病变,而类风湿关节炎多为对称性小关节炎,以近端指间关节和掌指关节,腕关节受累常见,可有皮下结节,类风湿因子阳性,X线以关节侵蚀性改变为主。

(2)AS:侵犯脊柱的PsA,脊柱和骶髂关节病变不对称,可为“跳跃”式病变,发病常在年龄大的男性,症状较轻,有银屑病皮损和指甲改变,而强直性脊柱炎发病年龄较轻,无皮肤、指甲病变,脊柱、骶髂关节病变常呈对称性。

(3)骨关节炎:两者均侵蚀远端指间关节,但骨性关节炎无银屑病皮损和指甲病变,可有赫伯登(Heberden)结节,布夏尔(Bouchard)结节,无PsA的典型X线改变,发病年龄多为50岁以上老年人。

二、检验诊断

银屑病关节炎无诊断性实验指标,实验室检查可以提供辅助诊断。约2/3的患者HLA-B27为阳性。在疾病的活动期,多有不同程度的白细胞增多和红细胞沉降率加快。少数病程长、病情严重者,可有贫血。部分患者可检测到低滴度类风湿因子或抗核抗体阳性。也可发现高球蛋白血症、高水平IgA和补体活性增强。重叠赖特综合征者尿常规检查时可见有不同程度的尿道炎改变,但尿培养无细菌生长;前列腺液镜检可见炎性细胞。重叠克罗恩病者可有低钾、低钙和低蛋白血症。

第五章

泌尿系统疾病临床检验

第一节 急性肾损伤

一、疾病概述

急性肾损伤(AKI)是肾功能急剧降低的一组临床急性综合征，可以由多种原因引起，表现为发病急剧的少尿或无尿、肾小球滤过率下降、水、电解质、酸碱代谢失衡、代谢产物排泄障碍等肾功能损伤的表现。AKI 涵盖以往所谓急性肾衰竭的概念。

改善全球肾脏病预后组织指南(2012)对于 AKI 的定义为，以下 3 种情况出现任意一种：①血肌酐(SCr)在 48 小时内升高达>26.5 μmol/L(≥0.3 mg/dL)；②血肌酐(SCr)在 7 天内升高达基础值的≥1.5 倍；③尿量<0.5 mL/(kg·h)，持续 6 小时。

依据病因，AKI 可分为血流灌注不足所导致的肾前性 AKI、尿路梗阻所导致的肾后性 AKI 和肾脏疾病所导致的肾性 AKI。肾性 AKI 多数是由急性肾小管坏死所致，其余为急性肾小球疾病、急性肾间质疾病等原因所致。此外，慢性肾脏病在某些诱因下，也可出现急性肾损伤。部分 AKI 可为混合性。

AKI 如能得到及时处理，早期去除病因，可以有较好的预后，肾脏损伤可以恢复。而不同病因所引起的 AKI，在治疗上有很大差异，而治疗措施正确与否，直接关系到患者的预后，治疗的及时性和正确性依赖于对 AKI 的诊断和病因诊断。故 AKI 的实验室检查也主要关注早期发现肾脏损害和病因诊断。

二、一般实验室检查

(一)肾脏功能相关检查

血尿素、肌酐等急性进行性升高。累及肾小管时，可出现血清钾升高，碳酸氢根离子降低，代谢性酸中毒，血清钠正常或偏低。

(二)肾脏病理检查

在排除肾前性和肾后性原因后，肾活检对于肾性 AKI 不仅具有重要的确诊意义，还可以明确病因。

三、尿液检查

传统的血肌酐、尿素等指标，很难早期发现肾脏损害，出现异常时，肾脏损害已经较为严重。近年来的研究发现了一系列尿液急性肾损伤早期标志物，对于急性肾损伤的筛查和控制具有良好的应用前景。对于病因诊断，尿比重、尿渗透压、尿钠、尿蛋白等指标，则可作为鉴别肾前性和肾性 AKI 的重要指标。对于肾后性 AKI，多依赖影像学诊断结果。尿量减少常作为 AKI 的诊断和分期依据，但对于病因检查意义不大。

(一)AKI 早期诊断相关尿液标志物

1.尿中性粒细胞明胶酶相关脂质运载蛋白(NGAL)

NGAL 又称人脂质运载蛋白 2 或噬铁蛋白，是脂质运载蛋白家族成员，相对分子质量仅为 25 脂质运载蛋白的分泌蛋白，近年来，NGAL 作为一种新的肾损伤标志物备受关注。尿 NGAL 可在急性肾损伤后 2 小时升高，升高幅度在几十倍至数百倍，是急性肾损伤早期和敏感的损伤标志物之一，且其升高程度与肾功能损伤的严重程度相关。多项前瞻性研究显示：体外循环手术导致的 AKI 中，尿 NGAL 的升高均发生于血肌酐升高之前，对于 AKI 的诊断敏感度和特异度可在 70%以上。需要注意的是，NGAL 在慢性肾脏病、间质性肾炎、IgA 肾病等多种肾脏疾病中均可升高，诊断特异性受到一定限制。

2.肾损伤分子 1(KIM-1)

KIM-1 属Ⅰ型跨膜糖蛋白，在正常肾脏不表达，在缺血性或肾毒性 AKI 的近端肾小管细胞中表达。其细胞外结构可在相关酶的作用下裂解为可溶性片段，进入尿液。KIM-1 是极为灵敏的 AKI 标志物，在动物实验中，肾脏急性缺血性损伤后第一天即可出现 KIM-1 较正常值升高 5 倍以上。KIM-1 的表达量与肾脏损伤程度有一定的相关性，与血清肌酐呈正相关，与肌酐清除率呈负相关，与尿蛋白之间无相关性。除极微小改变的肾病外，KIM-1 在所有肾脏疾病中均升高，在急性肾损伤与慢性肾脏病中均可升高，且无明显差别，特异性较差。

3.白细胞介素 18(IL-18)

IL-18 是一种多效性细胞因子，主要由激活的单核巨噬细胞分泌，是缺血再灌注肾损伤后释放的一种前炎症因子，可调节 T 细胞、B 细胞、NK 细胞诱导 γ-干扰素产生。在肾小管受损时，IL-18 表达增加，并释放入尿中，可作为肾小管损伤的生物标志物。

前瞻性研究提示 IL-18 的升高较血清肌酐升高提前约 2 天，是预测 AKI 的早期指标，且与 AKI 的严重程度及病死率密切相关。尿 IL-18 在泌尿系统感染、肾病综合征、肾前性氮质血症及慢性肾功能不全患者中阴性，对诊断急性肾损伤意义较大。有相关荟萃分析显示，IL-18 预测 AKI 的敏感度为 58%，特异度为 75%，对其应用造成一定的限制。

4.肝型-脂肪酸结合蛋白(L-FABP)

在急性肾损伤中，肾小管上皮细胞中游离脂肪酸等脂质成分可明显升高，可能是一种急性应激机制，L-FABP 是游离脂肪酸转运的关键蛋白之一，可能作为一个有效的内源性抗氧化剂对缺血再灌注肾小管上皮细胞起到一定的保护作用，可反映肾小管损伤，尤其是近端肾小管损伤。可敏感的反映肾小管损伤。L-FABP在慢性肾脏病、糖尿病肾病中也可升高。

5.肾脏 3 型钠氢交换蛋白(NHE-3)

NHE-3 是近端小管含量最丰富的顶端膜钠转运子，负责近端肾小管 60%～70%钠和碳酸氢盐的重吸收。在健康人尿液中检测不到，当肾小管损伤时 NHE-3 可通过胞吐形式进入尿液中，可作为 AKI 的生物标志物。其优点是可以区分肾前性、肾性和肾后性 AKI。肾前性 AKI 者尿 NHE-3 升高，肾性 AKI，尤其是急性肾小管坏死者尿 NHE-3 明显升高，可达肾前性 AKI 的 6 倍以上，且与肾前性 AKI 无重叠，在肾后性 AKI 中则不升高。其缺点是受到许多生物因子的调节，且当前检测方法过于复杂。

6.其他

肾小管损伤和功能障碍相关蛋白和酶如尿 RBP、α_1-MG、β_2-MG、NAG 等在药物、缺血再灌注和肾移植等急性肾损伤时均可在尿液中升高，指示肾小管损伤，但其特异性均较差，在某些没有 AKI 的病理状态下也可升高。NAG、β_2-MG 的稳定性也存在一定问题，限制了其应用。AKI 的尿液早期标志物是学术界的研究热点，多种标志物如 IL-6、IL-8 等也在评估中。

(二)AKI 分期检测

尿量对于 AKI 的诊断和分期(分级)至关重要。KDIGO 指南对于 AKI 的诊断描述中，尿量$<$0.5 mL/(kg·h)，持续 6 小时，即可诊断 AKI。而对于 AKI 的分期(分

级)，除考虑氮质血症的程度外，也可依据尿量进行判断。即尿量<0.5 mL/(kg·h)，持续>6 小时，为 1 期，分级为危险(risk)；尿量<0.5 mL/(kg·h)，持续>12 小时，为 2 期，分级为损伤(injury)；尿量<0.3 mL/(kg·h)，持续>24 小时或无尿>612 小时为 3 期，分级为衰竭。

相对于 SCr 检测，尿量检测的优势在于反应速度快，当 AKI 发生时，SCr 的升高常需要在 GFR 急剧降低后数小时才能出现，但尿量减少可立即出现。应当注意，尽管尿量是肾脏可靠而敏感的功能指标，但是尿量与肾小球滤过率、肾小管损伤的关系较为复杂。例如，在肾小管功能未受损时，容量下降与低血压引起血管升压素分泌增强，调控远端肾小管与集合管对水的通透增加，重吸收增加，少尿更普遍。反之，肾小管损伤时，浓缩功能受损，尿量甚至可以正常。

改善全球肾脏病预后组织指南中，对于 AKI 的诊断建议为，尿量检查用于早期发现 AKI，而 AKI 的诊断和分期，应当更多的可考虑以 SCr 的变化为准。

尿量的减少，无法对 AKI 进行病因学诊断。肾前性、肾性和肾后性 AKI 均可导致尿量急剧减少。

(三)病因分析相关检测

1.尿比重与尿渗透压

肾小管损伤所引起的肾性 AKI，肾脏浓缩功能障碍，尿比重多在 1.015 以下，尿渗透压多在 350 mOsm/L 以下。而对于肾前性 AKI，由于肾脏血流减少，而肾小管的浓缩功能尚存，可引起尿比重升高，多在 1.020 以上，尿渗透压升高，多在 500 mOsm/L 以上。

2.尿钠

与尿比重和尿渗透压类似，对于肾前性 AKI，由于肾小管保钠排钾的功能尚存，尿钠一般<20 mmol/L，尿钠排泄指数<1，而对于肾性 AKI，则多>40 mmol/L，尿钠排泄指数>1。

3.尿蛋白

多为轻度升高，以小分子蛋白为主。肾前性 AKI 升高不明显。

4.尿液有形成分

可对 AKI 病因提供较有价值的参考，一般肾前性 AKI，尿液有形成分检测仅可见透明管型；肾性 AKI 少尿则可见棕色颗粒管型、上皮细胞管型等。

肾前性 AKI 与肾性 AKI(主要为急性肾小管坏死，ATN)的尿液鉴别见下表 5-1。

表 5-1 肾前性 AKI 与肾性 AKI(ATN)的尿液鉴别

诊断指标	肾前性 AKI	肾性 AKI(ATN)
尿比重	>1.020	<1.010
尿渗透压(mOsm/L)	>500	<350
尿钠(mmol/L)	<20	>40
钠排泄指数	<1	>1
尿肌酐/血肌酐	>40	<20
肾衰竭指数	<1	>1

第二节 肾病综合征

一、疾病概述

肾病综合征临床定义为大量蛋白尿(>3.5 g/d)、低蛋白血症(<30 g/L)、高度水肿、高脂血症(三高一低)的一组临床综合征。

各种原发性、继发性和遗传性肾小球疾病严重时,引起肾小球滤过膜严重受损,均可导致肾病综合征。约 2/3 的成人肾病综合征和大部分儿童的肾病综合征为原发性肾小球急病所致。按病理诊断主要包括微小病变性肾病、膜性肾小球肾炎(膜性肾病)、膜增生性肾小球肾炎和局灶节段性肾小球硬化。其中,儿童多为微小病变性肾病。

约 1/3 的成人肾病综合征和 1/10 的儿童肾病综合征可由继发性因素引起。继发性肾病综合征的原因为感染、药物(汞、有机金、青霉胺和海洛因等)、毒素及过敏、肿瘤(肺、胃、结肠、乳腺实体瘤和淋巴瘤等)、系统性红斑狼疮、过敏性紫癜、淀粉样变及糖尿病等。极少数遗传性肾脏疾病如 Alport 综合征等也可导致肾病综合征。

肾病综合征的病理过程,主要是肾小球滤过膜的分子屏障和电荷屏障作用严重受损,导致原尿中蛋白含量明显增多,远远超过近曲小管的重吸收极限,导致大量蛋白尿。经肾脏丢失的蛋白超过肝脏代偿合成的极限时,即可出现低蛋白血症。此外,由于低蛋白血症造成的低渗透压,导致胃肠黏膜水肿,引起蛋白质摄入不足、吸收不良,也是加重低蛋白血症的原因。由于低蛋白血症,血浆胶体渗透压下降可导致水肿。此外，由于肾脏灌注不足，肾素-血管紧张素-醛固酮系统的激活，促进钠水潴留，可加重水肿。高脂血症的发生，可能与肝脏代偿性增加脂蛋白合成有关。病情缓解时可恢复正常。

对肾病综合征的诊断，主要依赖其典型“三高一低”症状，其中大量蛋白尿和低蛋白血症是诊断必须条件，即尿蛋白>3.5 g/d，血浆蛋白<30 g/L。

二、一般实验室检查

(一)血清蛋白检测

血清蛋白检测可见特征性的低蛋白血症，血清电泳可见 α_2-球蛋白和 β-球蛋白增高。

(二)血脂检查

血脂检查可见高血脂，血清常呈乳糜样，TC、TG、磷脂均增加，HDL 不变或下降，LDL 及 VLDL 都增高，当严重低蛋白血症时，前者可降低至正常，而 VLDL 仍持续增高。

(三)免疫相关蛋白检测

免疫球蛋白 IgG 常降低，可有 IgA 降低、IgM 升高、IgE 升高。单纯型肾病或微小病变性肾病血清补体 C3 一般正常，部分肾炎型肾病血清补体 C3 可持续降低。

(四)肾功能检测

肾功能指标如 SCr 一般正常，少尿时可有氮质血症。肾功能失代偿时，血肌酐和尿素出现升高。

(五)肾脏病理检查

对于确诊原发病和疾病的病理类型具有较大意义，诊断不明确时，应考虑病理检查。

(六)其他

血清钠、钾、钙常偏低。血常规可见小细胞性贫血，血小板可增多。凝血检查也常出现异常。

三、尿液检查

(一)蛋白尿

大量蛋白尿是肾病综合征必备的首要特征，24 小时尿蛋白定量超过 3.5 g。

由于尿液蛋白含量过高，患者排尿时可呈现“泡沫尿”。微小病变性肾病时多为选择性蛋白尿，尿蛋白电泳呈现中分子蛋白尿，尿液中以清蛋白、转铁蛋白等中分子蛋白升高为主。其他原发性肾病中尿蛋白常为非选择性，除中分子蛋白外，尚有 IgG、补体 C3 等大分子蛋白。如病变累及近端肾小管，则尿中 β_2-MG 小分子蛋白含量也可超过参考区间。存在肾小球内凝血时，尿 FDP 含量可超过正常。

(二)尿液有形成分检查

依据病理类型的不同，肾病综合征患者伴发血尿的发生率和程度也各不相同。微小病变性肾病一般无肉眼血尿，镜下血尿发生率也较低，为 15%～20%。系膜增生性肾小球肾炎血尿发生率较高，肉眼血尿可达 30%～60%，镜下血尿发生率 70%～100%。系膜毛细血管性肾小球肾炎约 20%有肉眼血尿，但几乎 100%会出现镜下血尿。膜性肾病较少出现血尿，多为镜下血尿。可有各种管型，双屈光的脂肪颗粒和脂质小体，尿中红细胞可有可无，此与原发病类型有关。一般尿中白细胞很少。

(三)尿比重

大量蛋白尿可导致尿比重升高。

(四)内生肌酐清除率

在微小病变性肾病可保持正常，其他肾病的失代偿期可出现明显降低。

第三节　急性肾小球肾炎

一、疾病概述

临床上将急性发作的血尿、蛋白尿、水肿和高血压，可伴有一过性肾功能不全等表现的一组临床症候群称为急性肾炎综合征。各种原发性和继发性的急性肾小球损伤性疾病均可导致急性肾炎综合征，如急性肾小球肾炎、IgA 肾病、狼疮性肾炎等。其中，最为常见的是急性肾小球肾炎。

急性肾小球肾炎也称为急性感染后肾小球肾炎，多见于儿童，临床感染后急性起病，是以血尿、蛋白尿、高血压、水肿、少尿及氮质血症等为特点的一类肾小球性疾病。

急性肾小球肾炎最常见的致病菌为β溶血性链球菌，也见于葡萄球菌、肺炎链球菌、伤寒沙门菌、白喉杆菌及原虫类如疟原虫、血吸虫和病毒感染后。近年来，链球菌以外的其他病原体感染所导致的急性肾小球肾炎日渐增多。

急性肾小球肾炎通常于感染后1～3周发病，其确切发病机制尚不清楚，一般认为是机体对链球菌等病原体的某些抗原成分产生抗体，形成循环免疫复合物，随血流沉积于肾小球基底膜外侧，激活补体，造成肾小球局部免疫病理损伤而致病。临床表现为急性起病，血尿、蛋白尿、水肿和高血压，可伴一过性氮质血症(急性肾炎综合征)。急性肾小球肾炎具有自愈倾向，一般在4～8周好转。

血尿和蛋白尿是急性肾小球肾炎最具有特征性的临床表现。当肾小球滤过屏障受损时，原本不能通过滤过屏障的血液成分，如红细胞、蛋白会因为屏障受损而进入尿液，从而出现血尿、蛋白尿。此外，由于肾小球滤过率下降，而肾小管重吸收功能基本正常，造成球-管失衡、水及电解质紊乱，导致水钠潴留，临床可出现水肿，并伴有少尿。肾小球疾病常伴有高血压，常为容量依赖性高血压，也可伴有肾素依赖性高血压。

二、一般实验室检查

(一)血常规及红细胞沉降率检查

血红蛋白及红细胞计数常有轻度降低，白细胞变化不定，可正常或轻度增高。红细胞沉降率增快，但与病情轻重无平行关系。

(二)血生化及肾功能检查

可有一过性氮质血症，血中尿素、肌酐一过性增高。肾小球滤过率有所降低，但一般不严重。肾小管功能相对良好。

(三)抗链球菌溶血素O抗体

由于链球菌感染是急性肾小球肾炎最常见的病因，因此链球菌感染相关的免疫学标志对急性肾小球肾炎具有重要的辅助诊断价值。抗链球菌溶血素O抗体(简称抗O抗体，ASO)是判断链球菌感染最常用的血清免疫学指标之一。在急性肾小球肾炎中，ASO阳性率可达50%～80%。通常于感染后2～3周出现，3～5周达高峰，75%在1年内均可转阴。要注意的是，ASO的阳性或滴度的升高仅表示近期有过溶血链球菌感染，与急性肾小球肾炎的严重性无直接相关性。

(四)血清补体测定

发病 2 周,血清总补体及补体 C3 均明显下降,4 周后开始复升,6～8 周后大多恢复正常水平。这种规律性变化为本病的典型表现之一。补体下降持续 8 周以上时,应考虑有其他类型肾炎的可能。

(五)免疫复合物测定

多数病例急性期可测得免疫复合物阳性,对疾病具有一定的辅助诊断价值。

(六)肾脏病理检查

急性肾小球肾炎病理类型多为毛细血管内增生性肾小球肾炎,具有确诊价值。

三、尿液检查

(一)尿液有形成分

正常尿液中不含有红细胞。在肾小球疾病时,由于肾小球基底膜孔径屏障损伤,红细胞从缝隙中挤出,进入尿液,形成血尿,称为肾小球性血尿。肾小球性血尿中,红细胞通过肾小球滤过屏障后,又经过肾小管各阶段不同渗透压影响,红细胞往往出现体积大小不一、形态畸变、破裂等结构性损害,并可形成红细胞管型。血尿常为急性肾小球肾炎起病时最早出现的肾病症状,几乎全部患者均可出现血尿。

急性肾小球肾炎患者尿液中,通过尿红细胞位相检查会发现变形红细胞,表现为大小不等、棘形(芽胞状)红细胞、环形红细胞(面包圈状)、新月状红细胞、红细胞碎片等肾小球性血尿特征。30%～40%可出现肉眼血尿。尿色呈均匀的棕色混浊或呈洗肉水样,但无血凝块,酸性尿中红细胞溶解破坏常使尿呈酱油样棕褐色。肉眼血尿常在尿量增多时消失,镜下血尿可持续较长时间。发病后数天至两周内血尿常消失,残余镜下血尿或少量蛋白尿可持续半年或更长。除红细胞外,尿液中还可见肾小管上皮细胞、白细胞、透明管型或颗粒管型等。

(二)尿蛋白

正常情况下肾小球基底膜上皮细胞为精细滤器,血浆蛋白质分子量小于 60 000、半径<3.5 nm 才能通过,因此小分子蛋白(60 000 以下)可自由滤过,中分子(60 000～100 000)和大分子蛋白(100 000 以上)均不能通过。而小分子蛋白质在肾小管可以被完全重吸收,故正常时尿液中不含或仅含有微量的蛋白质。肾小球滤过膜的屏障功能,是由孔径屏障和电荷屏障共同组成的。肾小球疾病

时，如肾小球滤过膜轻微受损，肾小球孔径屏障功能尚存，但肾小球滤过膜中带负电荷成分涎酸和硫酸肝素含量减少，电荷屏障受损使带负电荷的蛋白质易滤出，清蛋白、转铁蛋白等中分子蛋白，可进入原尿，超过肾小管上皮细胞的吸收阈，形成蛋白尿，此时大分子蛋白依然不能滤过，故称为选择性蛋白尿，其蛋白量可轻度到中度升高，有时也可重度升高。当滤过膜损伤严重，孔径屏障也受损时，大中小分子蛋白均可滤过，成为非选择性蛋白尿，一般为中到重度升高。

几乎全部急性肾小球肾炎患者尿蛋白定性均呈阳性，但蛋白尿一般不严重，定量多在 0.5～3.0 g/d，仅约不到 20%的肾病患者尿蛋白在 3.5 g/d 以上，多为非选择性蛋白尿。部分肾病患者就诊时尿蛋白已转阴，或呈极微量，因而无尿蛋白阳性的记录。

1.尿清蛋白和尿转铁蛋白

清蛋白是血浆中含量最高的蛋白质，分子量为 66 000。转铁蛋白是血液中参与铁转运的主要蛋白，分子量为 79 000。两者均为中分子蛋白，主要受肾小球滤过膜电荷屏障阻滞。在急性肾小球肾炎中，由于肾小球滤过膜受损，尿清蛋白和转铁蛋白会明显升高。尿清蛋白和转铁蛋白作为肾小球疾病早期损害的重要指标已受到广泛重视，但急性肾小球肾炎的蛋白尿多为非选择性蛋白尿，且起病时，尿蛋白定性定量实验多数已可检出，故单独检测尿清蛋白和转铁蛋白的意义并不大，但可以与尿免疫球蛋白等大分子蛋白联合检测，计算选择性蛋白尿指数，以评估肾脏损伤的程度。

2.尿免疫球蛋白

免疫球蛋白为高分子蛋白，IgG 分子量约为 150 000～170 000，IgM 约为 800 000，正常尿液中不存在 IgM，仅有极微量的 IgG 和 IgA。尿中出现免疫球蛋白，提示肾小球损伤严重，为非选择性蛋白尿，出现 IgM 者预后不良。

3.选择性蛋白尿指数

尿液中蛋白的选择性，是评价肾小球滤过膜损伤程度的重要指标。临床通常用尿 IgG(79 000)与尿 TRF(170 000)的肾清除率计算比值得出 SPI。SPI 升高为非选择性蛋白尿，提示肾小球基底膜损伤严重。急性肾小球肾炎多为非选择性蛋白尿。

4.纤维蛋白(原)降解产物(FDP)

FDP 是血液中的纤维蛋白或纤维蛋白原被纤溶酶降解所产生的各种降解产物的总称，是综合反映纤溶亢进的指标。尿中 FDP 测定反映肾小血管内凝血及纤溶作用。正常尿内 FDP＜2 mg/L(2 μg/mL)，急性肾小球肾炎时，由于内皮细胞损伤，尿 FDP 值可增高。

(三)尿量与尿比重

由于病变肾脏肾小球滤过率减少，而肾小管对水、钠重吸收功能尚好(即球-管失衡)，引起水钠潴留，另外，肾脏缺血，肾素分泌增加，通过肾素-血管紧张素系统，亦可导致水钠潴留。故起病时尿量较平时减少，少数患者可出现少尿(每日尿量少于 400 mL)，伴有水肿。由于尿液浓缩，导致尿比重升高，多在 1.020 以上，可随着病程的延续而逐渐改善，呈现自愈倾向。

(四)内生肌酐清除率

内生肌酐是人体肌肉中磷酸肌酸的代谢产物，是正常人体内肌酐的唯一来源。在严格控制饮食情况下，同一个体每天内生肌酐生成量与尿液排出量相等，且相对恒定。肌酐主要从肾小球滤过，不被肾小管重吸收，仅少量由近端小管排泌。内生肌酐清除率指肾脏在单位时间内(分钟)将肌酐从一定血浆中全部清除并由尿排出时被处理的血浆量(mL)。内生肌酐清除率试验可反映肾小球滤过功能和粗略估计有效肾单位的数量，故为测定肾损害的定量试验。因其操作方法简便，干扰因素较少，敏感性较高，是临床常用的较好的肾功能试验之一。

内生肌酐清除率通过检测尿量、尿肌酐和血肌酐，通过计算公式内生肌酐清除率＝(尿肌酐浓度×每分钟尿量)/血肌酐浓度计算获得。

内生肌酐清除率能较早反映肾功能的损伤，急性肾小球肾炎时，在血清肌酐和尿素两项指征尚在参考区间内时，内生肌酐清除率可低于参考区间的 80%以下。

(五)尿酶异常

多数肾小球肾炎可导致多种尿酶升高，但变化幅度较小。

第四节　慢性肾小球肾炎

一、疾病概述

慢性肾炎综合征一般是指以蛋白尿、血尿、高血压、水肿为基本临床表现，可有不同程度的肾功能减退，起病方式各有不同，病情迁延，病变缓慢进展，最终将发展为慢性肾衰竭的一组肾小球疾病。由于本组疾病的病理类型及病期不同，主要临床表现可呈多样化，其诊断不完全依赖于病史的长短。慢性肾炎综合征主要原因为慢性肾小球肾炎。本节主要介绍慢性肾小球肾炎。

慢性肾小球肾炎的病因、发病机制和病理过程多种多样，但起因多为免疫性炎症。其病理类型可有：系膜增生性肾小球肾炎、膜增生性肾小球肾炎、膜性肾病、局灶节段性肾小球硬化等多种。但随着病情发展，均逐步进展为肾小球硬化、肾小管萎缩、肾间质纤维化，从而导致慢性和不可逆性的肾功能损害。该病起始时常存在一段较长的无症状期，早期表现可仅为微量清蛋白尿。其后逐渐出现轻到中度的蛋白尿和肾功能异常，以血尿、蛋白尿、高血压、水肿为其基本临床表现，病情迁延、反复，渐进性发展直至慢性肾衰竭。

慢性肾小球肾炎患者一旦出现典型的血尿、蛋白尿、高血压和水肿等慢性肾炎综合征表现，结合其慢性迁延性病程，慢性肾小球肾炎的诊断一般较为明确，但往往病程也已经不可逆转。故早期肾损伤的检测对于慢性肾小球肾炎具有重要价值。慢性肾小球肾炎早期即有小管间质的损害，因此慢性肾小球肾炎早期即可出现肾小管损害的相关表现，是诊断慢性肾小球肾炎等慢性肾脏病早期肾损害的重要指标。

二、一般实验室检查

（一）血肌酐、尿素

随着病情的进展，血肌酐和尿素可轻度升高，慢性进行性进展，持续数年。晚期尿浓缩功能及排泄功能障碍，最终出现尿毒症。

（二）血常规检查

可出现轻度至中度贫血。

（三）血浆蛋白

严重蛋白尿持续较久的患者，可见清蛋白下降，清蛋白/球蛋白比例倒置、血脂增高。

（四）免疫功能检查

可见部分患者有 IgA 或 IgM 升高，IgG 降低，C3、CH50 降低等改变。

（五）病理学检查

病理学检查可以帮助确定慢性肾小球肾炎病理类型，如系膜增生性肾小球肾炎、膜增生性肾小球肾炎、膜性肾病、局灶节段性肾小球硬化等，对诊断、指导治疗和估计预后有着积极意义。

三、尿液检查

慢性肾小球肾炎早期可无症状，随着病情的进展，逐渐出现血尿、蛋白尿、各种管型等，但程度较轻，呈慢性持续性进展，后期可逐渐演变为肾衰竭。

(一)尿蛋白

慢性肾小球肾炎尿中最重要的临床表现是蛋白尿，慢性肾小球肾炎者几乎均存在蛋白尿，因病因和疾病进展程度不同，其严重程度轻重不一，一般 1～3 g/d，亦可呈大量蛋白尿(>3.5 g/d)。通常而言，患者尿蛋白越多、持续时间越长，肾脏预后越差。但在出现肾衰竭后，尿蛋白反而会减少。

慢性肾小球肾炎早期即有肾小管、肾间质损害，因此慢性肾小球肾炎的蛋白尿早期即可同时呈现肾小球滤过膜受损和肾小管损伤的改变，在慢性肾小球肾炎的早期诊断中具有重要价值。

1.尿微量清蛋白

清蛋白、转铁蛋白等中分子蛋白，在肾小球滤过时，主要受电荷屏障阻滞，当肾小球滤过膜损伤较轻时，电荷屏障受损，清蛋白和转铁蛋白可滤过进入原尿，超过肾小管的吸收阈值，形成蛋白尿。慢性肾小球肾炎等慢性肾损害早期，肾小球损伤数量和程度较轻时，尿液清蛋白的量可超过参考区间上限(20 mg/L)，但仍达不到常规方法的检测限(200 mg/L)，称为微量清蛋白尿。尿微量清蛋白检查是慢性肾小球肾炎等慢性肾脏病早期诊断较为敏感和可靠的指标。

2.尿转铁蛋白(TRF)

如前急性肾小球肾炎中所述，转铁蛋白与清蛋白类似，是一种中分子蛋白，而且由于转铁蛋白的等电点(pI:5.6～6.6)比清蛋白(pI:4.7～5.5)高，故在滤过膜电荷屏障轻度受损时即可进入尿液，较清蛋白更为敏感。

3.尿补体 C3

尿补体 C3 的出现是由于免疫复合物沉积于肾小球，激活补体，破坏肾小球基底膜，进而导致血液中补体漏出所致。以膜增生性肾小球肾炎及新月体肾炎的阳性率最高，可达 90%以上，其次为局灶节段性肾小球硬化、膜性肾病、系膜增生性肾炎(包括 lgA 肾病)。以微小病变性及局灶节段性肾炎阳性率最低。尿补体等大分子蛋白出现，提示肾小球滤过屏障受损严重。

4.β_2-MG

β_2-MG 是一种分子量为 11 800 的小分子蛋白，存在于除胎盘滋养层细胞以外的所有有核细胞，并以游离形式存在于血液中。由于其分子量小，可自由通过肾小球滤过膜，滤过的 β_2-MG 在近端肾小管几乎被全部重吸收，吸收率达 99.92%。当肾小管功能受损时，β_2-MG 重吸收和降解减弱，清除下降，只要肾小管重吸收减少 1%，尿 β_2-MG 排出量即可增加 30 倍左右。故测定尿 β_2-MG 是判断肾小管病变敏感而特异的方法。在慢性肾小球肾炎等慢性肾脏病，早期可升高，提示肾小管损害。

5.α_1-MG

α_1-MG 是一种分子量约 26 000 的糖蛋白，α_1-MG 作为一种低分子蛋白，与 β_2-MG 一样，反映肾小管损伤，在慢性肾小球肾炎等慢性肾脏病早期可明显增加，对肾功能早期损伤均有重要诊断意义。α_1-MG 较 β_2-MG 的优点是不容易在酸性尿液中分解，且不容易受尿路感染的影响。

6.视黄醇结合蛋白(RBP)

RBP 是一种低分子量(22 000)的亲脂载体蛋白，主要功能是将维生素 A 转运至视网膜。尿 RBP 临床价值与 β_2-MG 相似，但 RBP 在酸性和碱性环境下，稳定性较强，而且其诊断肾功能损伤特异性较高，敏感性也较高。

7.N-乙酰-β-D-氨基葡萄糖苷酶(NAG)

NAG 是一种广泛存在于各种组织器官、体液、血细胞的溶酶体酶。在正常情况下，NAG 不能通过肾小球滤过膜。而近端肾小管上皮细胞中，NAG 含量特别丰富，是反映肾小管功能最敏感的指标之一。若慢性肾小球肾炎患者尿中升高，则反映肾小管上皮细胞损害。

8.尿蛋白-1

尿蛋白-1 又称 Clara 细胞蛋白(CC16)，是一种分子量约为 16 000、由位于呼吸道的 Clara 细胞分泌的蛋白质。其在呼吸道浓度较高，而血清浓度相对低且较恒定。与上述小分子蛋白相比，CC16 的最大优点是敏感性高，当肾小管仅轻微损害时，尿中其他小分子蛋白浓度并未增高，CC16 即已显著增高。因此 CC16 被认为是近曲小管早期和轻微损害的敏感指标。

9.尿 FDP

尿 FDP 在慢性肾小球肾炎可出现阳性，提示肾小球内凝血，其持续性增加提示病变进展，预后不良。

(二)尿液有形成分

慢性肾小球肾炎早期多数为镜下血尿，急性发作期可有明显的血尿，甚至肉眼血尿。尿中红细胞增多反映疾病处于活动期。尿红细胞位相显微镜检查以变形为主。可见红细胞管型、透明管型,当病变持续,肾小管严重受损时,可因肾小管上皮细胞崩解,出现颗粒管型。尿液有形成分检测中还常见白细胞、多数颗粒和透明管型。

(三)尿量与尿比重

无水肿时尿量可正常,水肿期间尿量减少,在 1 000 mL/d 以下。随病情的发展,尿量可由多尿、夜尿多到少尿,甚至尿闭,此时肾功能往往已极度衰竭。尿比重偏低,多在 1.020 以下,在疾病晚期常在 1.010 左右。

(四)内生肌酐清除率

早期可无明显改变,中晚期可逐渐降低,直至出现肾衰竭。

参考文献

[1] 李萍,李树平.临床检验基础实验指导[M].武汉:华中科技大学出版社,2020.
[2] 李文昱.临床医学检验技术与应用[M].武汉:湖北科学技术出版社,2022.
[3] 魏本霞.医学检验技术与临床实践[M].北京:科学技术文献出版社,2021.
[4] 刘晶.临床检验诊断与新技术应用[M].上海:上海交通大学出版社,2023.
[5] 董艳.实用临床检验学[M].西安:陕西科学技术出版社,2021.
[6] 王前,王建中.临床检验医学[M].2 版.北京:人民卫生出版社,2021.
[7] 齐丽荣,赵伟华,张秀丽,等.医学检验技术与临床应用[M].哈尔滨:黑龙江科学技术出版社,2022.
[8] 权志博,李萍,郑峻松.临床检验基础[M].武汉:华中科技大学出版社,2020.
[9] 赵爱荣.实用临床检验[M].上海:上海交通大学出版社,2023.
[10] 王光让,侯敬侠,赵香莲,等.现代临床检验学[M].哈尔滨:黑龙江科学技术出版社,2022.
[11] 亓文燕.现代检验技术与临床应用[M].武汉:湖北科学技术出版社,2021.
[12] 尹成娟,刘奉伟,杨芹,等.现代临床医学检验[M].上海:上海科学技术文献出版社,2023.
[13] 张延芳.实用临床医学检验技术[M].长春:吉林科学技术出版社,2021.
[14] 潘新宇.临床检验技术与应用[M].北京:科学技术文献出版社,2020.
[15] 刘军.现代检验医学与临床[M].西安:西安交通大学出版社,2023.
[16] 朱小明,李长云,刘俊清.临床检验医学[M].长春:吉林科学技术出版社,2021.
[17] 冯佩青.医学检验实用技术与应用[M].青岛:中国海洋大学出版社,2023.
[18] 连福炜.现代临床检验与技术[M].天津:天津科学技术出版社,2020.
[19] 胡嘉波,朱雪明,许文荣.临床基础检验学[M].北京:科学出版社,2022.
[20] 李红岩,徐倩.临床检验基础技能操作手册[M].北京:中国协和医科大学出

版社,2023.
[21] 张勤勤,齐友萍,孙艳.临床检验基础[M].长春:吉林科学技术出版社,2020.
[22] 刘卫霞.现代检验技术与临床诊断[M].北京:科学技术文献出版社,2021.
[23] 蔡秀芳.实用临床医学检验技术[M].长春:吉林科学技术出版社,2022.
[24] 黄华.新编实用临床检验指南[M].汕头:汕头大学出版社,2021.
[25] 辛叶.新编医学检验技术[M].沈阳:沈阳出版社,2021.
[26] 朱光泽.实用检验新技术[M].北京:中国纺织出版社,2021.
[27] 马双林,侯敬侠,张秀丽,等.医学检验与临床应用[M].青岛:中国海洋大学出版社,2023.
[28] 李明洁.实用临床检验[M].沈阳:沈阳出版社,2020.
[29] 杨云山.现代临床检验技术与应用[M].开封:河南大学出版社,2022.
[30] 陈慧芹,高新蕾,孙东明.现代医学检验与临床应用[M].上海:上海交通大学出版社,2023.
[31] 党海燕.检验医学与临床应用[M].南昌:江西科学技术出版社,2021.
[32] 张恒丽.现代医学检验与临床诊断[M].长春:吉林科学技术出版社,2023.
[33] 曹法政,徐祥坤,宋晓.实用临床检验医学[M].长春:吉林科学技术出版社,2020.
[34] 陈敬霞,聂海玲,任玉宝.现代临床检验医学[M].武汉:湖北科学技术出版社,2022.
[35] 刘晶,陈维霞,李磊.现代检验技术与临床[M].沈阳:辽宁科学技术出版社,2021.
[36] 国蓉,李肖珏,陈燕燕.糖化血红蛋白在糖尿病筛查和诊断中的意义[J].海军军医大学学报,2023,44(4):480-485.
[37] 吴学毅,邵丽娟,田嘉嘉.1,5-脱水葡萄糖醇在糖尿病管理中的应用[J].中华糖尿病杂志,2022,14(S01):19-22.
[38] 王艳萍,邹麟,郭婷,等.抗核糖体P蛋白、抗Smith、抗dsDNA、抗核小体及抗组蛋白抗体对系统性红斑狼疮的临床价值探讨[J].现代免疫学,2021,41(5):353-360,379.
[39] 张警丰,叶修玲,段萌,等.抗核抗体阳性类风湿关节炎的临床和实验室检查特点[J].北京大学学报(医学版),2020,52(6):1023-1028.
[40] 吴嘉,汪俊军.临床血脂检测新技术及其应用进展[J].中华检验医学杂志,2023,46(7):660-666.